ACTA NEUROVEGETATIVA / SUPPLEMENTUM III

Entzündung Entzündungsbereitschaft und Immunität

Eine morphologisch-pathogenetische Studie

Von

Philipp Schwartz
Direktor des Instituts für Pathologische Anatomie
und Allgemeine Pathologie der Universität Istanbul

Mit 21 Textabbildungen

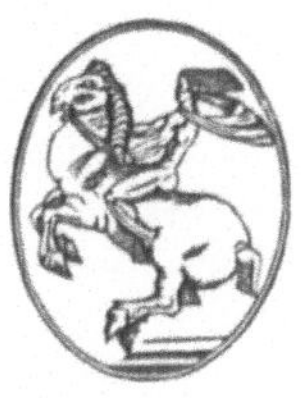

WIEN / SPRINGER-VERLAG / 1953

ISBN-13: 978-3-211-80319-6 e-ISBN-13: 978-3-7091-7823-2
DOI: 10.1007/978-3-7091-7823-2

Vorwort

Die hier vereinigten, in sich abgeschlossenen drei Abhandlungen gehören zusammen, weil in ihnen der Versuch unternommen wurde, drei Grundprobleme der allgemeinen Pathologie — Entzündung, Entzündungsbereitschaft und Immunität — vom Gesichtspunkt der Morphologie zu untersuchen. Eine einheitliche Darstellung ergab sich vor allem dadurch, daß wir Ergebnisse der RICKERschen Lehren über peristasische Kreislaufstörungen zur Interpretation der Pathogenese sowohl der Entzündung als auch der Entzündungsbereitschaft und der Immunität verwendeten.

Wir haben als Grundlage zu unseren Betrachtungen über Entzündungsbereitschaft und Immunität hauptsächlich Beobachtungen und Erfahrungen verwertet, die wir in Studien über Infektionen mit KOCHschen Bazillen sammelten. Wir gehen aber davon aus, daß Feststellungen über die erhöhte Entzündungsbereitschaft bei der Tuberkulose oder etwa über Reaktionen bei avirulenten tuberkulösen Erkrankungen auch für andere Infektionen gültig sind; ja, daß sie Vorgänge der Entzündungs- und Immunitätslehre ganz allgemein charakterisieren.

Istanbul, im Dezember 1952

Ph. Schwartz

Inhaltsverzeichnis

Zweiter Teil

Entzündungsbereitschaft und Immunität bei Infektionen mit Kochschen Bazillen

Dritter Teil

Entzündungsbereitschaft und Immunität bei der Tuberkulose im Lichte der Rickerschen Forschungen

Einleitung

In einer vor kurzem veröffentlichten Arbeit: „*Die zellularpathologische Definition der gut- und bösartigen Geschwülste*“ (Z. Krebsforsch. 57, 221 [1951]), habe ich den Versuch ausgeführt, Entstehung und Eigenschaften der tumoralen Neubildungen mit Hilfe einer reinen morphologischen Zellularpathologie zu charakterisieren. Es sei gestattet, die Grundsätze, die uns bei der Erörterung des Geschwulstproblems leiteten, auch hier zu wiederholen.

„Gleichgültig ob es sich um ein histologisches Präparat normaler oder kranker Organe handelt, immer sind es *zwei Grundelemente* der körpereigenen Bestandteile, welche wir mit Hilfe der mikroskopischen Untersuchung unterscheiden:

1. finden wir *Zellen* (einzeln bzw. miteinander verbunden);
2. sehen wir *Substanzen* (Intrazellularsubstanzen und Interzellularsubstanzen).

So dürftig diese Grundlage auf den ersten Blick auch erscheinen möge, gibt es keine andere Methode, welche eine nur annähernd vergleichbare Fülle von einheitlichen Feststellungen über Lebewesen gestattet als gerade die mikroskopisch-histologische Betrachtung.

Diese Tatsache beruht auf Erfahrungen, die sich immer und immer wieder bestätigen und die wir — wenn sie auch bisher noch nie formuliert wurden — als *Grundgesetze der normalen und pathologischen Morphologie* betrachten können:

1. Die Zelle repräsentiert als Gestalt alle Eigenschaften des lebendigen Organismus, ähnlich wie das Molekül alle Eigenschaften irgendeiner Substanz.
2. Die verschiedenen Arten von Organismen besitzen morphologisch verschiedene Zellen und Zellkomplexe, ähnlich wie die verschiedenen Substanzen qualitativ verschiedenartige Moleküle und Molekulargruppen enthalten: Diese Zellen bzw. Zellkomplexe sind für die Art und Funktion der Organismen spezifisch charakteristisch.
3. Die verschieden funktionierenden Organe ein und desselben Organismus sind durch Zellen und Zellkomplexe gekennzeichnet, welche sich voneinander morphologisch klar unterscheiden.
4. Die Änderung des funktionellen Zustandes eines Organismus bzw. seiner Teile bedeutet die Änderung der Gestalt seiner Einheiten.

Die stillschweigend allgemein anerkannte Gültigkeit dieser Sätze leitete die mikroskopische Erforschung des normalen menschlichen Körpers. Man lernte die mannigfaltigen Zellarten der verschiedenen Organe kennen, die Besonderheiten der Zusammenhänge dieser Zellen untereinander. Man erforschte die morphologischen Veränderungen, die mit der physiologischen Funktion verbunden sind, und man erlernte aus der Gestalt auf die Art der Funktion und auf den funktionellen Zustand der Zellen zu schließen.

Dieselben morphologischen Grundgesetze sind auch für die Krankheiten gültig:

1. Auch die Krankheit als selbständiges Phänomen im System der Naturerscheinungen ist in der Gestalt der Zellen und Zellkomplexe enthalten.

2. Die Besonderheiten der Krankheit sind durch morphologische Besonderheiten der Zellen und Zellkomplexe charakterisiert: morphologische Eigenschaften der kranken Zellen und Zellkomplexe sind für die verschiedenen Krankheiten spezifisch anders.

3. Die pathologisch veränderte Funktion ist immer mit einer pathologischen Änderung der Form verbunden, so daß eine vom Normalen abweichende Gestalt — einer Zelle oder eines Zellkomplexes — immer eine Störung anzeigt.

4. Besondere Gestalten der Krankheitsprodukte werden durch besondere Ursachen und durch einen besonderen Entwicklungsgang hervorgebracht, das heißt Gestaltsveränderungen sind geeignet, auch die ätiologischen und pathogenetischen Besonderheiten einer Krankheit zu charakterisieren."

Das sind die Prinzipien, mit welchen wir nicht nur die Geschwulstlehre, sondern die ganze Allgemeine Pathologie zu erfassen bestrebt sind.

Indem wir Morphologie, Pathogenese, Ätiologie und funktionelle Bedeutung der entzündlichen Infiltration als besondere und voneinander unabhängig charakterisierbare Aspekte einer bestimmten Erkrankung eigener Art betrachten, beabsichtigen wir also zum Aufbau einer einheitlichen morphologischen Allgemeinen Pathologie beizutragen.

Wir kamen zu dem Ergebnis, daß die bösartige Geschwulstentstehung letzten Endes eine Regulationsstörung der Zellproliferation bedeutet, welche die Koordination der normalerweise in Struktureinheiten verbundenen, verschiedenartigen Zellen endgültig aufhebt. Wir zweifeln nicht daran, daß diese Regulationsstörung unter anderem mit einer Dysfunktion des Nervensystems zusammenhängt, und hoffen diese Auffassung in nächster Zukunft an den Beispielen der RECKLINGHAUSENschen Nervenkrankheit und der KAPOSIschen Krankheit usw. ausführlich begründen zu können.

In der vorliegenden Arbeit zeigen wir, daß die entzündliche Infiltration als eine vorübergehende Regulationsstörung aufgefaßt werden kann, vermittelt durch neurogene Änderungen der Blutströmung im terminalen Gefäßnetz. Obwohl dabei manchmal ausgedehnte Parenchymzerstörungen entstehen und es zu einer lebhaften Zellproliferation kommt, durchbrechen die Vorgänge des Entzündungsprozesses nie die Schranken des Koordinationsprinzips.

Wir sind noch weit entfernt davon, den Mechanismus der normalen und pathologischen Regulationen verstanden zu haben. Die vielen Einzelbeobachtungen, über die wir verfügen, lassen die Wirkung physikalischer Faktoren, chemischer Agentien, hormonaler Einflüsse und nervöser Apparate erkennen. Wir dürfen wohl davon ausgehen, daß alle Zellen, welche dem Organismus als koordinierte Einheiten angehören, innerviert und daher neurogenen regulatorischen Einflüssen direkt zugänglich sind. Hoffentlich wird diese Hypothese in nicht allzu ferner Zukunft viele konkrete Befunde zutage fördern, welche eine prinzipielle Revision oder gar die systematische Neugestaltung der Allgemeinen Physiologie und Pathologie ermöglichen.

Die Untersuchungen G. RICKERS über die vasonervalen Funktionsänderungen und Störungen im terminalen Gefäßnetz dagegen ermöglichen mit ihren klaren, eindeutigen und vielfach überprüften Ergebnissen jetzt schon eine neue — und, wie wir glauben, produktive — Auslegung zahlreicher Phänomene der Allgemeinen und Speziellen Pathologie.

Wir finden keinen Gegensatz zwischen den RICKERschen Lehren und einer auf der morphologischen Zellenlehre beruhenden Pathologie. Wenn wir etwas an der von VIRCHOW inspirierten Zellularpathologie, so wie sie sich bis zum heutigen Tage entwickelte, auszusetzen haben, so ist es die Tatsache, daß sie die Morphologie als Untersuchungsmethode und Grundlage für biologische Definitionen nicht streng und konsequent genug benützte, daß sie verhältnismäßig arm blieb und daher in der Hierarchie der wissenschaftlichen Systeme noch nicht zu der Bedeutung gelangte, welche ihrer würdig wäre.

Erster Teil

Morphologie und Pathogenese der Entzündung

Die Entzündung als Problem der allgemeinen Pathologie

Der Entzündungsbegriff

1. Klassische Definition der Entzündung

Die „Entzündung" ist ein vielumstrittener Begriff. Noch vor hundert Jahren hat man fast alles, was in der Pathologie morphologisch faßbar erschien, als „Entzündung" benannt. So wurden auch Krankheiten, von denen man nunmehr weiß, daß sie die Eigenschaften der Geschwülste besitzen, früher oft als „Entzündung" bezeichnet. Heute wieder neigen manche Forscher zu der Behauptung, daß es besser wäre, den Entzündungsbegriff ganz aufzugeben. Man findet, daß jener Komplex von Veränderungen, welchen man traditionsgemäß als „Entzündung" bezeichnet, wissenschaftlich überhaupt nicht definiert werden kann; jede der bisher vorgeschlagenen Definitionen schließt ja Eigenschaften selbst von Zuständen ein, welche niemand als eine Krankheit bezeichnen würde; somit existiere der Begriff einer Krankheit „Entzündung" für die konsequente naturwissenschaftliche Betrachtung nicht; dementsprechend wäre der Ausdruck „Entzündung" aus dem Wortschatz der Medizin endgültig auszumerzen. Fast alle Kritiker stellen aber fest, daß diese Forderung nicht durchzusetzen ist, weil eben der praktische Arzt, der Kliniker, ja auch die Mehrzahl der Pathologischen Anatomen doch immer wieder von einer „Entzündung" als von einem wichtigen selbständigen Krankheitsbegriff sprechen. Auch ist es noch nicht gelungen, jene Zustände, deren Zugehörigkeit zur Pathologie unzweifelhaft ist und die man bisher als „Entzündung" systematisierte, anderen, naturwissenschaftlich einwandfreieren Krankheitsbegriffen unterzuordnen.

Dieser Zwiespalt zwischen praktischer Wirklichkeit und Theorie ist Schuld daran, daß man die Bezeichnung „Entzündung" in manchen neuen Lehrbüchern der Pathologischen Anatomie nur noch unter Anführungszeichen findet: die Autoren wollen damit ihre Distanz von dem ihrer Meinung nach unklaren, unreinen Krankheitsbegriff dokumentieren, den sie aber — leider! — doch nicht entbehren können. In der

Tat, es ist unvorstellbar, einen Krankheitsbegriff aus der Pathologischen Anatomie zu eliminieren, der die größte — also die wichtigste — Gruppe der Krankheiten zusammenfassen soll! Die anatomischen Veränderungen der Gewebe bei Tuberkulose, Syphilis, Typhus, bei allen Infektionskrankheiten, welche ohne Schwierigkeiten, ja meistens auf den ersten Blick von den Geschwülsten, von den Mißbildungen und von den Änderungen der substantiellen Zusammensetzung der Gewebe zu unterscheiden sind, sollen für den Pathologischen Anatomen wissenschaftlich nicht zu definieren sein! Während man glaubt, den morphologischen Begriff der Geschwülste, der Mißbildungen, der Krankheiten durch Veränderungen der substantiellen Zusammensetzung der Gewebe wissenschaftlich richtig erfaßt zu haben, sollen wir uns damit zufrieden geben — wenn auch nur einstweilen —, Krankheiten, welche durch die eben erwähnten Begriffe nicht gekennzeichnet werden können und doch untereinander gemeinsame Eigenschaften aufweisen, in einer falschen Rubrik zu gruppieren!

Überblickt man die Definitionen der Entzündung in den modernsten Lehrbüchern der Pathologischen Anatomie aller Sprachen, so hat man zunächst tatsächlich das Gefühl, daß uns nur ein unwissenschaftliches Kompromiß übrigbleibt. In jedem einzelnen Lehrbuch der Pathologischen Anatomie finden wir eine Kennzeichnung, welche von den anderen etwas abweicht. Immer wird betont, daß die Formel keine absolut zutreffende ist. Oft findet man überhaupt keine präzise Definition: die Verfasser ziehen es vor, mit Hilfe von Beschreibungen, Umschreibungen dem Leser eine Ahnung davon zu vermitteln, was man unter „Entzündung“ verstehen *möchte*.

Lubarsch definiert die Entzündung als „die Summe von an Gefäßen und Parenchym sich gesetzmäßig abspielenden, mit Exsudationen, Neubildungen, Aufsaugungen, Speicherungen, Wanderungen und Zerfall einhergehenden Vorgängen“.

Rössle schlägt vor, die Entzündung als „eine krankhaft gesteigerte Funktion gewisser mesodermaler Abkömmlinge“ zu definieren, „die geeignet erscheint, das Bindegewebe der Organe von Fremdstoffen zu reinigen“.

Aschoff neigte in der letzten Auflage seines Lehrbuches dazu, den „Entzündungsbegriff“ fallen zu lassen, um „an seine Stelle den organismischen Ausdruck des Reizzustandes zu setzen und diesen wieder vom funktionell-biologischen Standpunkt aus als defensive, reparative, regenerative Reaktion zu werten“. Aschoff versteht also unter „Entzündung“ „alle pathologischen Reizzustände im Organismus“.

Hueck erblickt „das Wesentliche der ‚Entzündung‘ in der örtlichen Gegenäußerung des Blutgefäß-Bindegewebes gegen längere Zeit wirksame Schädlichkeiten“; die Bedeutung der Entzündung läge „in der Abwehr des Schadens, in der Reinigung von dem eingedrungenen Schmutz... des Bindegewebes“. Wie Aschoff in der letzten Auflage seines Lehrbuches, distanziert sich auch Hueck von der unmittelbaren Anerkennung eines „Entzündungsbegriffes“. Aschoff spricht z. B. lieber von einem „exsudativen Reizzustand“ als von einer „exsudativen Entzündung". Man bemerkt bei beiden letztgenannten Autoren das Bestreben, das ihrer Meinung nach kompromittierte Wort „Entzündung" möglichst zu vermeiden.

In dem Lehrbuch von Roussy, Leroux und Oberling („Précis d'Anatomie Pathologique") findet man eher eine Umschreibung dessen, was als „Entzündung" verstanden werden soll, als eine Definition.

„Tout processus inflammatoire comprend:

1. Une lésion initiale qui ne fait pas partie de l'inflammation à proprement parler, mais qui en est la cause déterminale;

2. Des phénomènes réactionnels dont l'ensemble constitue la réaction inflammatoire ou ‚inflammation';

3. Un résultat qui se traduit par le rétablissement de l'équilibre tissuaire et qui comporte souvent des phénomènes de cicatrisation."

Es muß noch hinzugefügt werden, daß die entzündliche Reaktion auch nach den französischen Autoren zusammengesetzt ist aus einer Komponente, die durch Kreislaufstörungen erzeugt wird, und aus einer anderen, welche das Ergebnis einer lokalen, zellulären Reaktion darstellt.

Karsner, der Verfasser eines in den Vereinigten Staaten sehr verbreiteten Lehrbuches der Pathologischen Anatomie, definiert die Entzündung als die Summe von reaktiven Vorgängen an Gefäßen und Geweben, welche nach physikalischen, chemischen oder infektiösen Schädigungen auftreten, in günstig verlaufenden Fällen zur Zerstörung und Eliminierung der schädlichen Substanzen, zur Reparation des Schadens und zur Ausheilung führen. Bell, ein anderer bekannter amerikanischer Pathologe, definiert die Entzündung als eine lokale defensive Reaktion, welche auftritt, wenn schädliche Substanzen in die Gewebe eindringen; der Zweck der defensiven Reaktion ist die Zerstörung oder die Abgrenzung der irritierenden Substanzen.

Die zitierten Definitionen der Entzündung enthalten nun alle Elemente, welche wir in unzähligen anderen Lehrbüchern aller Sprachen auffinden. Die Entzündung kennzeichnet man immer als *eine lokale Abwehrreaktion, welche als unmittelbare Folge pathogener Angriffe auftritt und durch Veränderungen des Gefäß- und Bindegewebeapparates getragen wird.*

Wenn wir sagen: „Die Entzündung ist eine Abwehrreaktion", so meinen wir einen biologischen Vorgang, dessen Auftreten die Aufrechterhaltung bzw. Wiederherstellung der vollwertigen Ganzheit des Organismus *bezweckt.* So wäre also die Entzündung ein teleologischer Begriff, einer Kategorie von Begriffsbildungen zugehörig, welche vom Naturwissenschaftler möglichst gemieden wird: die strenge, objektive, unparteiische Wissenschaft anerkennt in der Natur keinerlei „Zwecke", sondern nur Tatsachen.

Als ein weiterer Fehler der Struktur des Krankheitsbegriffes „Entzündung" erwies sich seine enge *ätiologische Begrenzung:* man wünscht, daß nur dann von einer „Entzündung" gesprochen werden sollte, wenn die reaktiven Erscheinungen durch Mikroorganismen, Gifte, eventuell auch traumatische Einwirkungen, Hitze, Kälte, Licht oder andere Strahlen verursacht wurden.

Aber selbst innerhalb dieser engen Grenzen ist es sehr schwer, sich zu einigen. Jedenfalls würde es jeder Chirurg scharf ablehnen, von einer „Bauchfellentzündung" zu sprechen, wenn bei der Sektion nach einer frischen Laparotomie — welche nach der Überzeugung des Operateurs und auch nach den Ergebnissen der bakteriologischen Untersuchung aseptisch verlaufen ist — fibrinöse Belege auf dem Peritoneum des Operationsgebietes nachgewiesen werden, eine Veränderung, welche vom Pathologischen Anatomen ohne weiteres als „entzündlich" betrachtet werden müßte. Nach der vom Kliniker ebenfalls mit Recht vertretenen Ansicht darf aber von einer Peritonitis nur gesprochen werden, wenn Ausschwitzungen und andere „entzündliche" Veränderungen als Folgen einer *bakteriellen Infektion* auftraten; das Trauma der Operation, das natürlich auch der Chirurg als Ursache der Peritonealveränderungen anerkennt, ist nach seiner — wenn wir so sagen dürfen — Ideologie nicht geeignet, eine „echte" Bauchfellentzündung zu verursachen.

Selbstverständlich lehnt man es einmütig ab, die menstruellen Veränderungen der Uterusschleimhaut als „entzündlich" zu bezeichnen, obwohl die histologische Untersuchung durchaus alle Zeichen einer klassischen Entzündung darbietet! Die Menstruation, eine physiologische, auf die Einwirkung von Hormonen erfolgende reaktive Veränderung der Uterusschleimhaut, ist eben keine Krankheit.

Man versuchte derartige, scheinbar unlösbare Schwierigkeiten mit Hilfsbegriffen einer „aseptischen", in anderen Fällen einer „symptomatischen" oder „physiologischen" Entzündung zu umgehen.

In allen Definitionen kehrt die Feststellung wieder, daß das Auftreten der *entzündlichen Phänomene großenteils das Ergebnis von Kreislaufstörungen darstellt.* Es ist aber unmöglich anzuerkennen, daß *jede* krankhafte oder auch nur jene Form der Kreislaufstörung, welche wir bei den Entzündungen regelmäßig nachweisen — die peristasische Kreislaufstörung — immer eine „entzündliche" Erkrankung bedeuten soll; es ist ja leicht zu zeigen — so ist es auch allgemein anerkannt —, daß als ihre Folge in vielen Fällen nur eine Veränderung der substantiellen Zusammensetzung der Zellen oder nur eine Lockerung oder das Absterben, Nekrose des Gewebes, auftritt, ohne jede Zeichen der Entzündung.

Eine weitere ungelöst gebliebene Schwierigkeit entstand durch die Diskussion der Frage der sogenannten *parenchymatösen Entzündung.* Virchow war es, der diesen Begriff in die Pathologie einführte, als er feststellen konnte, daß entzündungserregende Reize reaktive Zellveränderungen sowohl im Stroma als auch im spezifisch funktionierenden Parenchym der Gewebe veranlassen: die reaktiven Vorgänge, welche man an den Parenchymzellen beobachtet, bieten nach Virchow eben die Zeichen der „parenchymatösen" Entzündung dar, während Veränderungen des Stroma als „interstitielle" Entzündung bezeichnet werden sollen. Später, als man auf Grund der Entdeckung Cohnheims erfuhr, daß die Hauptmasse der polymorphkernigen Leukozyten — die sogenannten

„Entzündungszellen“, die man als die wichtigsten Produkte der entzündlichen Reaktion betrachtete — aus den Gefäßen auswandern, vernachlässigte man immer mehr die Veränderungen der Parenchymzellen: unter „Entzündung“ wollte man immer mehr nur jene Veränderungen verstehen, deren Auftreten mit den Gefäßen und mit dem Bindegewebeapparat der Organe zusammenhängt. Man kam derart zu einer Einschränkung des Entzündungsbegriffes. Allerdings ist die so entstandene weitverbreiterte Konvention keinesfalls allgemein anerkannt; und man hört immer wieder namhafte Forscher auch heute noch von einer „parenchymatösen“ Entzündung sprechen.

2. Wandlungen des Entzündungsbegriffes in der Geschichte der Medizin

Die Bezeichnung „Entzündung“ ergab sich bereits in uralten Zeiten durch die einfache Betrachtung der Krankheitsherde: ein „Entzündungsherd“ ist ja durch hochgradige *Rötung* gekennzeichnet; der Kranke empfindet ihn als eine „*heiße*“ Stelle; der Herd erscheint übrigens auch dem untersuchenden Arzt wärmer, „heißer“ als normale Stellen des Körpers. Zu diesen beiden sogenannten Kardinalsymptomen der Entzündung („rubor“, „calor“) fügte man als weitere Kennzeichnung mit CELSUS noch die Feststellung der *Schmerzhaftigkeit* („dolor“) und *Schwellung* („tumor“) der kranken Stelle hinzu.

Im Anfang des vorigen Jahrhunderts — in der Periode der Kulturgeschichte, in welcher die Grundlagen der modernen naturwissenschaftlichen Systematik geschaffen wurden, und in welcher unter dem Eindruck der großen Fortschritte der Naturwissenschaften die Reform auch der Medizin begonnen hat — erkannte man auf Grund *morphologischer* Eigenschaften bereits viele Typen der Entzündungen, welche auch in den modernen Lehrbüchern der Pathologischen Anatomie noch immer behandelt werden. So unterschied man die „seröse“, die „fibrinöse“, die „nekrotisierende“, die „hämorrhagische“ Entzündung und meinte mit diesen Bezeichnungen durchaus dieselben Veränderungen, die wir auch heute noch ähnlich benennen.

Freilich erwähnte man auch noch Typen der Entzündungen, welche auf Grund der humoralpathologischen Vorstellungen konstruiert wurden und über die wir heute zu sprechen keinerlei Veranlassung mehr haben.

Als eine Bereicherung der von SCHLEIDEN und SCHWANN in die Biologie eingeführten Zellenlehre begrüßte man die Entdeckung, daß *Zellen auch in den entzündlichen Exsudaten charakteristische Bestandteile darstellen* (KLUGE). Die Entstehung dieser „Entzündungszellen“ wird von LOTZE in seinem 1848 in zweiter Auflage erschienenen Lehrbuch folgendermaßen beschrieben: Die entzündlichen Exsudate enthalten ein flüssiges „plastisches“ Material, das „*Cytoblastem*“. Zunächst „zeigen sich als Grundlagen der Gewebe einzelne abgegrenzte Körperchen, die *Kernkörperchen* (nucleoli), um welche dann eine Schicht feinkörniger Substanz sich niederschlägt, die allmählich sich bestimmter abhebt und den Zellenkern bildet (nucleus). Eine neue Ablagerung von dem umgebenden Cytoblastem verschiedener Materie bildet um den Kern endlich die Zelle, deren äußerer Umfang sich zur Zellenmembran verdichtet, während der Raum zwischen ihr und dem Kern durch flüssigen Inhalt ausgefüllt wird."

Die so entstandenen Zellen können „isoliert und selbständig in einem flüssigen Vehikel schweben wie Blutkörperchen, Lymph-, Schleim- und Eiterkügelchen" oder sie können sich auch zu zusammenhängenden Geweben, z. B. zu einem Epithel, vereinigen.

Es verdient hervorgehoben zu werden, daß bereits in dieser Zeit HENLE als wichtigstes pathogenetisches Moment der Entzündung die durch Entzündungsreize verursachte *Lähmung der Gefäße* bezeichnet: das Exsudat, welches das „Blastem" enthält, tritt aus den Gefäßen heraus, und die „Entzündungszellen" selbst entsprechen den Leukozyten!

VIRCHOW, der das grundlegende Gesetz „omnis cellula e cellula" fand und damit die Blastemtheorie aus der Wissenschaft entfernte, läßt die „Entzündungszellen" aus den Zellen der durch Entzündungsreize betroffenen Gewebe entstehen.

Die „Entzündungszellen" — deren *Ähnlichkeit* mit weißen Blutzellen auch VIRCHOW betonte — sollen nach VIRCHOW aus *allen* Zellen der entzündeten Gewebe, besonders reichlich aber aus den Bindegewebezellen durch Umwandlung hervorgehen.

Die Kreislaufstörungen, welche man bei vielen Entzündungen als auffallende Zeichen der Krankheit beobachtet, stehen nach VIRCHOW nicht im Mittelpunkt der Vorgänge: das zellige, entzündliche Infiltrat tritt ja auch in Geweben auf, z. B. in der Cornea, in den Herzklappen, welche keine Gefäße enthalten.

Die nächste Wendung in der Geschichte der Entzündungslehre trat ein, als COHNHEIM (1867) die Herkunft der „Entzündungszellen" aufklären konnte. So haben im vorigen Jahrhundert viele Jahrzehnte lang *pathogenetische Probleme* die Aufmerksamkeit der Forscher gefesselt, die sich der Klärung der Entzündungslehre widmeten. Diese Forschungsrichtung spiegelt sich natürlich auch in den in jener Zeit formulierten Definitionen der Entzündung wider: Die Schule VIRCHOWS betrachtete die Entzündung als eine lokale Reaktion des „gereizten" *Gewebes*, welche sich in den Veränderungen der Zellen des Parenchyms („parenchymatöse Entzündung") und des Bindegewebes („interstitielle Entzündung") äußert. COHNHEIM und seine Nachfolger erblickten in der Entzündung eine lokale Reaktion des *Blutgefäßsystems*, bei welcher diapedetische Vorgänge auftreten.

„Einzig und allein die Gefäßwände sind es, die für die gesamten Vorgänge verantwortlich gemacht werden müssen" (COHNHEIM).

Kaum war die COHNHEIMsche Lehre von der Herkunft des entzündlichen Infiltrates einigermaßen durchgedrungen, erfolgte eine neue Wendung.

Man hatte die überragende Bedeutung der *Mikroorganismen als Krankheitserreger* kennengelernt. Es stellte sich überraschenderweise heraus, daß gerade Krankheiten, welche man als „entzündliche" zu bezeichnen pflegte, durch Mikroorganismen verursacht werden, und so entstand eine neue, praktische, einfache und ungeheuer suggestive Definition der Entzündung: „*Entzündung ist eine durch Mikroorganismen verursachte Erkrankung der Gewebe*". Diese *ätiologische* Betrachtung bereitete den Boden für eine Richtung vor, welche das „Wesen" der Entzündung durch Erforschung des *Zweckes der entzündlichen Reaktion* aufklären wollte.

METSCHNIKOFF bewies (1883), daß die verschiedensten Entzündungszellen — polymorphkernige Leukozyten („Mikrophagen"), Bindegewebezellen („Makrophagen") — entzündungserregende Bakterien in sich einverleiben und dabei zerstören können. In seinen „Vergleichenden Untersuchungen über die Entzündung" zeigte er, daß die *Phagozytose* durch „Wanderzellen" auch in Organismen erfolgt, welche ein Gefäß- und Nervensystem überhaupt noch nicht besitzen. Damit schien der jahrzehntealte Streit über das Wesen der Entzündung entschieden zu sein: „*Die Entzündung ist ein lokaler Reinigungsprozeß, welcher durch Freßzellen besorgt wird, wenn eine Schädlichkeit die Gewebe angreift*". Nur nebenbei bemerken wir hier, daß die METSCHNIKOFFsche Lehre auch die Unterstützung VIRCHOWS gewann: sie entsprach mehr der ursprünglichen VIRCHOWschen Konzeption als die COHNHEIMsche, in welcher im Mittelpunkt der entzündlichen Prozesse Reaktionen der Gefäße und nicht die der Zellen stehen.

Diese kurze Betrachtung der Geschichte der Entzündungslehre zeigt uns die Herkunft der Bestandteile von Definitionen der Entzündung in den heute gebrauchten Lehrbüchern der Weltliteratur. Wir verstehen jetzt die Zusammensetzung aller dieser Definitionen: man wünscht eben alle Wendungen, alle neu aufgetauchten Gesichtspunkte in der Geschichte der Entzündungslehre zu berücksichtigen! Eigenartigerweise wurde es auch von Pathologischen Anatomen bis jetzt noch nicht versucht, die Entzündung — diesen in uralten Zeiten *morphologisch* entstandenen Krankheitsbegriff — auf Grund der Errungenschaften der modernen Wissenschaft *rein morphologisch* zu betrachten. Wir werden also die Entzündung zunächst einmal als ein *morphologisches* Phänomen untersuchen; nachher das Problem von jedem anderen Gesichtspunkt unabhängig *pathogenetisch* betrachten; die Frage der *Ätiologie* ebenfalls für sich erörtern und schließlich prüfen, in welcher *funktionellen Beziehung* ein lokaler Entzündungsprozeß zur Ganzheit des Organismus steht.

A. Elemente der Lehre von der Entzündung

I. Morphologie des entzündlichen Infiltrates

Wir betrachten das entzündliche Infiltrat in diesem Abschnitt als ein rein morphologisches Phänomen in dem Sinne, als wir etwa die „Eiterzellen" — von welchen heute jeder Anfänger weiß, daß sie ursprünglich normale Bestandteile des strömenden Blutes darstellen — nicht als

Blutzellen bezeichnen, sondern als morphologisch eindeutig definierte Elemente des Entzündungsherdes, deren Gestalt polymorphkernigen Leukozyten vollkommen entspricht. Wenn wir uns aber hier einer Besprechung der Bestandteile des entzündlichen Infiltrates überhaupt widmen, so geschieht es gewiß nur, um vollständig zu sein; freilich im Bewußtsein, daß wir wohl zu viel des Guten tun.

Das entzündete Gebiet finden wir von *Flüssigkeit* und *Zellen* durchsetzt. Diese beiden Bestandteile des entzündlichen Infiltrates vermischen sich, so daß die für den Entzündungsprozeß charakteristischen Zellen oft genug in der Flüssigkeit suspendiert erscheinen. Man kann die beiden gelegentlich voneinander trennen: läßt man flüssigkeitsreiche Exsudate etwa in trichter- oder zylinderförmigen Gefäßen stehen, so sammeln sich die Zellen — und mit ihnen andere geformte Elemente — auf dem Boden des Behälters, während sich die Flüssigkeit darüber mehr oder weniger abklärt; dieses Ergebnis zeigt sich natürlich viel rascher und dazu viel ausgeprägter, wenn man zentrifugiert. Die Zusammensetzung des entzündlichen Infiltrates aus Flüssigkeit und Zellen ist auch in histologischen Schnitten, bei der mikroskopischen Untersuchung, oft zu erkennen. Die Flüssigkeit gerinnt — meistens erst unter dem Einfluß der zur Präparierung angewandten Chemikalien —, dehnt sich als eine von Eosin rötlich gefärbte Masse in den — oft stark erweiterten — Spalten des Gewebes aus, füllt alle präformierten Hohlräume. Allerdings kann in der Entzündungsflüssigkeit soviel Eiweiß vorliegen, daß eine spontane Gerinnung eintritt; man spricht dann von einer „Hyalinisierung" des Exsudates. Alle morphologisch, chemisch und physikalisch nachweisbaren Eigenschaften der reinen Entzündungsflüssigkeit entsprechen in jeder Hinsicht dem Blutplasma bzw. dem Blutserum. Z. B. fühlt sie sich klebrig an. Die Übereinstimmung zeigt sich auch am Fibrinogengehalt bzw. an der Fähigkeit des Exsudates, Fibrin auszuscheiden. An diesen Grundeigenschaften ändern auch gewisse Beimischungen nichts: Schleim, der bei Schleimhautentzündung durch epitheliale Sekretionstätigkeit entsteht oder ein Produkt der Entzündungserreger — Friedländer-Bazillen, Streptococcus mucosus — darstellt; Blutfarbstoff, der aus zerfallenden Erythrozyten hervorgeht; auch Teile absterbender Zellen — Elemente, deren Beteiligung für den Entzündungsprozeß selbst kennzeichnend ist, oder andere, die vom angegriffenen Gewebe abstammen — gelangen oft in großen Mengen in das Exsudat hinein. Je nach Art und Menge der Beimischungen variiert die Beschaffenheit der Flüssigkeit: je dünner, homogener und durchsichtig-weiß-gelblicher sie ist, um so näher steht ihre Zusammensetzung — im allgemeinen — der zellfreien Blutflüssigkeit („seröses Exsudat"); sie kann aber auch trüb, milchig, rahmig, flockig und von schmutzig-gelblicher, grünlicher oder braun-rötlicher Farbe sein („eitriges", „fibrinöses", „hämorrhagisches", „jauchiges", „putrides" Exsudat). Den flüssigen Charakter verliert das Exsudat manchmal durch allmähliche *Eindickung*: jene der zellfreien Blutflüssigkeit entsprechende „seröse" Grundsubstanz wird aufgesogen, es bleiben Fibrinklumpen oder unförmige, teigig-schmierige

Ablagerungen zurück, die sich bei der mikroskopischen Untersuchung als zusammengeklebte Fragmente von Eiterzellen erweisen und die schließlich verkalken, „versteinern“ können[1].

Hätten wir uns hier zur Aufgabe gestellt, alle Phänomene der Entzündung ausführlich zu besprechen, so müßten wir auch den in diesem Zusammenhang üblichen Vergleich des entzündlichen Exsudates mit der einfachen Ödemflüssigkeit und mit Stauungstranssudaten ausführen. Das Exsudat soll eiweißreicher sein, was sich u. a. auch im höheren spezifischen Gewicht kundgibt. Irgendeine besondere qualitative oder quantitative Formel für die Bestimmung des Eiweißgehaltes der entzündlichen Exsudate wurde einstweilen noch nicht gefunden.

Zellen, die wir *im entzündlichen Infiltrat* antreffen und deren Auftreten mit dem Entzündungsprozeß zusammenhängt, bilden drei Gruppen:

1. finden wir Elemente, welche den Zellen im strömenden Blut vollkommen entsprechen;

2. gelangen Zellen zur Beobachtung, deren Gestalt normalen Elementen des erkrankten Gewebes entsprechen;

3. typische pathologische Riesenzellen.

1. Zellen im entzündlichen Infiltrat, die Blutzellen entsprechen

Im entzündlichen Infiltrat können sämtliche geformten Elemente des Blutes vorkommen. Je frischer die Erkrankung ist, um so mehr wird das Bild durch die Anwesenheit von *polymorphkernigen Leukozyten* beherrscht. In akut entstandenen entzündlichen Infiltraten trifft man sehr häufig *rote Blutkörperchen*. Auch *Lymphozyten* kommen bereits in frischen Entzündungsherden vor; ihre Zahl wächst aber mit dem Alter der entzündlichen Veränderungen. Während rote Blutkörperchen und polymorphkernige Leukozyten rasch zerfallen, halten sich Lymphozyten im entzündlichen Infiltrat sehr lange.

In diese Gruppe der Entzündungszellen gehören auch die sogenannten *Plasmazellen*.

In vielen entzündlichen Infiltraten findet man plasmareiche, großkernige, runde Zellen, deren Gestalt an Elemente erinnern, welche innerhalb der Blutbahn als *Monozyten* bzw. als *Bluthistiozyten* bezeichnet werden. Oft stehen sie so dicht nebeneinander und so eng aneinander gedrängt, daß sie geradezu an epitheliale Verbände erinnern; man spricht in derartigen Fällen von „epitheloiden Histiozyten“ oder kurz von „Epitheloidzellen“.

---

[1] Freilich gelingt die Befreiung des Körpers von Ansammlungen eitrigen Exsudates meistens nur durch spontane oder operative Eröffnung des Krankheitsherdes; während zell- und fibrinarme seröse Exsudate — selbst wenn sie beträchtliche Schwellungen verursachen — manchmal in einigen Stunden fast restlos verschwinden.

2. Zellen im entzündlichen Infiltrat, die ortsansässigen Elementen entsprechen

Es sind hier vor allem *Retikulozyten, Fibroblasten*, das heißt Bestandteile des Bindegewebes, und *Endothelzellen* zu erwähnen. Da im normalen Bindegewebe auch Histiozyten („Gewebehistiozyten", „Alveolarhistiozyten", „Meningealhistiozyten"), Lymphozyten und Plasmazellen vorkommen, sind diese vorhin bereits aufgezählten „Rundzellen" des entzündlichen Infiltrates auch als autochthone Elemente zu vermerken. Wir behandeln hier das entzündliche Infiltrat als ein rein morphologisches Problem, daher stellen wir auch nicht die Frage nach der Herkunft der eben erwähnten Zellen. Freilich ist der Nachweis von Elementen, deren Gestalt Retikulozyten, Fibroblasten und Endothelien entsprechen, im allgemeinen gleichbedeutend mit der Feststellung, daß sie Abkömmlinge der gleichnamigen Zellen des normalen Bindegewebes darstellen: sind ja die neuentstandenen Zellnetze, Züge und Kapillaren mit den präexistenten Strukturen innigst verbunden.

Retikulumzellen, Fibroblasten und neugebildete Kapillaren sind es, welche dem Granulationsgewebe den Zusammenhalt, also den Gewebecharakter gewähren: sie bilden Züge und Netze, in deren Zwischenräumen die runden, den Blutzellen ähnliche Elemente eingelagert liegen. Je älter ein entzündlicher Granulationsherd wird, um so mehr schrumpfen Retikulozyten, Fibroblasten und Endothelien zusammen und werden den normalen reifen Gefäßwand- und Bindegewebezellen ähnlich.

In alten Entzündungsherden findet man reichlich Fasern.

3. Riesenzellen im entzündlichen Infiltrat

In einer weiteren wichtigen Gruppe der im entzündlichen Infiltrat vorkommenden Elemente werden *Riesenzellen* zusammengefaßt. Es handelt sich um Gebilde, welche alle größer sind als die bisher besprochenen Entzündungszellen; in ihrem Protoplasma sind — als wichtiges Merkmal — immer mehrere Kerne nachzuweisen.

Man kennt mehrere Typen. Sehr häufig sieht man die LANGHANSsche Riesenzelle. Sie gehört zu den umfangreichsten Elementen dieser Gruppe. Von ihrer Größe kann man sich eine Vorstellung machen, wenn man erfährt, daß schon ein einziger Kern in dieser Zelle meistens größer ist als ein Lymphozyt und daß in einer einzigen LANGHANSschen Riesenzelle manchmal mehr als 50 Kerne vorkommen können. Für den Umfang dieser Riesenzelle ist außerdem kennzeichnend, daß alle Kerne am Rande des Protoplasmas liegen. Die LANGHANSschen Riesenzellen sind für tuberkulöse Granulationsherde gewiß charakteristisch. Man darf aber dennoch nicht vergessen, daß Riesenzellen nicht unbedingt in jedem tuberkulösen Granulationsherd vorkommen müssen.

Andererseits findet man LANGHANSsche Riesenzellen auch in Infiltraten, in welchen als Ursache der Entzündung KOCHsche Bazillen nicht in Betracht kommen. Z. B. gehören sie bei bestimmten Formen der Lepra zu den gewöhnlichsten Befunden. Allerdings sind die Erreger der Lepra — die HANSENschen Bazillen — enge Verwandte der Tuberkelbazillen. Man findet LANGHANSsche Riesenzellen auch bei Syphilis. Öfter trifft man LANGHANSsche Riesenzellen in entzündlichen Granulationsgeweben, deren Beschaffenheit die Bestimmung eines besonderen Erregers nicht gestattet („unspezifisches Granulationsgewebe"). LANGHANSschen Riesenzellen sehr ähnlich sind Elemente, welche in Fremdkörpergranulationsgeweben vorkommen.

Auch hier handelt es sich um umfang- und protoplasmareiche Elemente mit peripher angeordneten Kernen. Meistens liegen die Riesenzellen den Fremdkörpern eng angeschmiegt: Seidenfäden, welche zum Zusammennähen von Geweben bei Operationen benützt wurden, oder Cholesterinkristalle, welche beim Zerfall von fett- und lipoidhaltigen Geweben entstehen, Parasiteneier usw. sind es am häufigsten, welche die entzündliche Granulation verursachen.

Eine weitere, sehr wichtige Form der Riesenzellen ist die von STERNBERG beschriebene. Es handelt sich um ein Element, das bedeutend kleiner als das LANGHANSsche ist. Die STERNBERGsche Riesenzelle stellt ein rundliches Element dar; die Kerne — meist nicht mehr als vier bis fünf einzeln erkennbare Teile — sind chromatinreich — das heißt auffallend dunkel gefärbt — und in der Mitte des Protoplasmas aufeinander gehäuft.

Das Element ist für die maligne STERNBERG-HODGKINsche Lymphogranulomatose kennzeichnend, eine Infektionskrankheit, deren Erreger noch nicht identifiziert werden konnte. Im entzündlichen Granulationsgewebe der Lymphogranulomatose kommen übrigens hin und wieder auch Riesenzellen vor, die den LANGHANSschen ähnlich sind.

Megakaryozyten, welche beim Menschen normalerweise nur im Knochenmark vorkommen, trifft man hin und wieder — besonders bei Infektionskrankheiten — auch in der Milz, in Lymphknoten und in den Kapillaren der Leber und der Lunge. Wir erwähnen diese normalen Riesenzellen, nicht weil sie für irgendeinen Entzündungsprozeß kennzeichnend wären, sondern weil sie infolge ihrer entfernten Ähnlichkeit mit den STERNBERGschen Riesenzellen Fehldeutungen veranlassen können.

Alle die aufgezählten Riesenzellen — sowohl die pathologischen als auch erst recht die physiologischen — erscheinen immer in derselben Gestalt: LANGHANSsche Riesenzellen sind immer ungefähr gleich groß, gleichgeformt; ihre Kerne sind immer in derselben Anordnung und in derselben Färbung zu treffen. Ähnliches läßt sich auch von den STERNBERGschen Riesenzellen feststellen.

Vergleichen wir nun die zelluläre Zusammensetzung von vielen Entzündungsherden, so stellen wir fest, daß es keine gibt, in welchen polymorphkernige Leukozyten und Lymphozyten fehlten. Demnach können wir die Entzündung rein morphologisch folgenderweise definieren: *Die Entzündung stellt eine flüssige und zellige Infiltration der Gewebe dar.*

Die infiltrierende Flüssigkeit entspricht in ihren morphologisch erfaßbaren Eigenschaften dem Blutplasma. Die Zellen des Infiltrates stimmen morphologisch mit den weißen Blutkörperchen überein.

II. Kurze Bemerkungen über die Ursachen der Entzündung

Wir erwähnten, daß man die Entzündung in der Zeit, in welcher die Mikrobiologie ihre größten Erfolge feierte, einfach als eine durch Bakterien verursachte Erkrankung definierte. Tatsächlich wird sie in der überwiegenden Mehrzahl der Fälle durch Mikroorganismen hervorgerufen.

Freilich wäre es trotzdem nicht zulässig, uns der bakteriologischen Schule ganz anzuschließen. Nicht nur, weil morphologisch typische Entzündungsprozesse durch die verschiedensten Einwirkungen — traumatische Schädigungen, Strahlen jeder Art, Elektrizität, organische und anorganische Substanzen, ja Körper, welche möglicherweise keine Substanzwirkung ausüben und die Gewebe nur durch ihre Anwesenheit irritieren — hervorgerufen werden können, sondern weil Mikroorganismen den Körper nicht nur als Entzündungserreger angreifen, — wie wir es heute mit absoluter Sicherheit wissen — die Entwicklung von Geschwülsten veranlassen können oder manchmal sofort nach ihrem Eingreifen Nekrosen und Blutungen hervorbringen, ohne daß Infiltrate durch Entzündungszellen nachzuweisen wären. Begnügen wir uns hier mit diesen summarischen Feststellungen, behalten wir uns aber als Leitsatz, daß man *praktisch* gewiß keinen Fehler begeht, wenn man in der Pathologie des Menschen das Problem der Entzündung mit dem Problem der Infektion identifiziert.

III. Über die Entstehung des entzündlichen Infiltrates

Virchow hatte seinerzeit die Entzündung mit als erstes Problem auserwählt, zu dessen Aufklärung ihm die Anwendung der Zellularpathologie geeignet erschien.

Ja, es ist eine historische Tatsache, daß die Zellularpathologie sehr wesentlich mit Hilfe von Beobachtungen und Erkenntnissen konzipiert wurde, welche Virchow während seiner Studien gerade der entzündlichen Vorgänge erzielen konnte. So ist der Beitrag zur Entwicklung der Entzündungslehre, den wir Virchow verdanken, jedenfalls historisch bedeutsam: hängt er doch mit dem größten Ereignis in der Geschichte der Pathologischen Anatomie engstens zusammen, mit der Entstehung der Zellularpathologie! Und doch hat sich die Virchowsche Lehre von der Entzündung allmählich als grundfalsch erwiesen.

Nach der Virchowschen Lehre stehen im Mittelpunkt des entzündlichen Prozesses die Gewebezellen des erkrankten Körperteiles. Diese sollen nämlich, wenn sie von einem Entzündungsreiz getroffen werden, anschwellen, sich vergrößern und nun aus sich heraus neue Elemente, eben die „Entzündungszellen" — oft auch „Eiterkörperchen" genannt —, produzieren. So wären nach VIRCHOW die Vorgänge an den Gefäßen trotz ihrer besonderen Auffälligkeit gar nicht die Hauptsache bei der Entzündung, sie kommen vielmehr erst in zweiter Linie in Betracht: Die Gewebezellen, welche durch den entzündungserregenden Reiz veranlaßt werden sich zu vergrößern, bestimmen die benachbarten Gefäße zur Erweiterung und stärkeren Transsudation; das zur Vergrößerung und Vermehrung nötige Material erhalten die entzündeten Gewebezellen von diesem Saftstrom zugebracht.

Diese Theorie galt, wenn auch nicht völlig unangefochten, jahrzehntelang als die herrschende, bis VIRCHOWS berühmtester Schüler, JULIUS COHNHEIM, ihre Unhaltbarkeit unter den Augen des Meisters nachweisen konnte.

COHNHEIM gelang es zu zeigen, daß die „Eiterkörperchen" nichts anderes als simple polymorphkernige Leukozyten darstellen, welche aus den Gefäßen in das entzündete Gewebe eindringen: im Mittelpunkt aller entzündlichen Vorgänge stehen also die Gefäße und ihr Inhalt. Das Experiment, das COHNHEIM ausführte, wird noch heute als eine historische Tat in der Entwicklung der Wissenschaften betrachtet. So wollen wir hier an den berühmten „*Cohnheimschen Entzündungsversuch*" in dem Wortlaut erinnern, in welchem sein Ablauf vom Autor selbst beschrieben wurde.

„Die Anstellung des Experimentes bereitet keinerlei Schwierigkeit. Sie brauchen ja nur die Gefäße eines Körperteiles der Luft zu exponieren, indem Sie die schützenden Decken von ihm entfernen; wenn Sie dazu einen durchsichtigen Teil wählen, so steht der mikroskopischen Beobachtung nichts im Wege. Das Einfachste ist, bei einem curaresierten Frosch den Darm aus einer seitlichen Bauchwunde hervorzuziehen, um das sorgfältig auf einem geeigneten Objektträger ausgebreitete Mesenterium unter das Mikroskop zu bringen; oder Sie legen in der papillären Fläche der Froschzunge durch Abtragung der Papillen mittels eines flachen Scherenschnittes eine Wunde an, in deren Grund dann auch eine Anzahl größerer und kleinerer Gefäße freigelegt sind. Keinerlei weiteren Eingriffes bedarf es hinfort; im Gegenteil, je sorgfältiger Sie das Präparat vor allen störenden Zwischenfällen, als Verunreinigung durch Blutung, als Zerrung oder Vertrocknung, bewahren, um so regelmäßiger wird eine Folge der Erscheinungen ablaufen, die wohl geeignet sind, Ihre volle Aufmerksamkeit zu fesseln.

Das erste, was Sie an bloßliegenden Gefäßen eintreten sehen, ist eine *Erweiterung* derselben, und zwar dilatieren sich zuerst die Arterien, demnächst die Venen, am wenigsten die Kapillaren. Mit der Erweiterung, die allmählich sich entwickelt, im Zeitraum von 15 bis 20 Minuten aber gewöhnlich schon ein beträchtliches Maß, öfters mehr als das Doppelte des ursprünglichen Durchmessers, zu erreichen pflegt, mit dieser, sage ich, beginnt dann im Mesenterium alsbald eine *Beschleunigung der Blutbewegung*, am auffälligsten wieder in den Arterien, jedoch erheblich genug auch in den Venen und Kapillaren. Doch hält die Beschleunigung des Blutstroms niemals lange an, sondern früher oder später, nach einer halben oder ganzen Stunde, zuweilen schon nach kürzerer, zuweilen erst nach längerer Zeit, macht dieselbe ganz konstant einer ausgesprochenen *Verlangsamung* der Stromgeschwindigkeit Platz, welche mehr oder weniger unter das normale Maß heruntergeht und fortan nicht mehr verschwindet, so lange die Gefäße in ihrer exponierten Lage verbleiben. Dies der Hergang bei dem Mesenteriumversuch, wo zugleich mit den Gefäßen des Mesenteriums auch die Endausbreitung derselben im Darm bloßgelegt wird. In der Zungenwunde dagegen fehlt öfters die Beschleunigung ganz; und *von vornherein gesellt sich zu der Erweiterung*, Hand in Hand mit ihr sich entwickelnd, die *Stromverlangsamung* — wenigstens dann, wenn durch die Wunde nicht neben einer Anzahl größerer Äste auch deren feinste Verästelung bloßgelegt worden ist. In letzterem Falle geht aber auch hier eine zeitweilige Strombeschleunigung der niemals ausbleibenden definitiven Verlangsamung des Blutstroms in den exponierten Gefäßen voraus.

Ist es bis dahin gekommen, so sieht man alle Gefäße sehr weit, eine Menge Kapillaren sind deutlich, die vorher kaum wahrgenommen werden konnten, in die Arterien ist bis in die kleinsten Verzweigungen hin die Pulsation ungemein auffällig, dabei die Strömung überall langsamer als in der Norm, so daß es mühelos gelingt, nicht bloß in den Kapillaren, sondern auch in den Venen, ja während der Diastole selbst in den Arterien die einzelnen Blutkörperchen zu erkennen. Vermöge dieser langsamen Fortbewegung häufen sich in den Kapillaren auch die Körperchen in größerer Zahl an, so daß sie röter und darum voller, voluminöser erscheinen; doch ist, wie ich soeben schon andeutete, ihr Querschnitt nur sehr unerheblich vergrößert. Aber mehr als die Kapillaren sind es die Venen, welche die Aufmerksamkeit des Beobachters auf sich ziehen; denn ganz langsam und allmählich bildet sich an ihnen ein überaus charakteristisches Verhältnis aus: die *ursprünglich plasmatische Randschicht füllt sich mit zahllosen farblosen Körperchen*. In den Venen befinden sich, wie Sie sich erinnern, in der Randzone immer vereinzelte farblose Blutkörperchen, die wegen ihrer kugeligen Gestalt und ihres geringeren spezifischen Gewichtes an die Peripherie des Stromes getrieben werden und wegen ihrer Klebrigkeit nur schwer von der Wand sich losmachen können, sobald sie mit ihr in Berührung gekommen sind. Daß das letztere Moment um so eher zur Geltung gelangen wird, je langsamer der Blutstrom, leuchtet ohne weiteres ein; und so hat es an sich nichts Überraschendes, daß sukzessive immer mehr und mehr farblose Blutkörperchen in der Randschicht sich ansammeln und dort zu einer *gewissen* Ruhe kommen. Denn das brauche ich wohl nicht erst ausdrücklich zu erwähnen, daß von einer absoluten Ruhe, einem wirklichen Stillstand nicht die Rede ist; die farblosen Zellen der Randzone sitzen im besten Falle zeitweise fest, dann rücken sie wieder eine kleine Strecke vor, machen wohl wieder einen kurzen Halt usw. Aber der Gegensatz zwischen der kontinuierlich, mit gleichmäßiger Geschwindigkeit dahinfließenden zentralen Säule der roten Blutkörperchen und der ruhenden Randschicht der farblosen Zellen ist darum nicht weniger frappant; es ist, als ob die Innenwand der Vene mit einer einfachen, aber ganz vollständigen Lage farbloser Körperchen ausgepflastert wäre, ohne daß jemals ein rotes diesen Wall unterbricht. Gerade diese Sonderung der roten und farblosen Körperchen verleiht dem Venenblutstrom in diesen Fällen jene Prägnanz, für die Sie in den anderen Gefäßen vergeblich ein Analogon suchen werden. Denn in den Kapillaren bleiben zwar auch sehr zahlreiche farblose Blutkörperchen an den Wänden kleben, doch wechseln mit ihnen auch rote ab, die sogar die entschiedene Majorität bilden. In den Arterien endlich sieht man in der Diastole, im Momente des quasi Ausfließens der Welle, eine Menge farbloser Blutkörperchen gerade gegen die Peripherie rollen, indes werden sie von der nächsten Systole immer wieder in den Strom hineingerissen, so daß hier von der Entwicklung einer ruhenden Randschicht vollends nicht gesprochen werden kann.

Aber das beobachtende Auge hat kaum Zeit, alle die Einzelheiten des Gesamtbildes aufzufassen, so wird es durch einen sehr unerwarteten Vorgang gefesselt. Gewöhnlich zuerst an einer Vene mit typischer Randstellung der farblosen Zellen, mitunter noch früher an einer Kapillare sieht man an der äußeren Kontur der Gefäßwand eine Spitze hervortreten, die schiebt sich weiter nach außen, verdickt sich, aus der Spitze wird ein farbloser rundlicher Buckel, dieser wächst in Länge und Dicke, treibt neue Spitzen nach außen und zieht sich allmählich von der Gefäßwand fort, mit der er schließlich nur noch durch einen dünnen langen Stiel zusammenhängt. Endlich löst auch dieser sich ab, und was nun draußen sitzt, ist ein farbloses, mattglänzendes, kontraktiles Körperchen, mit einigen kurzen und einem langen Ausläufer, von der Größe der weißen Blutzellen, mit einem oder mehreren Kernen, mit einem Wort, *ein farbloses Blutkörperchen.* Während dies an einer Stelle geschehen, hat der gleiche Vorgang an sehr verschiedenen Stellen der Venen und Kapillaren Platz gegriffen; eine ganze Anzahl weißer Blutzellen hat sich an die Außenseite der Gefäße begeben, und immer neue und neue Zellen folgen den ersten, während ihr Platz in der Randschicht sofort von neuen nachrückenden eingenommen wird. All das kann, wie jedes einzelne Stadium der gesamten Vorgänge von dem ersten Augenblicke der Bloßlegung an, rasch und auch langsam sich entwickeln; das eine Mal folgt der Randstellung sehr bald die erste *Auswanderung*, und ein anderes Mal kann eine Stunde und mehr vergehen, ohne daß an der Kontur irgendeiner Vene oder Kapillare das Allergeringste auffiele. Das schließliche Resultat ist aber, daß nach Ablauf etlicher sechs bis acht oder noch mehr Stunden sämtliche Venen des Mesenteriums von den kleinen bis zu den großen Stämmen und ebenso die Venen der Zungenwunde von mehrfachen Reihen von farblosen Blutkörperchen pallisadenartig eingefaßt sind, während in ihrem Innern konstant das erst geschilderte Verhältnis der Randstellung der farblosen und der zentralen, kontinuierlichen Strömung der roten Blutkörperchen andauert. An den Arterien hat sich inzwischen nichts Ähnliches zugetragen, *ihre Randkontur ist unverändert glatt geblieben*, und nicht ein einziges Körperchen, rotes so wenig als weißes, ist an ihrer Außenseite zu entdecken, abgesehen natürlich von denen, welche von benachbarten Venen her bis zu ihnen vorgedrungen sind. Dagegen beteiligen sich, wie ich erst schon andeutete, die Kapillaren sehr lebhaft an dem Vorgang, jedoch mit der bemerkenswerten Differenz, daß aus ihnen und den kapillaren Venen nicht bloß, wie aus den eigentlichen größeren Venen, *farblose*, sondern auch *rote* Blutkörperchen nach außen auswandern. Es entspricht das genau dem Verhalten des Binnenstroms, von dem ich Ihnen hervorhob, daß in den Venen nur weiße, in den Kapillaren dagegen beide Arten Blutzellen die Gefäßwand berühren, und so hängt es auch lediglich von dem Mengenverhältnis der in den einzelnen Kapillaren angehäuften Körperchen ab, ob überwiegend rote oder farblose aus ihnen hinaustreten.

Hand in Hand mit dieser *Auswanderung, Emigration* oder, wie das auch genannt wird, *Extravasation* der körperlichen Elemente ist weiterhin auch eine gesteigerte Transsudation von Flüssigkeit geschehen, derart, daß die Maschen des Mesenterium sowie des Zungengewebes sich mit derselben infiltrieren und anschwellen. Dabei aber bleibt es nicht. Die extravasierten farblosen Körperchen verbreiten sich, je größer ihre Zahl wird, in um so weitere Entfernung von den Gefäßen, denen sie entstammen; immer dichter wird die Erfüllung des Gewebes mit ihnen, während die roten, denen die Fähigkeit der selbständigen Lokomotion fehlt, mehr in der Nachbarschaft ihrer Kapillaren liegenbleiben; doch kann auch sie der Transsudationsstrom mit sich fortführen. Bald muß nun ein Zeitpunkt kommen, wo die transsudierten Massen keinen Platz mehr im Gewebe haben; sie treten jetzt auf die freie Fläche des Mesenterium, und wenn dann, wie es hier regelmäßig zu geschehen pflegt, die transsudierte Flüssigkeit gerinnt, so resultiert als das Schlußergebnis der geschilderten Vorgänge, *daß das Mensenterium* ebenso wie auch der Darm *von einer fibrinösen, aufs dichteste mit farblosen Blutkörperchen durchspickten, außerdem von vereinzelten roten durchsetzten Pseudomembran überkleidet ist.*"

Die beschriebenen Veränderungen der Blutströmung mit allen ihren Folge- und Begleiterscheinungen beobachtete COHNHEIM auch, wenn er die glatte Fläche der Froschzunge mit sehr hochgradig verdünnter Crotonöllösung ätzte.

Er hebt ausdrücklich hervor, daß alle die am Frosch beobachteten Vorgänge auch bei warmblütigen Tieren, z. B. beim Kaninchen, beobachtet werden können. Die gesamte „Skala" der Veränderungen ist übrigens auch zu beobachten, wenn man das Kaninchenohr durch lokale Temperatureinwirkungen reizt.

Wir haben fast eine ganze Vorlesung aus den alten COHNHEIMschen Texten entliehen: alle Beschreibungen sind heute noch lebendig und unübertroffen, wenn auch nicht mehr alle Erklärungen der so exakt beobachteten Phänomene anerkannt werden können. So glaubte Cohnheim die Ursache der Durchlässigkeit der Blutgefäße mit einer Änderung der molekularen Beschaffenheit der Gefäßwand, mit einer Erhöhung ihrer „Porosität“ erklären zu müssen. Es ist dies eine Deutung, welche wir heute als zu allgemein gefaßt empfinden, obwohl wir sie durch eine präzisere zu ersetzen noch immer nicht in der Lage sind. Die Randstellung der weißen Blutkörperchen erklärt Cohnheim als die unmittelbare Folge der Verlangsamung der Blutströmung: die leichten weißen Blutkörperchen schlittern infolge der Abnahme der Stromgeschwindigkeit an die Wand und bleiben dort zunächst kleben; so werden die Vorbedingungen für die spätere Auswanderung geschaffen. Vor allem glaubt Cohnheim jeden Einfluß der Gefäßnerven ausschließen zu können; als Argument gegen die Annahme einer Wirkung der Gefäßnerven betont Cohnheim, daß sich die Gefäße in seinen Experimenten bedeutend stärker zu erweitern pflegen, als dies jemals durch Lähmung der Vasomotoren oder Erregung der Dilatatoren geschieht; auch die Langsamkeit, mit der sich die Kreislaufstörung nach den Eingriffen Cohnheims entwickelt, spräche gegen die Beteiligung nervöser reflektorischer Mechanismen. So kommt Cohnheim zu dem Ergebnis, daß *„einzig und allein die Gefäßwände es sind, welche für die gesamten Vorgänge verantwortlich gemacht werden müssen“*. Wir werden darüber noch manches zu sagen haben, daß die Vasomotoren in der Pathogenese der von Cohnheim beobachteten Kreislaufstörungen nicht vernachlässigt werden dürfen. Zeigte doch Ricker, daß die Berücksichtigung der Vasomotorenfunktion eine wesentliche Vertiefung unserer Kenntnisse von der tatsächlichen Beschaffenheit und von den theoretischen Zusammenhängen aller durch Cohnheim entdeckten Phänomene ermöglicht.

Nachdem Cohnheim die in seinen Experimenten beobachteten Vorgänge nun beschrieben und erklärt hat, stellte er ihren Zusammenhang mit der Entzündung folgenderweise fest:

„Wenn wir uns vergegenwärtigen, welche Symptome an einem Körperteil hervortreten werden, in welchem die Blutbewegung und Transsudation die geschilderten Störungen erfahren haben, so ergibt sich Folgendes. Ein solcher Teil wird

1. *gerötet* sein, wegen der stärkeren Füllung seiner sämtlichen Gefäße, die überdies in den höheren Graden mit kleinen, aber zahlreichen Hämorrhagien kompliziert ist. Er wird

2. *geschwollen* sein, wegen der stärkeren Gefäßfüllung, ganz besonders aber wegen der so beträchtlich gesteigerten Transsudation.

3. wird er *schmerzen*, wegen des Druckes und der Zerrung, welche die überfüllten Gefäße und das reichliche Transsudat auf seine sensiblen Nerven ausüben.

4. wird er, falls er oberflächlich gelegen ist, sich *heißer* anfühlen, weil ihm durch die gesteigerte Blutzufuhr von innen mehr Wärme zugebracht wird als in der Norm.

„Nun, diese Symptome sind nichts anderes als die sogenannten *Kardinalsymptome der akuten Entzündung*.“

„Wir nennen einen Finger oder Fuß, ein Ohr oder ein Knie akut entzündet, wenn es *rot*, *geschwollen*, *heiß* und *schmerzhaft* ist. Das versteht seit unvordenklicher Zeit jeder Laie unter Entzündung, und auch der Pathologe kann, wie ich soeben schon aussprach, die akute Entzündung nicht besser schildern als durch eben diese Symptome.“

Die Entdeckung, daß im Mittelpunkt des Geschehens bei der Entzündung die Gefäße bzw. die an ihnen zu beobachtenden Änderungen der Blutströmung stehen, verpflichtete COHNHEIM, eine neue Erklärung der traditionellen „Kardinalsymptome“ der Entzündung zu unternehmen. Die diesbezüglichen Erklärungen COHNHEIMS werden auch heute noch als gültig anerkannt: man findet sie in jedem Lehrbuch der Pathologischen Anatomie.

„Zuerst die *Rötung, rubor.*“

Daß dieselbe abhängt von der abnorm starken Füllung der Blutgefäße in einem entzündeten Gewebe, ist ohne weiteres verständlich. Die Intensität der Rötung hängt aber nicht nur mit der Erweiterung der Arterien, Venen und Kapillaren zusammen, sondern hauptsächlich auch mit der hochgradigen Überfüllung der Kapillaren mit roten Blutkörperchen.

„Zweitens die *Anschwellung, tumor.*“

Den einen Faktor zur Erklärung stellt die abnorm starke Füllung der Gefäße dar; den anderen Faktor die Transsudation der flüssigen Bestandteile aus dem Blut. Das entzündliche Exsudat häuft sich dort an, wo es den geringsten Widerstand findet, daher „steckt bei Entzündung eines bindegewebigen Organs das Exsudat in den Maschen desselben.“

„Sogenannte parenchymatöse Organe, z. B. wie Muskeln, Hoden, Leber, Parotis und andere Drüsen usw., schwellen, wenn sie entzündet sind, in toto an, und die Anschwellung ist ganz proportional dem Grad der Exsudation ...“; „das Exsudat sitzt hier in den Maschen des stützenden, sogenannten interstitiellen Bindegewebes, weil dieses auch der Träger der Blutgefäße ist und am leichtesten durch Flüssigkeit sich ausdehnen läßt.“

„Die entzündeten Lungengebiete erscheinen voluminös, weil das pneumonische Exsudat, das aus den Gefäßen der Alveolarsepten entsteht, in den Hohlraum der Alveolen hineingerät.“

„Wir kommen jetzt zu dem dritten Punkte, dem *Schmerz, dolor.*“

Er wird bedingt „durch die Zerrung und den Druck, welchen die sensiblen Nerven eines entzündeten Körperteils von den überfüllten Gefäßen und besonders von dem Exsudat erleiden.“ Der Grad und die Höhe des Schmerzes wird abhängen

„1. von dem Reichtum des betreffenden Teils an sensiblen Nerven,

2. von der Ausdehnungsfähigkeit des Organs, das heißt, ob das gesetzte Exsudat selbst unter starken Druck gerät,

3. selbstverständlich von der Menge des Exsudats. In Organen, die arm an sensiblen Nerven sind, wie die Nieren und viele Schleimhäute, können selbst heftige Entzündungen fast schmerzlos verlaufen, während der dolor bei Entzündungen der an sensiblen Nerven sehr reichen serösen Häute sehr hohe Grade zu erreichen pflegt. Anderseits schmerzen Phlegmonen am meisten unter Faszien und jeder... wird schon selbst erfahren haben, welche Qualen Entzündungen unter dem Fingernagel verursachen.“

Der Charakter des Schmerzes bei der Entzündung kann ein sehr verschiedenartiger sein; „außerordentlich häufig ist er besonders in gespannten Teilen ausgesprochen klopfend, synchron mit dem Puls, weil notwendigerweise jede Pulswelle den Druck auf die Nerven steigert.“

Ebenso geistvoll wie zutreffend ist die COHNHEIMsche Erklärung des vierten Kardinalsymptoms, der *Hitze, calor.*

Werden einerseits oberflächlich gelegene Körperteile durch Anämie kühler, so erhöht sich andererseits die Temperatur im Bereich von Körperteilen, welche eine erhöhte Blutzufuhr erfahren. „Wie steht es nun in dieser Beziehung bei der Entzündung? Hier ist auf der einen Seite die Zufuhr arteriellen Blutes vergrößert; denn die Arterien sind erweitert, die gesamten Gefäße im Zustande ausgesprochener Hyperaemie. Auf der anderen Seite ist die Blutstromgeschwindigkeit verringert, mithin die Wärmeabgabe erleichtert, während gleichzeitig die Wärmezufuhr gesteigert ist."

So kommt es, daß — wie COHNHEIM experimentell feststellen konnte — die entzündete Pfote eines Hundes bis zu 10° wärmer ist als die normale. COHNHEIMS thermometrische Messungen ergaben aber auch, daß die relativ hohe Temperatur des entzündeten Körperteils niemals die Blutwärme erreicht, ja sie bleibt immer um mindestens 1 bis 2° unter der Temperatur des Rektums zurück[1].

Alle diese Ergebnisse der COHNHEIMschen Forschungen wurden in der ersten Zeit nach ihrer Veröffentlichung sehr häufig nachgeprüft, richtig befunden und allgemein anerkannt. Ganz verstummt ist die Kritik aber bis in die letzte Zeit hinein nicht; vor etwa 30 Jahren wagte sogar ein Autor, dessen Name später — allerdings auf Grund anderer Leistungen — einen guten Klang bekam, zu behaupten, daß die COHNHEIMschen Beobachtungen offensichtlich auf Irrtümern beruhen, denn es gelänge nicht, bei der Wiederholung des berühmten Experimentes eine Auswanderung der polymorphkernigen Leukozyten festzustellen! Andere Kritiker griffen wiederholt die alte VIRCHOWsche Lehre auf und wollen wenigstens daran festhalten, daß eine *gewisse Anzahl* von polymorphkernigen Leukozyten des entzündlichen Infiltrates aus den Bindegewebezellen entsteht, also nicht durch Auswanderung aus den Gefäßen in das entzündliche Infiltrat hineingelangt. Ja, der alte GRAWITZ glaubte noch kurz vor seinem 1930 erfolgten Tode wieder an seine vor vielen Jahrzehnten entstandene „Schlummerzellentheorie" erinnern zu müssen, nach welcher die polymorphkernigen Leukozyten des entzündlichen Infiltrates aus „schlummernden" (das soll heißen aus mikroskopisch nicht sichtbaren) keimartigen Elementen des angegriffenen Gewebes entstehen.

Einen wirklich befruchtenden Impuls hat die Entwicklung der Entzündungslehre durch die Arbeiten RICKERS und seiner Schüler erfahren. RICKER stellte sich als Aufgabe die Erforschung der *„funktionellen"* Kreislaufstörungen, das heißt der Änderungen der Blutströmung, welche nicht durch anatomisch faßbare Hindernisse, wie thrombotische, embolische, entzündliche Gefäßverschlüsse, Wandrisse usw., verursacht wurden; eine wichtige Eigenart der funktionellen Kreislaufstörungen ist, daß sie ohne weitere anatomische Umbauprozesse an den Gefäßen vorher gestörter Abschnitte die vollkommene Normalisierung der Blutströmung gestatten.

Es galt also, die schon seit uralten Zeiten bekannten Phänomene der Blutwallung — Fluxion —, der transitorischen lokalen Ischämie und

[1] COHNHEIM hebt hervor, daß dasselbe Ergebnis bereits JOHN HUNTER Mitte des 18. Jahrhunderts erzielte. HUNTER sprach den Satz aus: „Eine örtliche Entzündung kann die Wärme eines Körperteils nicht über jene Temperatur hinaus erhöhen, welche man an der Quelle der Zirkulation findet."

Anämie, und der Blutstockung, der Stase, auf alle ihre Eigenschaften, Ursachen und Entstehung zu prüfen. Die zur Klärung dieser Fragen notwendigen Experimente führte RICKER hauptsächlich am tätigen Pankreas lebender Tiere aus. Nachdem man die Strömung unter normalen Bedingungen kennenlernte, wurden im Bereich des nunmehr sehr gut bekannten Gebietes exakt dosierte Reize appliziert. Im Standardversuch kamen verschieden konzentrierte Adrenalinlösungen zur Verwendung; in gleichwertiger Abstufung applizierte man auch verschiedene Reize, unter anderen auch Wärme. Es ergab sich, daß bei geeigneter Dosierung und Dauer der Anwendung eine Reizung der Strombahn durch die qualitativ verschiedensten Mittel stets die gleichen Veränderungen hervorruft. Die Wirkung der Reizung läßt sich nach der Größe der Dosis bezeichnen als „schwach", „mittel" und „stark". Als Gradmesser dient die *Geschwindigkeit des Blutstromes* in den Terminalgebieten, das heißt in den durch funktionell zusammengehörige Arteriolen, Kapillaren und Venülen gebildeten Einheiten im Gesamtgefäßnetz des gereizten Gebietes; er fließt in der „ersten Stufe" beschleunigt, langsam in der „zweiten" und sehr verlangsamt in der „dritten"; die Verlangsamung in der dritten Stufe führt zum völligen Stillstand der Blutströmung. Die Ursache der Unterschiede in der Strömungsgeschwindigkeit ist die stufenweise Änderung in der Weite der terminalen Strombahn. Ist die Lichtung der terminalen Strombahn gleichmäßig weit, so strömt das Blut rasch; ist die Lichtung gleichmäßig eng, so ist die Strömung langsam; verschließen sich die Arteriolen, wie immer bei starker Reizung, so steht das Blut still. Eine Änderung der Strömung tritt sofort nach der Anwendung eines Reizmittels auf: sie ist das erste Phänomen, das im angegriffenen Gewebe überhaupt nachgewiesen werden kann. Aus dieser Feststellung muß geschlossen werden, daß alle Reize — ausgenommen natürlich die direkt zerstörenden, verätzenden, verbrennenden — am Nervensystem der Strombahn angreifen.

Die Ergebnisse wurden von RICKER im „*Stufengesetz*" formuliert.

1. *Schwache Reizung* bewirkt durch Dilatatorenerregung Erweiterung der Lichtung der gesamten terminalen Strombahn, also Beschleunigung der Blutströmung; die Konstriktoren bleiben erregbar. Das Ergebnis der Strömungsänderung ist die *Wallung, Fluxion.*

2. *Mittlere Reizung* verursacht durch Konstriktorenerregung eine allgemeine Verengerung der terminalen Strombahn, somit die Verlangsamung des Kapillar- und Venenstromes: *Ischämie durch Gefäßkrampf.*

3. *Etwas stärkere Reizung* führt als Folge der noch stärkeren Konstriktorenerregung zum Verschluß der kleinen Arterien und der Kapillaren, so daß jetzt auch der Venenstrom stillsteht: *Anämie durch Gefäßkrampf.*

4. *Starke Reizung* hebt im terminalen Stromgebiet die Erregbarkeit der Konstriktoren auf, erregt die zunächst noch reagierenden Dilatatoren; so entsteht zunächst Erweiterung der Gefäßbahn, d. h. Beschleunigung der Strömung. Dieser Zustand bleibt auch erhalten, nachdem in Fortsetzung der Reizwirkung die *Lähmung der Dilatatoren* eintritt. In der weiteren Entwicklung der Folgen der starken Reizung tritt aber infolge

der herzwärts fortschreitenden segmentären Konstriktorenerregung im Arteriensystem eine Verengerung bzw. Verschluß der größeren Arterien, dementsprechend zunächst Verlangsamung — Prästase — und später Blutstockung (Stase) ein.

Es sei hier nur nebenbei bemerkt, daß RICKER auf Grund dieses Stufengesetzes eine Theorie der Pathologie aufbaut — die Relationspathologie —, die als Grundlage aller Stoffwechselvorgänge im menschlichen Körper vasomotorisch bedingte Durchströmungsveränderungen der Organe annimmt, welche als Folge der Vasomotorenreizung auftreten. Die *erste Folge* eines physiologischen oder pathologischen Reizes ist nach dieser Lehre immer eine nervöse Erregung bzw. Lähmung, die *zweite* eine Änderung der Lichtung der terminalen Gefäße und damit die Änderung der Durchströmung; Veränderungen der Zellen treten erst als *dritte Folge* auf.

Im Gegensatz zur VIRCHOWschen Zellularpathologie, in deren Mittelpunkt die direkte Reizbarkeit der Zelle steht und Veränderungen der Strömung in den Gefäßen, Vorgänge an den Vasomotoren als Folge der Erregung der Zellen betrachtet werden, stellt also die „*Relationspathologie*" die Zelle erst an letzte Stelle der miteinander verketteten Vorgänge; *zu Anfang ist die Reizung des Nervensystems.*

Wir sehen, daß RICKER eigentlich die altehrwürdige Entzündungslehre von COHNHEIM erneuert. Er stellt ja wieder fest, daß als erste Folge der entzündlichen Reizung nicht — wie VIRCHOW und seine Nachfolger behaupten — Änderungen der Zellen in einem Gewebe auftreten, sondern daß am Anfang aller Antworten des Gewebes auf Reizung Veränderungen der Gefäße bzw. des in ihnen strömenden Blutes zu beobachten sind.

Über die COHNHEIMschen Befunde hinaus ist es aber RICKER gelungen, viele Einzelheiten, die COHNHEIM begreiflicherweise entgangen waren, aufzudecken. Vor allem gelang es RICKER, die verschiedenen Phasen der Kreislaufstörungen, welche nach *starker Reizung* auftreten, mit besonderen diapedetischen Vorgängen in Zusammenhang zu bringen. So ergab sich, daß die *Liquordiapedese ein Phänomen der prästasischen Kreislaufstörung* darstellt: je länger die Prästase dauert, um so hochgradiger wird das Ödem; allerdings steht fest, daß nicht jeder Grad des prästasischen Zustandes mit Liquordiapedese einhergeht. Diese fehlt sowohl während der leichtesten Grade der prästasischen Strömungsveränderung als auch bei den höchsten Graden der prästasischen Verlangsamung, welche die letzte Phase vor dem Stillstand darstellt. In dieser *„letzten Phase" der prästasischen Strömung treten rote Blutkörperchen aus den Kapillaren* — und ausschließlich aus den Kapillaren! — *heraus: Erythrodiapedese ist also ebenfalls ein Phänomen der Prästase,* sie ist um so intensiver, je länger jene „letzte Phase" anhält.

Die „Auswanderung" der weißen Blutkörperchen beobachtet man bereits in der prästasischen Periode. Der Durchtritt erfolgt dann in kleinsten Venen, nachdem die Verlangsamung ein gewisses Maß erreicht hat und nicht zu kurz verläuft; die Zahl der während der Prästase aus den Gefäßen auswandernden weißen Blutzellen ist aber immer gering. *Die hochgradige Leukodiapedese,* also jene Form, welche zur Vereiterung führt, *stellt ein Phänomen dar,* das zur Beobachtung gelangt, *nachdem die Stase sich gelöst hat.* Dann läßt die Wirkung der Reizung der Vasomotoren, welche die Stase verursachte, nach, es öffnen sich die verschlossenen präterminalen Arterien zunächst ein wenig, und es beginnt in den ihnen angeschlossenen terminalen Gebieten wieder eine zunächst verlangsamte, ungeordnete Strömung, die — bei geeigneten Vorbedingungen — sehr lange andauern kann. Während dieser Zeit geschieht es nun, daß die weißen Blutzellen in großer Anzahl aus den Venen durch die Gefäßwand hindurch in das Gewebe eintreten. So ist also die poststasische Phase der Kreislaufstörung ein wichtiger Teil des Gesamtgeschehens.

Noch einige von Ricker entdeckte Phänomene müssen wir kennenlernen. Je länger sie gedauert hat, um so häufiger sieht man nach der Stase *Rückfälle;* das heißt es kann eine unter Umständen beträchtliche diapedetische Blutung erfolgen; oder es kommen wieder Phasen von leichter Leukodiapedese; auch die Liquordiapedese kann noch einmal beginnen; dann tritt plötzlich Stase auf, die sich nach gewisser Zeit eventuell löst, so daß die charakteristischen diapedetischen Vorgänge von neuem einsetzen. Ja, es wurde von Ricker nachgewiesen, daß die Vasomotoren eines Gefäßgebietes, das früher einmal eine Stase durchgemacht hat, eine Zeitlang allen Arten von Reizen gegenüber beträchtlich empfindlicher bleiben, als es vor der peristasischen Kreislaufstörung der Fall war, daß also die Stase viel leichter auftritt als früher.

Nur als Ergänzung möchten wir noch hinzufügen, daß Ricker zwei gut unterscheidbare Formen der Stase entdeckte. Außer der „roten Stase", welche die funktionellen Kreislaufunterbrechungen einleitet und bei welcher die terminale Strombahn mit roten Blutkörperchen überfüllt ist, gibt es noch eine „*weiße Stase*", welche immer nur als poststasische Kreislaufstörung erscheint und bei welcher die Gefäße — Kapillaren und Venen — mit weißen Blutkörperchen ausgefüllt sind.

Die Rickerschen Forschungsergebnisse ermöglichen demnach eine Vertiefung der von Cohnheim inaugurierten pathogenetischen Betrachtungsweise der entzündlichen Phänomene. Wir wissen nunmehr, daß die Substanzen und Zellen des entzündlichen Exsudates während einer bestimmten Phase bzw. Art der peristasischen Verlangsamung der Blutströmung, die wir als *diapedetische Strömungsverlangsamung* bezeichnen, die Gefäße verlassen. Plasma — Serum und Fibrinogen — geht hauptsächlich aus den Kapillaren, und zwar während der prästasischen Verlangsamung hervor („Liquordiapedese"); in derselben Periode können auch Erythrozyten — manchmal in großer Menge — und verhältnismäßig wenige Leukozyten die Strombahn verlassen („prästasische Erythro- und Leukodiapedese"). Weiße Blutzellen treten aus den Gefäßen des Terminalnetzes — und zwar hauptsächlich aus den Venülen in großer Zahl während der poststasischen Periode — heraus („poststasische Leukodiapedese"). Wir haben aber auch erfahren, daß die peristasische Verlangsamung der Blutströmung oft nur eine Intensivierung der Ernährung der Gewebe bedeutet: wir sprechen in diesem Fall von einer *nutritiven Strömungsverlangsamung*. Schwellung und Proliferation der autochthonen Zellen ist die Folge; am Vermehrungsprozeß beteiligen sich die primitiven Bestandteile des Bindegewebes — Retikulozyten und Fibrozyten und die Gefäßendothelien — besonders lebhaft; aber auch die — an und für sich recht wählerischen — Parenchymzellen können in Wucherung geraten. Die Gerinnung des Fibrinogens im Exsudat erfolgt während der Stase. Schließlich beobachtet man in Fällen, in welchen die Stase lange genug anhält, den Untergang von Parenchymzellen, ja des ganzen entzündlich infiltrierten Gewebes selbst zusammen mit den Entzündungszellen; wir sprechen dann von einer „*alterativen Strömungsstörung*".

Mit Hilfe dieser Grundtatsachen ist es möglich, den jeweiligen morphologischen Befund einer entzündlichen Reaktion pathogenetisch zu deuten. Herrschen z. B. seröse Infiltrate vor („seröse Entzündung", „entzündliches Ödem"), so können wir auf eine Reaktion schließen, bei welcher die prästasische Strömungsverlangsamung im Vordergrund stand; blutige Infiltration („hämorrhagische Entzündung") ist für eine verhältnismäßig lange anhaltende prästasische Verlangsamung kennzeichnend: die Erythrodiapedese erfolgte dann meistens unmittelbar vor dem Eintritt der Stase. Allerdings gibt es auch eine poststasische Erythrodiapedese in Fällen, in welchen während eines polyzyklischen Verlaufes der entzündlichen Prozesse Stase-Rückfälle auftreten.

Fibrinablagerungen („fibrinöse Entzündung") deuten auf eine gerade bestehende oder erst vor kurzer Zeit gelöste Stase hin, ebenso wie nekrobiotische Veränderungen. Nekrosen — die natürlich ebenfalls Folgen der Stase, insbesondere einer Dauerstase, darstellen — können noch lange Zeit vorliegen, nachdem die Blutstockung sich — jedenfalls in der *Umgebung* des abgestorbenen Gewebes — bereits längst gelöst hat („Alterative Entzündung")[1].

Retikulozyten- und Fibrozytenvermehrung, eventuell kombiniert mit Endothelwucherung, entspricht einer entzündlichen Reaktion, bei welcher die nutritive peristasische Strömungsverlangsamung lange Zeit vorherrscht

---

[1] Der Zusammenhang zwischen Kreislaufstörungen und Nekrosen bzw. regressiven Prozessen ist ein vielbesprochenes Diskussionsthema der letzten Jahre. Auf einfache, experimentelle Beobachtungen und morphologisch feststellbare Tatsachen gestützt, glauben Ricker und andere, Kreislaufstörungen als erste Veränderungen nach einem Eingriff und die Gewebeschädigungen als Folgen der Kreislaufstörungen deuten zu können. Hauptsächlich auf die Unmöglichkeit einer restlosen Klärung auch dieser biologischen Fragen gestützt, behauptet dagegen eine Gruppe von Kritikern der Rickerschen Lehren, daß Angriffe auf Gewebe zuerst Schädigungen der Zellen selbst und nur sekundär, etwa durch Substanzen, die aus den geschädigten Geweben frei werden, Kreislaufstörungen erzeugen. Natürlich fehlt es nicht an Versuchen, Kreislaufstörungen und Gewebeschädigungen als gleichzeitige Folgen einer schädlichen Einwirkung zu erklären. Es ist hier nicht die Stelle, diese Fragen eingehender zu erörtern, zumal wir in Untersuchungen über apoplektische Kreislaufstörungen die Richtigkeit des von Ricker angegebenen Zusammenhanges bestätigt haben. Alle Befunde und Überlegungen scheinen uns dafür zu sprechen, daß die Kreislaufstörungen auch bei der Tuberkulose nicht die Folge, sondern die Ursache der Nekrosen darstellen.

(„proliferative Entzündung"). Sehr zellreiche, polymorphkernige, leukozytäre Infiltrate („eitrige Entzündung"), lassen auf eine — sich eventuell oft wiederholende — poststasische Strömungsverlangsamung schließen.

Wir haben hier noch auf eine wichtige Eigenschaft der entzündlichen Reaktion hinzuweisen, welche bisher als Entzündungsphänomen kaum beachtet wurde und nun im Lichte der RICKERschen Lehren nicht nur gekennzeichnet, sondern auch aufgeklärt werden konnte.

Wir sahen, daß jede Schädigung, welche die lokalen nervösen Regulationsmechanismen und ihre Verbindungen mit den Zentralapparaten nicht zerstört, mit einer Erregung bzw. vorübergehenden Lähmung des Vasomotorensystems einhergeht. Schon bei verhältnismäßig schwacher pathogener Reizung kommt es zu einer Strömungsverlangsamung im erweiterten Terminalgeäst, zu einer Reaktion, die ermöglicht, daß in einer bestimmten Region *Blutbestandteile länger als normal* verweilen, weil sie entweder in der Strombahn selbst oder — infolge der Diapedese — in den intervaskulären Geweben festgehalten werden. Es ist also selbstverständlich, daß die verschiedenartigsten Substanzen — gleichgültig ob es sich um kolloidal gelöste Farbstoffe oder Mikroben handelt —, welche im Blut kreisen, sich in diesen durch eine Strömungsverlangsamung stigmatisierten Geweben *in größerer Konzentration niederlassen als in allen anderen Körperteilen.* Wenn etwa MENKIN in die Haut von Kaninchen das von ihm aus eitrigen Exsudaten isolierte entzündungserregende und die Einwanderung der weißen Blutzellen fördernde „Leukotaxin" einspritzt, nachher intravenös Trypanblau verabreicht und feststellt, daß sich der Farbstoff im Entzündungsgebiet in großen Mengen ansammelt und dort lange Zeit liegenbleibt, so handelt es sich um ein typisches kreislaufbedingtes *Fixationsphänomen,* um eine Begleiterscheinung der Entzündung.

Wir nehmen nämlich an, daß durch die lokale Einspritzung des „Leukotaxin" eine peristasische Strömungsverlangsamung entsteht — Konstriktorenlähmung bei stärkster Dilatatorenreizung —, die es dem Trypanblau gestattet, sich in relativ großen Mengen abzulagern[1].

[1] Die elektive Fixation von intravenös verabreichten Farbstoffen in Entzündungsherden bzw. in Herden, in welchen sich Kreislaufstörungen abspielen, wurde übrigens schon oft festgestellt. MACCURDY und EWANS fanden (1912) in experimentellen Untersuchungen, daß Entzündungs- und sonstige Erweichungsherde des Zentralnervensystems sich mit intravenös eingeführten „Vitalfarbstoffen" intensiv färben. MCCLELLAN und GOODPASTURE zeigten (1923), daß das Trypanblau sich in den Herden der Herpesenzephalitis beim Kaninchen ansammelt, SIENGALEWICZ beobachtete (1925) die elektive Ablagerung desselben Farbstoffes in den Erweichungsherden nach CO- und Salvarsanvergiftung. Im Anschluß an die vorhin bereits erwähnten Untersuchungen von MACCURDY und EWANS haben BOWMAN, WINTERNITZ und EWANS (1912) die elektive Färbung experimentell erzeugter tuberkulöser Herde, WINTERNITZ und HIRSCHFELDER (1913) die Farbstoffbeladung experimentell hervorgerufener pneumonischer Infiltrate festgestellt. Dasselbe Phänomen produzierte MENKIN (1929), der bei Kaninchen mit konzentrierter Fleischbrühe Entzündungsherde erzeugte und 15 Minuten nach der Applikation des Reizes Trypanblau intravenös injizierte. OKUNEFF beobachtete (1924) dasselbe Phänomen bei Tieren, deren Haut mit Hitze irritiert

Wir möchten nicht mißverstanden werden: Das eben definierte *Fixationsphänomen* gehört zu den wesentlichen Merkmalen der entzündlichen Reaktion, weil diese eben den Ausdruck einer peristasischen Strömungsverlangsamung darstellt; sie wird nicht durch irgendwelche mehr oder weniger problematischen Eigenschaften der Entzündung — wie etwa durch die vielbesprochene Abwehr- und Reinigungsfunktion — veranlaßt. Man kann nämlich das Fixationsphänomen auch unter Bedingungen produzieren, welche eindeutig zeigen, daß seine Ursachen nicht in der Gruppe der klassischen Entzündungserreger zu suchen sind, sondern daß es durch rein nervale Änderung der Blutströmung in den Terminalgebieten hervorgebracht wird.

„Wenn man einem Tier (Kaninchen) eine bestimmte Menge (geringe, etwa 1 bis 2 cm³) Tusche (Pelikan-Perltusche) in die Ohrvene injiziert, so bleibt, wie bekannt, die Tusche zum weitaus größten Teil in der Milz und Leber, in geringer Menge im Knochenmark und an anderen Orten liegen.“ (L. LÖFFLER.)

„Wenn man die Tusche gleichzeitig mit Adrenalin in bestimmter Menge (etwa bis 0,5 cm³ der Lösung 1 : 1000) injiziert, so bleibt die gesamte Tusche in den Lungen und nichts (oder fast nichts) geht in die Leber und Milz.“ Dasselbe Ergebnis ist auch mit Trypanblau zu erzielen, wenn man es gleichzeitig mit Adrenalin verabreicht. LÖFFLER — ein Mitarbeiter von RICKER — erklärt diese Beobachtungen folgenderweise:

Es entsteht unter dem Einfluß des intravenös eingespritzten Adrenalins „eine Hyperämie der Lunge, und zwar eine solche, bei der das Blut in erweiterter Strombahn verlangsamt — rein mechanisch verlangsamt durch die Verengung der dem terminalen Stromgebiet vorgeschalteten Arteriolen — fließt“. Diese nerval bedingte peristasische Hyperämie bildet die „physiologische Grundlage für die vermehrte Ablagerung und Ausflockung der Farbstoffe“ für eine besonders interessante Form des *vasoparalytischen Fixationsphänomens* in der Lunge.

---

wurde, ebenso wie KUSNETZOWSKY (1925), der außer Hitze auch Senföl verwendete. Alle diese Feststellungen stehen mit Beobachtungen von ISSAEFF (1894) und PAWLOWSKY (1909) in Verbindung, die wohl als erste gefunden haben, daß Mikroben in Entzündungsherden fixiert werden. In diesem Zusammenhang sei auch an einen Versuch von RICH (1930) erinnert, in welchem Kaninchen durch intrakutane Vakzination mit Pneumokokken überempfindlich gemacht werden. Spritzt man solchen Kaninchen Hühnercholerabazillen in die unverletzte Haut ein, so vermehren sie sich progressiv, gelangen in den Blutstrom hinein und töten schließlich das Tier. Wenn man aber bei diesen Tieren durch intrakutane Einspritzung von Pneumokokken-Material eine Entzündung erzeugt und die Hühnercholerabazillen dann in diesen Entzündungsherd einführt, so kommt es nicht zu einer Ausstreuung der Erreger und die Tiere bleiben am Leben. Eine ganz neue Seite des Problems zeigte OPIE (1924), als er fand, daß im sensibilisierten Körper die als Antigen benützte, fremde gelöste Eiweißsubstanz bei der Reinjektion an Ort und Stelle fixiert bleibt; freilich erklärt Verfasser dieses Fixationsphänomen als Ausdruck einer Antigen-Antikörper-Reaktion.

Nun hätten wir noch einige Bemerkungen über die *Herkunft der Flüssigkeit im entzündlichen Exsudat.* Wie wir bereits erwähnten, wird ihr Austritt aus den Gefäßen allgemein anerkannt. Ob es eine „Aktion der Gewebeelemente“ ist (VIRCHOW) oder eine Säuerung des kranken Gewebes (M. H. FISCHER) oder die Änderung des osmotischen Gleichgewichtes (KORÁNYI), die zur unmittelbaren Veranlassung dient: immer wird angenommen, daß die Flüssigkeit aus den Gefäßen herausströmt. Übrigens wurde auch die Erhöhung des Blutdruckes in den Kapillaren des entzündeten Gewebes als *mechanische* Ursache der Exsudation erörtert. COHNHEIM nahm an, daß der Durchtritt der Exsudatflüssigkeit als Folge einer primären Schädigung, einer „molekularen Veränderung“ der Gefäßwand gedeutet werden muß, wie seiner Meinung nach alle anderen Zeichen der Entzündung.

Die Beobachtungen RICKERS sind geeignet, eine wesentliche Bereicherung unserer Kenntnisse auch auf diesem Gebiet zu ermöglichen. Ergaben sie doch, daß — von allen anderen bisher in Betracht gezogenen pathogenetischen Faktoren abgesehen — eine bestimmte Art der Strömungsverlangsamung im Terminalnetz die unerläßliche Vorbedingung für die Durchtränkung der Gewebe mit Blutplasma darstellt!

Seitdem LEBER (1879) die Theorie formulierte, daß die Auswanderung der Leukozyten aus den Gefäßen bei der Entzündung die Folge einer Anlockung durch „chemotaktische“ Substanzen im kranken Gewebe darstellt, wurde dieser Gedanke bis zu dem heutigen Tage immer wieder ausgesprochen[1].

BUCHNER isolierte eine stark wirkende Eiweißsubstanz aus den Leibern von FRIEDLÄNDER-Bazillen[2].

Derartige, im entzündeten Gewebe vorhandene — entweder durch die Krankheitserreger in den Herd hineingebrachte oder im Gewebe selbst unter dem Einfluß der Erkrankung entstandene — Stoffe wären es also, welche die leukozytäre Infiltration bei der Entzündung hervorbringen. Auch MENKIN isolierte 1940 eine sehr stark leukotaktisch wirkende Substanz — und zwar aus Exsudaten —, das „*Leukotaxin*“, das die Durchlässigkeit der Kapillaren erhöht, somit auch für den Austritt von flüssigen Blutbestandteilen verantwortlich ist.

Von allen bisher erhobenen Beobachtungen über die Leukodiapedese beim Entzündungsprozeß dürfte die Beweglichkeit bzw. Wanderfähigkeit der polymorphkernigen Leukozyten zu denen gehören, welche von bleibendem Wert sind. Andererseits ist es offensichtlich, daß unsere

---

[1] LEBER setzte in die vordere Augenkammer Röhrchen aus Glas, in deren haardünnen Lichtungen Lösungen verschiedener Stoffe eingeschlossen waren; in bestimmten Kapillaren (welche „positiv chemotaktische“ Substanzen enthielten) sammelten sich Leukozyten an; in den anderen (welche demnach keine chemotaktischen bzw. „negativ chemotaktischen“ Substanzen enthielten) wurden keine Granulozyten gefunden. LEBER nannte den hypothetischen Stoff, der seiner Meinung nach die Leukozytenauswanderung bei der Entzündung verursacht, „Phlogosin“.

[2] Er fand, daß Glycin und Leucin chemotaktisch wirken, während Tyrosin und Trimethylamin unwirksam sind.

Ansichten über die Bedeutung der leukotaktischen Stoffe einer dringenden Revision bedürfen. Zeigten doch die Untersuchungen RICKERS, daß die Auswanderung der Leukozyten an bestimmte Phasen der peristasischen Kreislaufstörung, an die diapedetische Strömungsverlangsamung gebunden verläuft; ja, daß je nachdem, ob die Verlangsamung der Blutströmung der Stase vorangeht oder nach ihr erfolgt, die Menge der extravasierten weißen Blutzellen variiert! Von größter Bedeutung erscheint uns, daß die Leukodiapedese überall stattfindet, an jedem Gefäß, ob es sich um Kapillaren, kleine Venen oder große Arterien handelt, wenn sich nur die für die Emigration geeignete Strömungsverlangsamung im betreffenden Gefäßabschnitt einstellt. Dazu kommt, daß nicht nur weiße Blutzellen „auswandern", sondern auch Erythrozyten, freilich auch diese nur bei bestimmten, für das Zustandekommen gerade dieses Phänomens geeigneten Formen und in typischen Phasen der Kreislaufstörung. Bis jetzt hat noch niemand daran gedacht, zur Erklärung der Erythrodiapedese irgendwelche besondere „Erythrotaxine" heranzuziehen; obwohl zwischen Erythro- und Leukodiapedese gewiß große Ähnlichkeit besteht; freilich wird nicht angenommen, daß sich rote Blutkörperchen „selbständig" bewegen können. Erinnern wir hier auch daran, daß — wie die vorhin erörterten Beobachtungen über das Fixationsphänomen anzeigen — auch Farbstoffteilchen aus den Gefäßen „auswandern", und zwar unter denselben Bedingungen, die auch die Diapedese von roten und weißen Blutkörperchen begünstigen. Aus allen diesen Feststellungen ergibt es sich, daß das Phänomen der entzündlichen Leukodiapedese mit der alleinigen Hilfe der Anlockungstheorie nicht aufgeklärt werden kann, ja, daß diese dringend zu überprüfen wäre[1].

Während man seinerzeit unter dem Eindruck der glänzenden Ergebnisse der COHNHEIMschen Versuche bereit war, die VIRCHOWsche Lehre, soweit sie eine Doktrin für die Erklärung der Entzündung darstellte, zu verlassen, stößt die RICKERsche „Relationspathologie" als umfassende, grundlegende Theorie für alle Lebenserscheinungen im gesunden und kranken Körper noch immer auf große Widerstände. Es ist hier nicht die Stelle, uns mit der gegen die Relationspathologie entflammten Diskussion zu beschäftigen. Alle tatsächlichen Befunde, welche von RICKER und seinen Schülern erhoben wurden und mit der Entzündung in Ver-

[1] A. DELAUNAY und seine Mitarbeiter verdanken wir eine große Reihe von ausgezeichneten Arbeiten über dieses Thema. Die Verfasser haben sich die Aufgabe gestellt, das Problem der Leukozytendiapedese und der Phagozytose von neuem zu untersuchen, und erhoben dabei zahlreiche Befunde, welche mit der klassischen Lehre der leukotaktischen Emigration nicht zu vereinigen sind. Besonders eindrucksvoll finden wir die Feststellungen über die Inhibition der Leukodiapedese im traumatischen und im anaphylaktischen Schock und ihre Erklärung durch Gefäßlähmung. Schade, daß DELAUNAY und seine Mitarbeiter die Mitteilungen RICKERS nicht kennen: wie viele ihrer Beobachtungen stimmen vollkommen mit jahrzehntealten Feststellungen RICKERS überein! Es ist wohl unerläßlich, alle Experimente der genannten Autoren zu wiederholen oder jedenfalls ihre Ergebnisse vom Standpunkt der RICKERschen Lehren zu überprüfen.

bindung stehen, mußten auch von den schärfsten wissenschaftlichen Gegnern schließlich als richtig anerkannt werden. Daher findet man in jedem modernen deutschen Lehrbuch der Pathologischen Anatomie in irgendeiner Form auch das Hauptergebnis der RICKERschen Forschungen über Entzündung bestätigt: *Das entzündliche Infiltrat stellt im wesentlichen den Ausdruck einer peristasischen, das heißt durch eine bestimmte Art der prä- und poststasischen Strömungsverlangsamung gekennzeichneten Kreislaufstörung dar, die sich in den Terminalgebieten des Gefäßsystems abspielt.*

Die entzündliche Reaktion kann also vom pathogenetischen Standpunkt aus als eine besondere Form der Funktionsstörungen in den Terminalgebieten der innervierten Strombahn aufgefaßt werden.

IV. Ansichten über die Bedeutung der entzündlichen Reaktion für den Organismus

Es hängt letzten Endes mit der tiefeingewurzelten Überzeugung zusammen, daß alle Erscheinungen in der Welt einen — womöglich anthropozentrischen — „Sinn" haben, wenn auch die Entzündung als eine ausgesprochene nützliche, zweckbedingte, der Erhaltung der Ganzheit des Organismus dienende Reaktion — in der Art eines Abwehrreflexes — bezeichnet wird.

In der Tat gibt es viele Einzelheiten, welche diese — offensichtlich primitive — teleologische Betrachtungsweise fördern. Wie ist es naheliegend, schon die Schwellung der entzündeten Körpergegend, ihre Schmerzhaftigkeit und Röte als Alarmsignale zu verwerten, welche wie geschaffen sind, um die Aufmerksamkeit des Kranken und des Arztes sofort gerade auf *die* Stelle zu lenken, an welcher „etwas los ist"! Zeigte nicht METSCHNIKOFF, daß die polymorphkernigen Leukozyten und Histiozyten, diese beiden klassischen Zeugen einer entzündlichen Reaktion, Mikroben aufnehmen („phagozytieren") und offensichtlich zerstören, verdauen! Jedenfalls kann man den Zerfall der gefährlichen Erreger in den „Phagozyten" Schritt für Schritt direkt beobachten. Wie sollte man dabei nicht daran denken, daß der Organismus diese seine „Soldaten", „Straßenreiniger" — wie man die „Mikro-" und „Makrophagen" in Tausenden von populären und wissenschaftlichen Abhandlungen zu bezeichnen beliebt — in den „Kampf gegen den eingedrungenen Feind" „zum Reinemachen" „ausschickt"!

Die Strömungsverlangsamung im angegriffenen Gebiet, die Mehrernährung und die mit ihr zusammenhängende Wucherung des Retikulums und der Fibrozyten: sind sie nicht Maßnahmen zur Festhaltung des Krankheitserregers und zur Kräftigung, Befestigung des bedrohten Gewebes? Sperrt die Stase die Blutzufuhr nicht ab, um die Mikroben zu ersticken, jedenfalls zu schwächen? Und die massenhafte poststasische Leukozytenauswanderung, stellt sie nicht die denkbar geeignetste Abwehr dar? Nicht nur werden von den weißen Blutzellen — die offenbar eigens dazu die Blutbahn verlassen — die Angreifer „gefressen", sondern mit dem Zerfall der weißen Blutzellen selbst wird auch noch das gesamte infizierte und vergiftete Milieu zertrümmert und eingeschmolzen, auf daß es leicht aus dem Körper entfernt werden kann! Und haben sich die Mikroben auch noch im Gewebe selbst festgesetzt, so wird eben auch dieses von unseren braven Leukozyten — die dafür ihre Fermente hergeben — eingeschmolzen, sozusagen ausgebrannt, bis auch das letzte Bakterium vernichtet wurde!

In manchen Fällen, z. B. bei der Tuberkulose, entstehen im Entzündungsgebiet ausgedehnte Nekrosen. Handelt es sich dabei nicht um eine besonders wirksame Abwehrmaßnahme des Organismus, geeignet, die in die Gewebe eingedrungenen gefährlichen Mikroben mit einem breiten Wall aus geronnenen Massen von den gesunden Geweben abzuriegeln, so daß diese Zeit genug finden, sich zu fassen, allmählich in Wucherung zu geraten und den Herd mit Bindegewebszügen abzukapseln? Die als Ausdruck einer Überempfindlichkeitsreaktion sofort nach der Berührung mit den Erregern auftretenden ausgedehnten Nekrosen, denen sich umfangreiche Einschmelzungen anschließen, beweisen sie nicht, daß die Natur manchmal auf komplizierten Umwegen und mit einer Kühnheit, welche auch große Gefahren und Verluste nicht scheut, sich auf Angriffe geradezu vorbereitet, um sie sofort aufs energischeste zurückschlagen zu können?

Man hat auch die Frage aufgeworfen, welchen Zweck die Infiltration der entzündeten Gewebe durch Flüssigkeit haben könnte. Es wurde die Annahme ausgesprochen, daß durch die in den Entzündungsherd hineinströmende Flüssigkeit die Konzentration der schädlichen Körper — Bakterien, Gifte usw. usw. — abnimmt; auch würde die leichte Resorbierbarkeit der Flüssigkeit aus dem Entzündungsherd den Wegtransport und die Eliminierung der schädlichen Körper — natürlich auch, wenn sie erst im Entzündungsherd selbst entstehen — begünstigen.

Derartige Gedankengänge sind es, welche manche Ärzte dazu veranlassen, die Abwehrkraft eines Organismus geradezu mit der Intensität messen zu wollen, mit welcher er auf einen Entzündungsreiz reagiert. Das Fehlen jeglicher entzündlicher Antwort oder ihr schwacher Ausfall — die „anergische" Reaktion — wird mit der Wehrlosigkeit des Körpers einem bestimmten Erreger gegenüber gleichgestellt.

Alle diese scheinbar so logischen und überzeugenden Beispiele, Feststellungen und Vermutungen über die wohltätige Funktion der Entzündung sind aber ebenso leicht wie ausgesprochen auch zu widerlegen. Wird doch mit der Einschmelzung des tuberkulösen Granulationsgewebes in der Lunge die bronchiale Aussaat — also die Verschlimmerung des Prozesses — erst ermöglicht. Im überempfindlich reagierenden Organismus provozieren minimale Mengen von Mikroben, Gifte oder gar harmlose Substanzen, welche in einem normalempfindlichen Körper alle miteinander nicht imstande wären, vielleicht auch nur die geringste Reaktion hervorzurufen, unter Umständen einen tödlich endenden Schock oder riesige Infiltrate in den Lungen, ausgedehnte Nekrosen in der Leber, im Herzmuskel usw. *Es wächst in vielen derartigen Fällen zusammen mit der Entzündungsbereitschaft die tödliche Gefahr!*

Bedenkt man weiterhin, daß die angeblich günstige Serumansammlung, die fibrinöse und leukozytäre Infiltration der Lungen auch nach traumatischen Schädigungen auftritt, in welchen die zur Entzündung („traumatische Pneumonie") führende peristasische Kreislaufstörung nicht durch Mikroorganismen oder Gifte verursacht wird, sondern als direkte Folge der traumatischen Erschütterung des Gefäßnervensystems in der Lunge erscheint, so wird man gewisse Zweifel über die Zweckbedingtheit und Nützlichkeit auch dieser Entzündungsfolgen nicht unterdrücken können. Ebensowenig ist es mit einer teleologischen Auslegung zu fassen, daß seröse Exsudate die Pleuralhöhlen oder die Perikardialhöhle überfüllen und dadurch Atem- und Herzstörungen verursachen; oder daß ein vereiterter Wurmfortsatz in die Bauchhöhle perforiert.

B. Die Entzündung als Funktion einer besonderen Art der peristasischen Kreislaufstörung

I. Die Entwicklung des pneumonischen Infiltrates als Beispiel für die Morphologie und Pathogenese der exsudativen entzündlichen Reaktion

Seit dem experimentellen Nachweis der Herkunft des entzündlichen Infiltrates aus dem Blut gewöhnte man sich daran, die COHNHEIMsche Lehre mit Einzelbefunden beim Menschen zu vergleichen, um sie zu bestätigen. Tatsächlich gelingt es, jede Phase der Leukozytenemigration in histologischen Präparaten zu identifizieren, ebenso wie sich auch die Abstammung des Exsudates aus der Blutflüssigkeit rekonstruieren läßt. Will man nun das Problem der Entzündung mit dieser Methode der „Momentaufnahmen" untersuchen, so eignet sich als Grundlage dafür die Lungenentzündung im allgemeinen und die lobäre Pneumonie ganz besonders gut: Die Häufigkeit dieser Krankheit, die eindeutige Feststellbarkeit des Krankheitsbeginns, die typische Krankheitsdauer, die große Ausdehnung und Gleichmäßigkeit des entzündlichen Infiltrates bei der Lobärpneumonie, die Gesetzmäßigkeit der sich in bekannten Zeitabschnitten abwechselnden und überaus prägnanten Änderungen in der Beschaffenheit des Exsudates bei allen Formen der Lungenentzündung verleihen diesen klassischen Beispielen einer Entzündung beim Menschen geradezu den Charakter eines Experiments, dessen Wert um so höher einzuschätzen ist, als es von der Natur selbst ausgeführt wird.

Dazu kommt, daß Einzelheiten des Entzündungsprozesses in der Lunge besonders gut zu erkennen sind. Besteht ja dieses Organ aus einem übersichtlich angeordneten Konvolut von Gefäßen — aus welchen die Entzündungszellen und die Flüssigkeit hervorgehen — sowie aus verhältnismäßig großen Hohlräumen — in welche die Entzündungsprodukte aus den Gefäßen direkt übertreten. Die Gefäße, welche am Entzündungsprozeß selbst teilnehmen, sind von überaus einfacher Struktur:

Kapillaren, welche mehr oder weniger gewunden auf der Oberfläche der Alveolarausbuchtungen verlaufen und in histologischen Schnitten in der Wand zwischen zwei benachbarten Alveolen leicht zu erkennen sind; kleine Venen und Arteriolen, welche sich in der Fortsetzung der Kapillaren in jenen Ecken befinden, wo mehrere Alveolen aneinander stoßen. Auch das Bindegewebe, das die Gefäße umhüllt und von den parenchymatösen Elementen der Lunge trennt, ist von minimaler Menge; es enthält normalerweise nur wenige Zellen, so daß alle Veränderungen, welche im Zusammenhang mit der entzündlichen peristasischen Verlangsamung der Blutströmung auftreten, klar und eindeutig nachzuweisen sind. Bemerkenswert ist auch die Natur jener Elemente der Lungen, welche wir als die parenchymatösen betrachten, d. h. der Alveolarretikulozyten und Histiozyten; gehören sie doch zu der Gruppe von Zellen, welche, überallhin im Organismus ausgestreut, auf eine Strömungsverlangsamung am raschesten reagieren[1].

Das Kapillarnetz, das eine Alveole umspinnt, bildet zusammen mit den interalveolaren Arteriolen und Venülen ein Terminalgebiet der Strombahn, dessen Ausdehnung und Reaktionen mit Hilfe der histologischen Methode — wenn wir von den Glomeruli absehen — in keinem anderen Organ so gut beurteilt werden können, wie gerade in der Lunge. Alle Veränderungen, welche im Verlauf der pneumonischen Infiltration auftreten, sind auch mit den Ergebnissen der Rickerschen experimentellen Untersuchungen zu vergleichen, wodurch jede Phase des Entzündungsprozesses ihre adäquate pathogenetische Erklärung findet.

1. Stadium des entzündlichen Ödems in der Entwicklung der pneumonischen Infiltration

Im Beginn eines pneumonischen Prozesses liegt in den weiten Hohlräumen der Lunge ein Infiltrat vor, das 1. Zellen hämatogenen Ursprungs, 2. hämatogene Substanzen, und 3. Elemente enthält, welche aus den autochthonen Zellen der Alveolarwand hervorgegangen sind.

In den Alveolen sehen wir *polymorphkernige Leukozyten* (Abb. 1). Sie sind noch alle einzeln als geschlossene Einheiten zu erkennen, welche den kennzeichnenden gelappten Kern enthalten; sie haben also die Blutbahn erst vor verhältnismäßig kurzer Zeit verlassen. Ihre Zahl ist im ganzen nicht sehr groß; jedenfalls könnte man nicht behaupten, daß die Alveolen durch die Ansammlung von polymorphkernigen Leukozyten vollkommen ausgefüllt sind.

Außer den polymorphkernigen Leukozyten findet man auch noch

[1] Wir können auf eine ausführliche Beschreibung der Lungenstruktur hier nicht eingehen. Es sei nur kurz darauf hingewiesen, daß wir uns die Innenwand der Alveolen durch eine Membran ausgekleidet vorstellen, in welcher Retikulumzellen eingebettet liegen, deren Ausläufer ein zusammenhängendes Netz bilden. Aus diesen Elementen lösen sich die Alveolarhistiozyten ab.

vereinzelte *Lymphozyten:* offenbar haben auch diese Zellen die Strombahn gleichzeitig mit den gelapptkernigen Elementen verlassen. In fast allen Alveolen sind auch *rote Blutkörperchen* nachzuweisen; obwohl sie stellen-

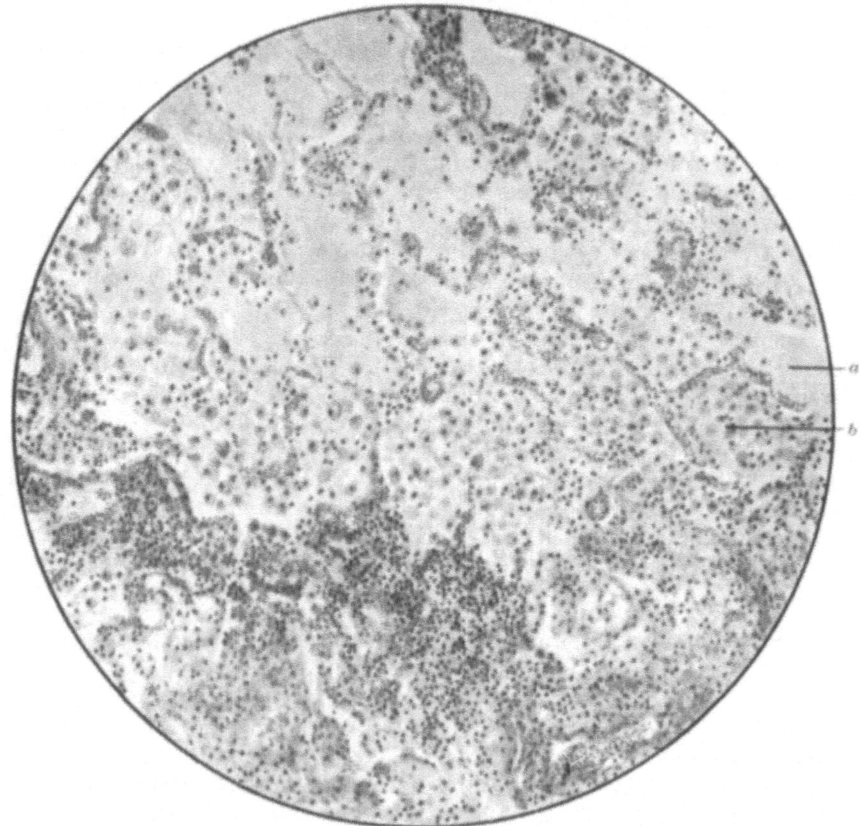

Abb. 1. *Anfangsstadium einer lobulärpneumonischen Infiltration.*

Morphologischer Befund: Viele Lungenbläschen sind mit Plasma gefüllt (*a*), andere enthalten zahlreiche Alveolarzellen (*b*). Oft sind auch vereinzelte, guterhaltene Erythrozyten und wenige, intakt aussehende Leukozyten in die Alveolen eingedrungen. Im unteren Drittel des Gesichtsfeldes haben sich polymorphkernige Leukozyten in größerer Zahl angesammelt. Die Kapillaren sind allgemein erweitert und mit roten Blutkörperchen überfüllt.

Pathogenetische Deutung: Wir haben hier die Folgen einer prästasischen Strömungsverlangsamung vor uns. Die Ansammlung der Alveolarzellen stellt den Ausdruck der nutritiven Komponente, die Infiltration der Lungenbläschen mit Plasma („Liquor"), roten und weißen Blutkörperchen das Ergebnis der diapedetischen Phase dar. Die Erythro- und Leukodiapedese hat erst vor kurzer Zeit stattgefunden, wahrscheinlich sind noch keine 24 Stunden vergangen, seitdem sie erfolgte.

weise in ziemlich großer Anzahl vorliegen, könnte man eigentlich nicht von einer Blutung sprechen.

Die hämatogenen *Substanzen* erkennen wir teilweise als geronnene, hellrötlich gefärbte homogene Massen, teils als feine Fasern, welche stellenweise miteinander verflochten erscheinen: *Serum* und *Fibrin.*

Die zahlreichen, ziemlich großen, protoplasmareichen, runden, mit Eosin stark gefärbten Zellen, welche man frei im Alveolarhohlraum findet, stellen Abkömmlinge der normalerweise in der Alveolarmembran fixierten

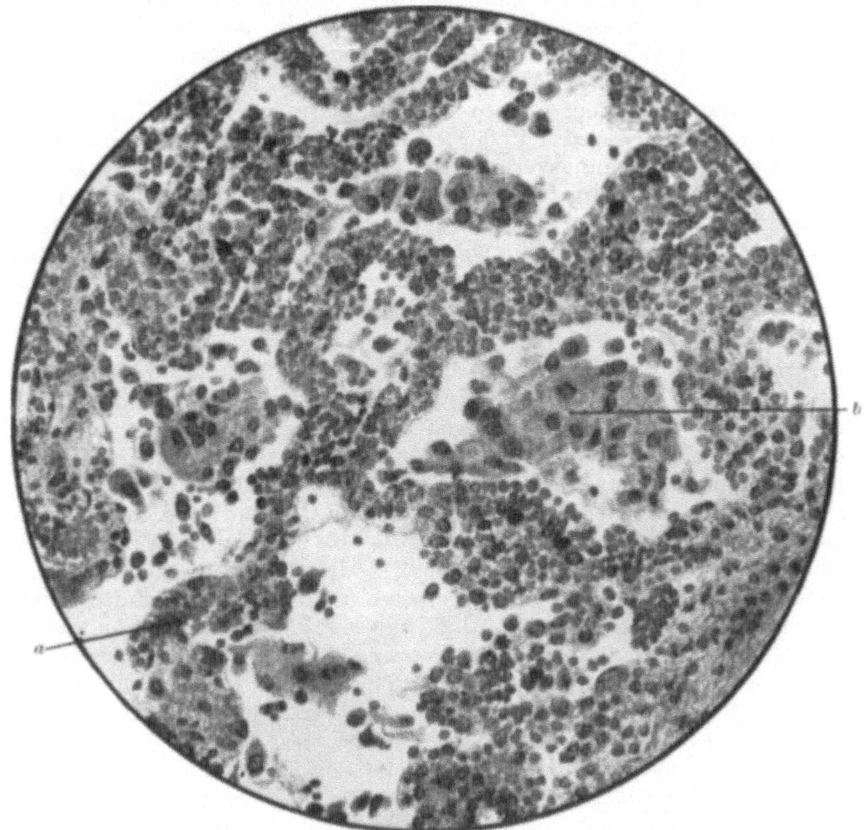

Abb. 2. *Lobulärpneumonische Infiltration in Entwicklung begriffen.*
Morphologischer Befund: Hochgradige Erweiterung und Blutüberfüllung der Kapillaren (*a*). Anwesenheit ganz vereinzelter, guterhaltener roter und weißer Blutkörperchen in den Alveolen. Anhäufung von Alveolarzellen in den Lungenbläschen (*b*).
Pathogenetische Deutung: Es besteht seit einiger Zeit eine nutritive prästasische Verlangsamung der Blutströmung im terminalen Gefäßnetz, welche eine Vermehrung der Alveolarzellen veranlaßte.

Retikulumzellen bzw. der in den Nischen der Alveolen sitzenden *Alveolarhistiozyten* dar.

Die Alveolarwände sind deutlich verdickt, die Gefäße, insbesondere die Kapillaren, stark erweitert und mit roten Blutkörperchen überfüllt. In den Spalten des aufgelockerten Septumgewebes erkennt man an zahlreichen Stellen polymorphkernige Leukozyten: Elemente, welche erst vor kurzer Zeit aus den Gefäßen ausgetreten sind und noch nicht in die Alveolarhohlräume hineingelangen konnten.

Halten wir uns an die Feststellungen RICKERs, so ist die pathogenetische Deutung der eben beschriebenen Befunde folgende: Wir befinden uns in der *ersten Phase der entzündlichen peristasischen Kreislaufstörung.* Sowohl die polymorphkernigen Leukozyten als auch die Lymphozyten und die roten Blutkörperchen sind *während der prästasischen Verlangsamung* aus den Terminalgeflechten der Strombahn ausgetreten. Natürlich ist auch das Serum in den Alveolen prästasischer Genese. Die Vermehrung der Alveolarhistiozyten, ebenso wie die Schwellung der Kapillarendothelien stellt den Ausdruck der erhöhten Nahrungszufuhr infolge der prästasischen Strömungsverlangsamung dar. Wogegen die spärlichen Fibrinfäden im Exsudat darauf hinweisen, daß die peristasische Kreislaufstörung stellenweise bereits zu einem Zerfall geführt hat: nehmen wir doch an, daß die Fermente, welche die Gerinnung des in der prästasischen Periode aus den Gefäßen zusammen mit dem Serum ausgetretenen Fibrinogens veranlassen, aus zerfallenen Zellen bzw. Geweben entstehen!

Im morphologischen System bezeichnen wir Veränderungen, wie die eben beschriebenen, als *seröse Entzündung.* Tatsächlich kommen auch in der Lunge häufig Erkrankungen vor, welche diesen Grad einer entzündlichen Infiltration nicht oder jedenfalls nicht wesentlich überschreiten; manchmal schon darum nicht, weil die Patienten das Stadium des entzündlichen Ödems nicht überleben (wie beim entzündlichen Lungenödem durch Inhalation von Gasen, bei Urämie, bei rasch verlaufender Grippe usw.). Zweifellos ist es aber auch möglich, daß das Infiltrat einer gutartig verlaufenden Lungenentzündung dieses serös-katarrhalische Stadium überhaupt nicht überschreitet, d. h. daß sich die ganze Entzündung im wesentlichen als ein diapedetischer Vorgang während einer verhältnismäßig lange verlaufenden Prästase abspielt und die nach der prästasischen Periode folgende Stase und Poststase nur von sehr kurzer Dauer sind. Jedenfalls entstehen in derartigen Fällen während der Stase keine beträchtlicheren Zerstörungen und auch die poststasische Periode ist nicht geeignet, die Infiltrate bedeutend zu vermehren.

Hält die prästasische Strömungsverlangsamung lange an, so finden wir — dem nutritiven Charakter der Kreislaufstörung entsprechend — Zellwucherung, Vermehrung der Alveolarretikulozyten, der Kapillarendothelien im Vordergrund (Abb. 2).

2. Stadium der hämorrhagischen Infiltration in der Entwicklung der Pneumonie

In vielen Fällen, in welchen sich die *pneumonische Infiltration weiterentwickelt,* finden wir die Alveolen sehr stark erweitert und mit ungemein dicht nebeneinanderstehenden — miteinander verklebten („konglutinierten") — roten Blutkörperchen im wahrsten Sinne des Wortes überfüllt. Besonders eindrucksvoll ist dieser Befund, wenn es sich um eine lobäre Infiltration handelt (Abb. 3).

Die Alveolarsepten sind in diesem Stadium der pneumonischen Infiltration oft eher zellarm und dünn; sie haben ihre nischenbildenden Windungen verloren und verlaufen im allgemeinen fast geradlinig. In den Kapillaren — die sehr stark erweitert sein können — erkennt man keine einzelnen *roten Blutkörperchen:* auch hier sind sie — wie im Inneren der Alveolen — *ineinandergeflossen, konglutiniert.* Bemerkenswert ist *das Fehlen von Fibrin*[1].

Die massive Infiltration durch rote Blutkörperchen verdeckt das Serum des entzündlichen Ödems vollkommen.

Pathogenetisch stellt diese intraalveoläre Blutung die Folge einer starken prästasischen Erythrodiapedese im Verlauf der entzündlichen Kreislaufstörung dar.

Hat der erythrodiapedetische Prozeß erst vor kurzer Zeit stattgefunden, so färben sich die extravasierten roten Blutköperchen noch alle mit Eosin intensiv rot. In etwas späteren Stadien verläßt das Hämoglobin, dem sie ihre starke Färbbarkeit mit Eosin verdanken die Blutkörperchen, so daß nur noch blasse Scheiben zurückbleiben. Auch diese Schatten verlieren sich dann im Laufe des entzündlichen Prozesses restlos.

In den mit ausgelaugten roten Blutkörperchen gefüllten Alveolen finden wir im allgemeinen nur vereinzelte weiße Blutzellen; darunter sowohl polymorphkernige Leukozyten — welche deutliche Zerfallserscheinungen aufweisen — als auch — meistens gut erhaltene — Lymphozyten; dagegen ist immer eine deutliche Vermehrung der Alveolarhistiozyten nachzuweisen, die regelmäßig Hämosiderin enthalten (Abb. 3).

Alle diese Befunde weisen darauf hin, daß *die entzündliche peristasische Kreislaufstörung in ihrer Entwicklung erst gerade bis zur Stase gelangt war*[2].

Der Befund, den wir eben darstellen, wird im System der allgemeinen Morphologie als die *hämorrhagische Form der exsudativen Entzündung* bezeichnet. Es handelt sich dabei um die Beimengung von sehr vielen roten Blutkörperchen zu einem serösen Exsudat, das die terminale Strombahn in der ersten Hälfte einer verhältnismäßig langdauernden prästasi-

---

[1] Wir wissen auf Grund von Vergleichen mit Infiltraten späterer Stadien, daß in den Alveolen sowohl im Stadium des entzündlichen Ödems als auch im Stadium der hämorrhagischen Infiltration reichlich Fibrinogen deponiert ist. Wenn es noch nicht zu Fibrin gerinnen konnte, so ist daran der Mangel eines *Fermentes* schuld, das erst entsteht, *nachdem* — infolge der Stase — *Gewebe zerfällt.* Ein Patient, bei welchem bei der Sektion in den Lungen das Stadium der hämorrhagischen Infiltration einer Lobärpneumonie gefunden wird, ist also gestorben, bevor die entzündliche Kreislaufstörung die Stufe der Stase erreichte, oder gerade in dem Zeitpunkt, in welchem sich im pneumonisch infiltrierten Gebiet die Stase einstellte.

[2] Man bezeichnet dieses Stadium der Lungenentzündung als „rote Hepatisation“, weil sich die luftleere Lunge in vielen Fällen, in welchen ein ganzer Lappen gleichzeitig infiltriert ist, ähnlich wie die Leber fest und brüchig anfühlt.

schen Kreislaufstörung verläßt. Die roten Blutkörperchen dagegen treten aus den Kapillaren des Terminalgeästes in der zweiten Hälfte der Prästase aus, in einem Zeitpunkt, der nicht mehr weit vom Beginn der Stase ist.

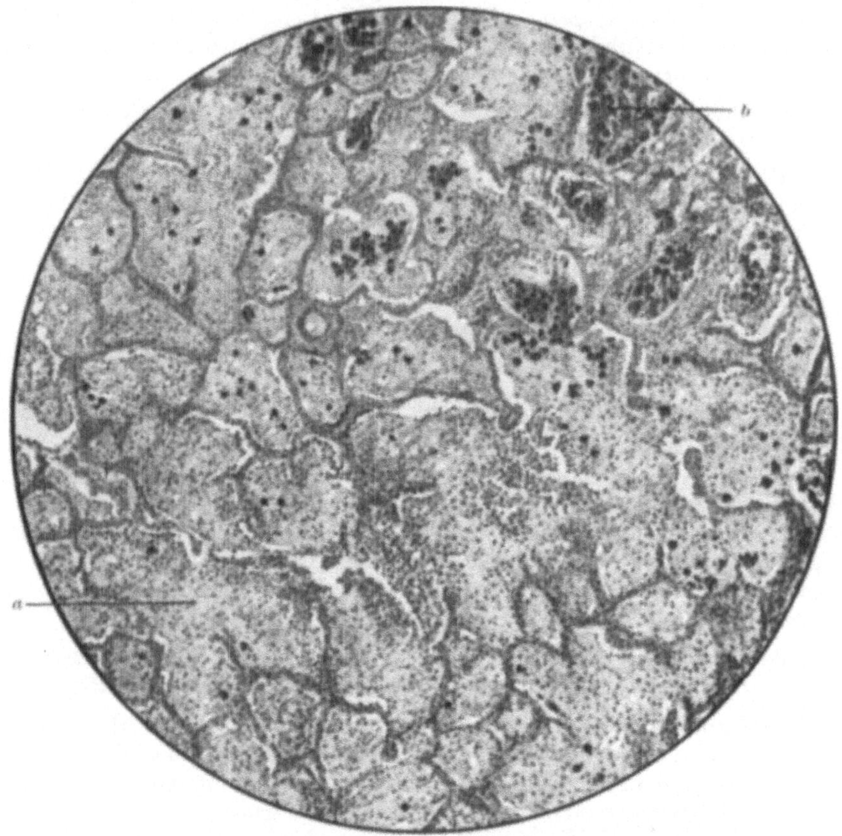

Abb. 3. *Stadium der roten Hepatisation einer lobären Pneumonie.*

Morphologischer Befund: Stark erweiterte Alveolen sind ausgefüllt mit großen Massen dicht aneinander geklebter, meistens ausgelaugter Erythrozyten (*a*). In vielen Lungenbläschen sind auch Leukozyten — meistens in Zerfall begriffen — und Alveolarzellen nachzuweisen, welche Hämosiderin enthalten (*b*). Die Gefäße der terminalen Strombahn, insbesondere die Kapillaren in den Alveolarwänden, sind hochgradig erweitert und blutüberfüllt.

Pathogenetische Deutung: Die entzündliche peristasische Kreislaufstörung befindet sich im prästasischen Zustand, kurz vor dem Eintritt der Blutstockung. Es ist die Phase der prästasischen Strömungsverlangsamung, in welcher die massenhafte Erythrodiapedese erfolgt. Bemerkenswert ist die überaus rasche Umwandlung des Blutpigmentes aus den zerfallenden roten Blutkörperchen in Hämosiderin und die Phagozytose dieser Substanz in Alveolarzellen.

Man neigt allgemein zur Annahme, daß ein hämorrhagisches Exsudat das Zeichen eines besonders heftigen entzündlichen Prozesses bedeutet. In vielen Fällen ist aber an einer noch so reichlichen Beimengung von roten Blutkörperchen zum Exsudat nichts Schlimmes und zeigt eben nur, daß die entzündliche Kreislaufstörung mit einer lange anhaltenden Prästase verbunden war. Tatsächlich deuten hämorrhagische Exsudate, etwa bei der akuten diffusen Glomerulonephritis, welche nach ihrem Entstehen mit dem Harn ausgeschieden werden, keinesfalls auf eine besonders schwere Erkrankung hin. *Die Diapedese von roten Blutkörperchen aus den Kapillaren des Terminalgeflechtes gehört zu den fast niemals vermißten Folgen des entzündlichen Prozesses.*

Blutungen treten übrigens im Verlauf einer Entzündung manchmal auch in Gebieten auf, welche vorher bereits einmal — oder gar wiederholt — *ganze* Zyklen von peristasischen Kreislaufstörungen durchgemacht haben: *poststasische Erythrodiapedese.* Das Phänomen beweist, daß diese terminalen Gefäßabschnitte schon durch geringe Reize wieder sehr stark gestört werden und daß in ihnen die Blutströmung wieder zur Stase hinstrebt; andererseits können sich entzündliche Spätblutungen auch infolge des weiteren Bestehens des entzündlichen Reizes selbst entwickeln.

3. Stadium der fibrinösen Infiltration im Verlauf der Lungenentzündung

Die stark erweiterten Alveolen enthalten geronnene Fibrinmassen. Das Fibrin hat sich meistens in der Gestalt von feinen, miteinander verfilzten Fasern niedergeschlagen (Abb. 4); an manchen Stellen bildet es aber dicke, unförmige Klumpen, welche sich innerhalb der Acini bzw. Alveolen zu plumpen Netzen verbinden. Sowohl in den Lücken dieser Netze als auch zwischen den feineren Fibrinfasern liegen weiße Blutzellen bzw. ihre Trümmer (Abb. 5). *Guterhaltene polymorphkernige Leukozyten sind nicht mehr nachzuweisen.*

Die Fibrinmassen füllen die Acini vollkommen aus und überdehnen sie. Viele Fibrinbrücken greifen durch Lücken der Septen von einem Alveolus in den benachbarten hinüber (Abb. 6).

Die Septen sind dünn und auffallend kernarm; in ihren Kapillaren sind rote Blutkörperchen nicht zu erkennen. Offenbar findet in den Septen keine Blutströmung statt und diapedetische Vorgänge, welche in den früheren Entwicklungsstadien der entzündlichen Infiltration aus den Kapillaren und kleinen Venen vor sich gingen, sistieren.

Alle diese Befunde weisen darauf hin, daß sich *die entzündliche Kreislaufstörung im ganzen infiltrierten Gebiet im Stadium der Stase befindet.*

Wenn wir die Theorie als richtig anerkennen, daß die Gerinnung des Fibrins unter der Einwirkung eines Fermentes vor sich geht, das aus zerfallendem Gewebe frei wird, so werden wir nun annehmen dürfen, daß *die Stase bereits seit einiger Zeit besteht.* Freilich sind im Lungengewebe selbst Zerfallserscheinungen histologisch nicht nachzuweisen.

Fibrin präsentiert sich dem freien Auge als eine graue Masse. Daher wird man wohl vermuten dürfen, daß das in der klassischen Nomen-

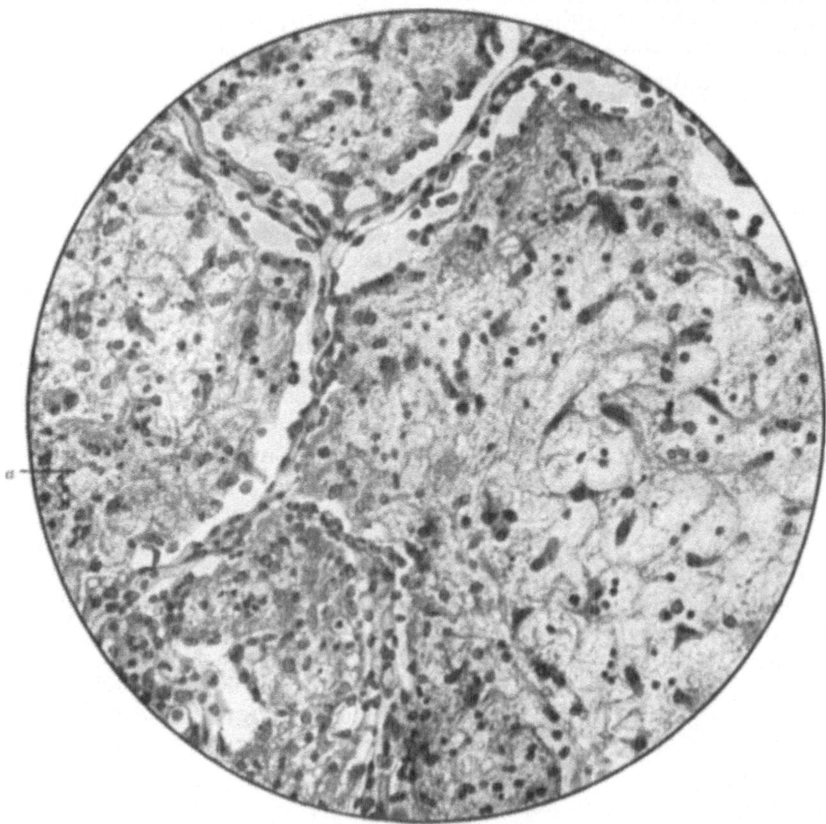

Abb. 4. *Beginnende Fibrinausscheidung in der Entwicklung einer lobulärpneumonischen Infiltration.*

Morphologischer Befund: Die Lungenbläschen sind hochgradig erweitert und mit lockerem, feinfaserigem Fibrin gefüllt.

In den Lücken des Fibrinnetzes befinden sich vereinzelte Erythrozyten, spärliche polymorphkernige Leukozyten, Lymphozyten, Alveolarzellen. Besonders bemerkenswert sind großkernige Elemente, welche Ausläufer aufweisen und miteinander zusammenhängen. Die Kapillaren sind zusammengefallen, blutleer („asphyktisch"), streckenweise gebläht bzw. hyaline Thromben enthaltend *(a)*.

Pathogenetische Deutung: Eine lange anhaltende prästasische Strömungsverlangsamung nutritiven Charakters, welche mit Liquordiapedese, schwacher Leuko- und Erythrodiapedese einherging, veranlaßte die Entstehung einer relativ großen Zahl freier Alveolarzellen, die sich dann – wie in einer Gewebekultur – in Fibroblasten und Retikulumzellen umzuwandeln begonnen haben. Dann trat plötzlich Blutstockung ein, worauf die Bildung von Fibrinfäden erfolgte.

klatur der lobären Pneumonie als „graue" Hepatisation bezeichnete Stadium seine makroskopischen Eigenschaften in vielen Fällen durch die Fibrininfiltration erhielt.

Alle Zeichen weisen darauf hin, daß sich nun die *Krankheit auf ihrem Höhepunkt* befindet: die Acini und Alveolen des kranken Lungenlappens

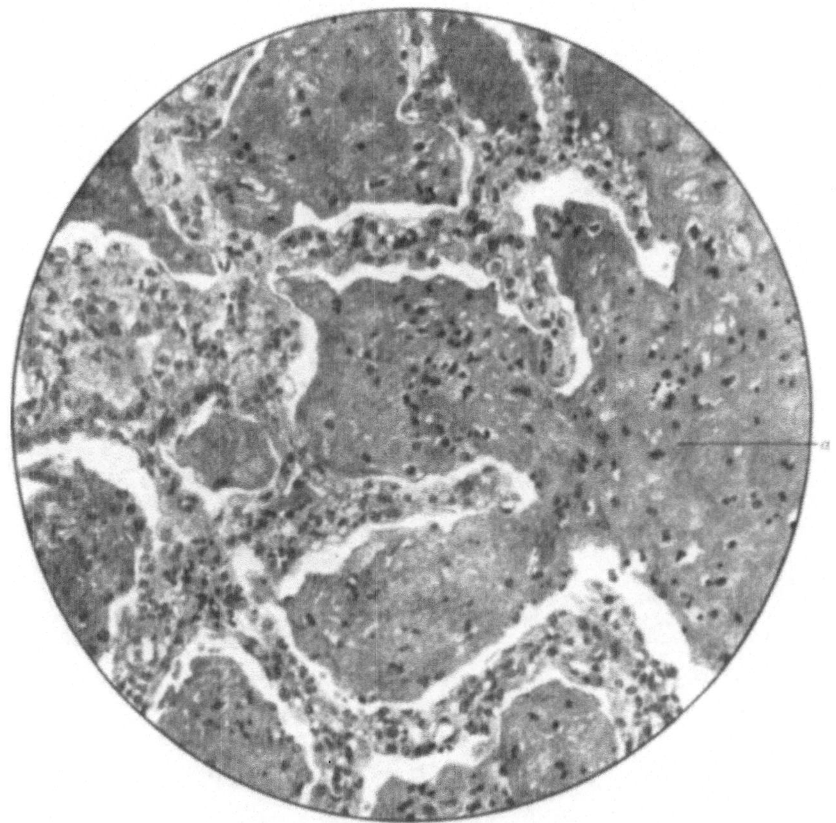

Abb. 5. *Beginn des fibrinösen Stadiums einer lobären Pneumonie.*

Morphologischer Befund: Stark erweiterte Alveolen sind mit fest geronnenem Fibrin gefüllt (*a*). In diesem eingebettet liegen an vielen Stellen große, rötlich gefärbte Klumpen, welche durch das Zusammenfließen und Zusammenkleben extravasierter Erythrozyten entstanden. (In der Originalzeichnung, einem Aquarell, sind diese roten Flecken deutlich zu erkennen; in der vorliegenden Reproduktion fallen die Haufen konglutinierter Erythrozyten durch ihre dunkle Farbe auf.) Die meisten Zellen, welche sich in den Fibrinmassen befinden, sind zerfallen oder in Zerfall begriffen. Die Kapillaren sind noch verhältnismäßig zellreich; sie enthalten Klumpen konglutinierter roter Blutkörperchen. Viele Zellen der Kapillarwände, ebenso wie Elemente, welche in den Kapillaren liegen, weisen Zerfallserscheinungen auf.

Pathogenetische Deutung: Die Stase im terminalen Gefäßnetz ist erst kurze Zeit vor dem Tode eingetreten, daher sind sowohl Haufen von Erythrozyten innerhalb der Kapillaren als auch die extravasierten roten Blutkörperchen in konglutiniertem Zustand – im frisch geronnenen Fibrin – an ihrem Hämoglobingehalt noch deutlich zu erkennen. Die Unterbrechung der Blutströmung in den terminalen Gefäßen veranlaßte einen beträchtlichen Zellzerfall. Die zerfallenden Zellen haben die Stoffe geliefert, welche das Fibrinogen zum Gerinnen veranlaßten.

sind hochgradig erweitert und mit geronnenen Fibrinmassen überfüllt, das heißt, vollkommen luftleer. Die Blutströmung im Lungengewebe steht still. Es fehlt jedes Zeichen einer Neubildung von Alveolarhistiozyten. Es gilt nun, diesen Stillstand zu überleben. Alle weiteren Vorgänge

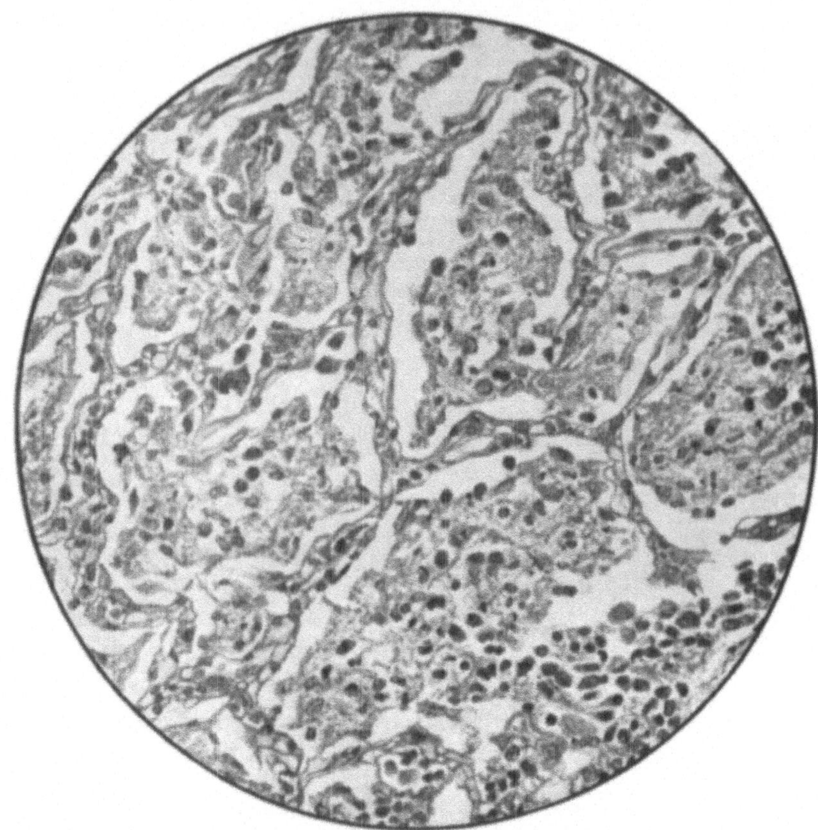

Abb. 6. *Frühes Stadium der fibrinösen pneumonischen Infiltration. Auf dem Höhepunkt der entzündlichen peristasischen Kreislaufstörung.*

Morphologischer Befund: Die Lungenbläschen sind stark erweitert und mit Fibrinmassen gefüllt, in welchen relativ wenige Trümmer zerfallener Leukozyten und außerdem verhältnismäßig viele Alveolarzellen eingeschlossen liegen. Die Kapillaren sind vollkommen blutleer („asphyktisch"), stellenweise stark gebläht.

Pathogenetische Deutung: Die entzündliche, peristasische Kreislaufstörung befindet sich in der Phase der Blutstockung. Das während der prästasischen Strömungsverlangsamung in die Luftsäckchen eingedrungene Fibrinogen fiel nun der Gerinnung anheim. Die in der prästasischen Periode der entzündlichen Kreislaufstörung emigrierten polymorphkernigen Leukozyten sind in Zerfall begriffen, ebenso wie sich auch die extravasierten Erythrozyten auflösen. Infolge der Unterbrechung der Blutströmung hat die Neubildung von Alveolarzellen vollkommen aufgehört.

hängen davon ab, ob die Blutströmung in der entzündeten Lunge bald wieder in Gang kommen kann, wodurch die Ernährung des infiltrierten Lungengewebes wieder beginnt und die entzündliche peristasische Kreislaufstörung in ihre poststasische Phase eintritt.

4. Stadium der leukozytären Infiltration in der Entwicklung der Pneumonie

Wir finden in den Alveolen große Mengen von polymorphkernigen Leukozyten, welche den ganzen Hohlraum ausfüllen (Abb. 7). Es handelt sich ausnahmslos um *guterhaltene weiße Blutzellen*, deren Kerne und Protoplasma sehr deutlich zu erkennen sind, ein Zeichen dafür, daß diese Elemente erst vor kurzer Zeit aus den Gefäßen ausgewandert sein müssen. Jedenfalls kann es sich nicht um polymorphkernige Leukozyten handeln, welche die Strombahn während der prästasischen Periode verlassen haben: diese zerfallen und verschwinden ja schon in der Phase der fibrinösen Infiltration!

Ein neuer leukodiapedetischer Vorgang hat also stattgefunden, das heißt, die Blutströmung ist nach Überwindung der Stase wieder in Gang gekommen. Tatsächlich finden wir die Kapillaren in den Septen erweitert und mit roten Blutkörperchen gefüllt, welche nun wieder in einer für das strömende Blut charakteristischen Weise *einzeln* zu erkennen sind. Zwischen den roten liegen zahlreiche weiße Blutkörperchen innerhalb der Gefäße, wobei die Ansammlung von polymorphkernigen Leukozyten in den interalveolären und interacinösen kleinen Venen besonders bemerkenswert ist. Man glaubt, an den unzähligen polymorphkernigen Leukozyten, die den Wänden der kleinen Venen und den Septen anhaften, geradezu noch unmittelbar sehen zu können, wie die weißen Blutzellen aus den Gefäßen auswandern.

Noch ein anderes Phänomen ist für die — offenbar günstige — Wendung im Verlauf der Lungenerkrankung charakteristisch: Während man im fibrinösen Stadium an den blutleeren Alveolarwänden Alveolarhistiozyten fast überhaupt nicht nachweisen konnte, sitzen nun diese Elemente haufenweise der Wand an; zweifellos handelt es sich um eine lebhafte Neubildung (Abb. 7). Alveolarhistiozyten erscheinen in verhältnismäßig großer Zahl auch im Inneren der Alveolen zwischen den polymorphkernigen Leukozyten wieder[1].

Die Septen selbst sind deutlich *dicker* als normal. Sie verlaufen nicht mehr gestreckt wie in den Stadien der hämorrhagischen und der fibrinösen Infiltration, sondern sind wieder gewunden, bilden Buchten, in welchen Alveolarhistiozyten haufenweise sitzen. In Alveolen, in welchen das Fibrin noch zu erkennen ist, stellt man häufig eine charakteristische Verteilung der zelligen und der fibrinösen entzündlichen Infiltration fest: der Fibrinrest zieht sich immer mehr auf die zentralen Gebiete der Alveolen bzw. Acini zurück, während die polymorphkernigen Leukozyten von den Septen her sich in großen Mengen von allen Seiten um den Fibrinhaufen gruppieren. Man gewinnt den Eindruck, daß die Massen der polymorphkernigen Leukozyten gegen das Fibrin geradezu *vordringen* und daß das Fibrin unter ihrer Einwirkung dahinschmilzt. Tatsächlich wurde

[1] Es könnte sich natürlich teilweise auch um Elemente handeln, welche bereits in der prästasischen Periode entstanden, die Stase überlebt haben und nun aus den aufgelösten Fibrinmassen wieder auftauchen.

ein Antagonismus zwischen polymorphkernigen Leukozyten und Fibrin schon früher angenommen (FRIEDRICH V. MÜLLER). Man vermutete, daß

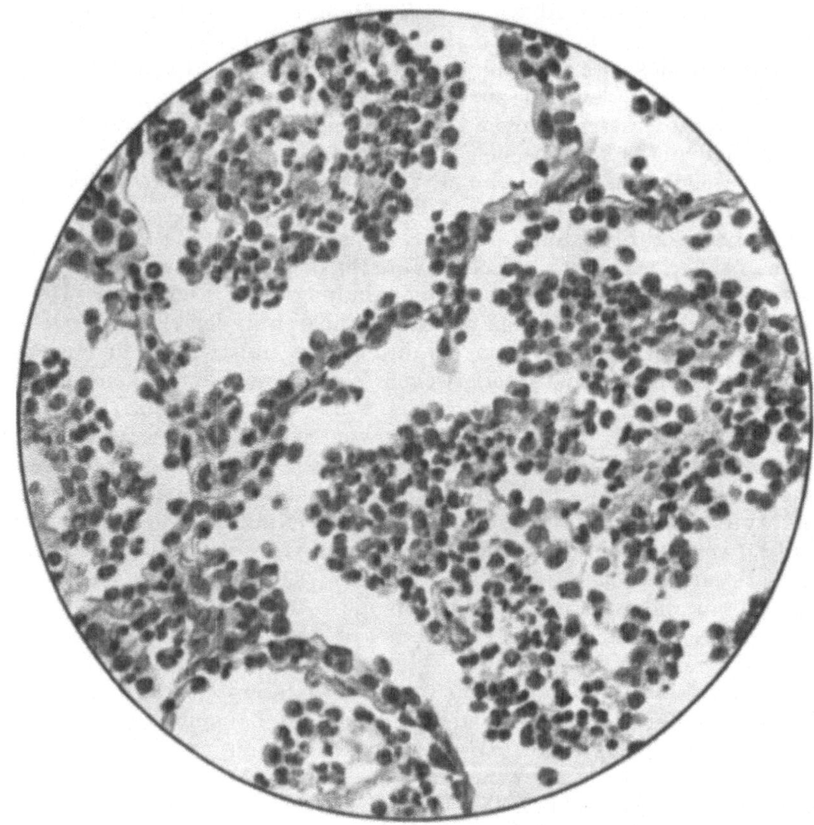

Abb. 7. *Stadium der leukozytären Infiltration der Pneumonie.*
Morphologischer Befund: Stark erweiterte Lungenbläschen sind mit zahlreichen polymorphkernigen Leukozyten ausgefüllt. Die Lungenkapillaren enthalten Blut: rote und weiße Blutkörperchen. An der Wand und im Inneren der Lungenbläschen liegen viele, offensichtlich neu entstandene Alveolarzellen. Mit Alveolarwänden stehen weiße Blutzellen in Verbindung, in einer Art, welche auf Leukodiapedese schließen läßt. Die weißen Blutkörperchen sind ausnahmslos gut erhalten. Fibrinklumpen befinden sich in Auflösung.
Pathogenetische Deutung: Die Stase hat sich gelöst, die entzündliche peristasische Kreislaufstörung befindet sich im Beginn der poststasischen leukodiapedetischen Phase. Weiße Blutkörperchen verlassen in großer Zahl die terminale Strombahn und treten in die Alveolarräume ein. Mit dem Neubeginnen einer langsamen Blutströmung äußert sich wieder – wie zu Beginn der entzündlichen peristasischen Kreislaufstörung – ein nutritiver Effekt der Strömungsänderung, wodurch die Alveolarzellen in Wucherung geraten.

aus den polymorphkernigen Leukozyten ein fibrinlösendes Ferment hervorgeht.

In den Acini, welche mit polymorphkernigen Leukozyten bereits vollkommen angefüllt sind, ist von Fibrin keine Spur mehr nachzuweisen.

Eine Lunge, deren Acini kein Fibrin mehr, sondern nur noch polymorphkernige Leukozyten enthalten, fühlt sich bereits etwas weicher an. Die Schnittfläche ist nicht mehr so trocken wie in der vorangehenden Phase; dem Messer kleben schleimige Massen an. Die Farbe ist grau („Stadium der grauen Hepatisation")[1].

Natürlich können sich auch die in der poststasischen Phase der entzündlichen Kreislaufstörung ausgewanderten polymorphkernigen Leukozyten in den Alveolen nicht lange halten. Während ihres Zerfalles beladen sie sich mit Fettsubstanzen und Lipoiden, welche den infiltrierten Lungenteilen eine charakteristische gelblichgraue Farbe verleihen (Stadium der sogenannten gelben Hepatisation) und histologisch durch Färbungen mit Sudan und Scharlachrot dargestellt werden können.

In den letzten Phasen der pneumonischen Infiltration füllen sich die Bronchien und Bronchiolen immer mehr mit polymorphkernigen Leukozyten: dieser Befund stellt teils die Folge der Entzündung der Bronchialwand, teils die der Entfernung des Exsudates aus den Lungen dar.

5. Zusammenfassende Übersicht über die Vorgänge bei der Lungenentzündung und ihre Verallgemeinerung

Die klassischen Stadien der Entzündung, das initiale Ödem, die hämorrhagische, die fibrinöse und die leukozytäre Infiltration der Alveolen sind sowohl bei der lobulären als auch bei der lobären Pneumonie nachzuweisen. Während aber bei der Lobulärpneumonie alle Formen der Infiltration, selbst im verhältnismäßig kleinen Gebiet eines histologischen Präparates, bunt nebeneinander vorliegen, weist das Exsudat bei der Lobärpneumonie in ausgedehnten Lungenteilen eine durchaus gleichmäßige Zusammensetzung auf: wir finden in großen Abschnitten des kranken Lungenlappens *entweder* ein ödematöses *oder* ein hämorrhagisches *oder* ein fibrinöses *oder* ein leukozytäres Infiltrat. Aus diesen Befunden schließen wir darauf, daß die peristasische Kreislaufstörung bei der Lobärpneumonie im ganzen Entzündungsgebiet zur gleichen Zeit beginnt, im Anschluß an eine überall gleicherweise verlaufende prästasische Periode ihren Höhepunkt — die Stase — im selben Zeitpunkt erreicht, nach deren Überwindung die poststasischen Phänomene überall in derselben Intensität auftreten und in derselben Zeit abklingen. Wogegen bei der Lobulärpneumonie prinzipiell ähnliche peristasische Kreislaufstörungen in einzelnen kleinen Lungenabschnitten hintereinander beginnen und daher auch ihren Abschluß in entsprechend verschiedenen Zeitabständen finden. Wir können aber annehmen, daß die peristasische Kreislaufstörung in einem einzigen bestimmten Terminalgebiet sowohl bei der lobulären als auch bei der lobären Pneumonie in gleicher Weise verläuft, das heißt, daß Dauer und Folgen der Prästase, Stase und

---

[1] Demnach zeigt die mikroskopische Untersuchung, daß dem Stadium der sogenannten grauen Hepatisation morphologisch zwei Arten von Infiltraten entsprechen: 1. die fibrinöse Infiltration, welche etwa gleichzeitig mit der Stase, also am Höhepunkt des Prozesses besteht, und 2. die poststasische leukozytäre Infiltration.

Poststase in beiden Fällen dieselben sind. Da bei der Lobärpneumonie der Krankheitsverlauf ungefähr sechs bis sieben Tage in Anspruch nimmt, wovon auf das Stadium des entzündlichen Ödems und der hämorrhagischen Infiltration etwa 24 bis 48 Stunden entfallen und das Stadium der grauen Hepatisation ebenfalls etwa 48 bis 60 Stunden anhält, können wir vermuten, daß die prästasische Periode eines Zyklus der entzündlichen peristasischen Kreislaufstörung bei der Pneumonie ungefähr zwei bis drei Tage, die Stase wahrscheinlich etwa 12 bis 24 Stunden dauert.

Unter den morphologischen Phänomen, welche zur Kennzeichnung pathogenetischer Vorgänge bei der Lobärpneumonie zu verwerten sind, heben wir den eindeutigen Nachweis einer besonderen prästasischen und poststasischen Leukodiapedese sowie einer prä- und poststasischen Retikulozyten-Histiozyten-Wucherung hervor. Leukozyten, welche die Blutbahn während der prästasischen Strömungsverlangsamung verlassen, zerfallen sehr rasch, so daß schon während des Stadiums der fibrinösen Infiltration nur noch ihre Trümmer vorliegen; die im Stadium der leukozytären Infiltration in den Alveolen nachweisbaren weißen Blutzellen sind alle poststasischer Herkunft. In bezug auf die Alveolarretikulozyten ist ihre prästasische Wucherung mit derselben Klarheit wie ihre poststasische Vermehrung sowohl direkt (an den zahlreichen dicht nebeneinanderstehenden großen Zellen, welche der Alveolarmembran noch fest anhaften), als auch indirekt (an den Histiozyten, welche sich frei im Alveolarhohlraum befinden) festzustellen (Abb. 2, Abb. 7); die beiden Proliferationsphasen sind durch die Periode der Stase voneinander getrennt, während welcher keine Wandzellenwucherung vor sich geht; es ist indessen nicht festzustellen, ob die Alveolarhistiozyten, welche in der prästasischen Periode entstehen, während der fibrinösen Infiltration absterben oder nur verdeckt bleiben.

So scheint es möglich, mit Hilfe der morphologischen Befunde und des klinischen Krankheitsverlaufes bei der Lobärpneumonie nicht nur die pathogenetischen Prozesse, welche die klassischen Entzündungsprodukte ergeben, zu rekonstruieren, sondern auch die Dauer des ganzen Zyklus einer entzündlichen peristasischen Kreislaufstörung und die Ausdehnung ihrer einzelnen Phasen mit annähernder Genauigkeit zu bestimmen. Wobei allerdings betont werden muß, daß die Pneumonie nur *ein* Beispiel darstellt und daß ein Zyklus der entzündlichen peristasischen Kreislaufstörung bei anderen Krankheiten kürzer oder aber auch viel länger dauern kann, womit natürlich auch die Dauer der einzelnen Phasen variieren muß. Ja, es steht fest, daß der Entzündungsprozeß in vielen Fällen nicht *monozyklisch* wie bei der Lobärpneumonie, sondern *polyzyklisch*, das heißt, mit Wellen peristasischer Kreislaufstörungen verläuft, welche — eventuell ohne Unterbrechung — ein und dasselbe Terminalgebiet mehreremal hintereinander befallen.

Immerhin können wir die *lobäre Pneumonie als ein typisches Beispiel für monozyklisch verlaufende Entzündungsprozesse* betrachten, also für Krankheiten, bei welchen die pathogene Ursache nur eine einzige peristasische Kreislaufstörung hervorzurufen geeignet ist, nach deren komplikationslosem Abklingen die Blutströmung und mit ihr die Zusammensetzung und die Funktion der Gewebe ihr normales Gleichgewicht wieder herstellen können[1].

Wahrscheinlich ist die peristasische Kreislaufstörung bei lobulären Lungenentzündungen an und für sich ebenfalls eine monozyklische. Da aber der entzündliche Reiz immer nur einzelne terminale Gefäßabschnitte trifft und von diesen die Reizung nicht auf große Lungenteile weitergeleitet werden kann, findet man in verhältnismäßig kleinen Lungengebieten die verschiedensten Phasen der peristasischen Kreislaufstörung und damit auch der entzündlichen Infiltration nebeneinander; wodurch die Übersichtlichkeit leidet und die Natur des Prozesses nicht direkt, sondern nur mit Hilfe von Vergleichen bestimmt werden kann.

Die RICKERschen Forschungen haben das COHNHEIMsche Experiment in mancher Hinsicht ergänzt. Es ergab sich, daß die Auswanderung der „Entzündungszellen" an eine bestimmte — eben an die peristasische — Form der Strömungsverlangsamung gebunden ist und daß in den einzelnen Phasen des peristasischen Zyklus verschiedene Bestandteile des Blutes die Strombahn verlassen. Während aber diese — in ihrer Präzision gewiß wertvollen — neuen Gesetze trotz allem noch im Rahmen der COHNHEIMschen Forschungsziele bleiben, stellen RICKERS Feststellungen über den Einfluß der peristasischen Strömungsverlangsamung auf die Gefäße und Gewebe bzw. Gefäß- und Gewebezellen selbst, eine grundsätzlich neue Seite des Problems dar. Gerade in bezug auf diese Befunde sind Beobachtungen bei der Lungenentzündung von großem Wert. Die Erweiterung und Blutüberfüllung der Kapillaren in den Septen — also der Kapillaren des Terminalgebietes — in der Periode der ödematösen und der hämorrhagischen Infiltration, das heißt, während der prästasischen Verlangsamung der Blutströmung; die Konglutination der Erythrozyten und ihre totale Entfärbung in den Kapillaren im Stadium der fibrinösen Infiltration während der Stase; die Blutleere der Haargefäße; dann ihre Überfüllung mit weißen Blutzellen im Stadium der leukozytären Infiltration, betrachten wir als morphologische Äquivalente der von RICKER am lebenden Tier beobachteten Gefäßphänomene. Besonders bemerkenswert ist in diesem Zusammenhang das morphologische Verhalten der Gefäßendothelien, der ihnen funktionell und morphologisch nahe verwandten Alveolarretikulozyten und der — normaler-

[1] In die Gruppe der monozyklischen Entzündungen gehört auch die akute diffuse Glomerulonephritis, welche überhaupt manche Ähnlichkeiten mit der Lobärpneumonie aufweist. Wogegen die subakut, subchronisch und chronisch verlaufenden Formen der Glomerulonephritis offensichtlich polyzyklische Typen darstellen. Wie uns scheint, gehört auch die Darmschädigung bei Typhus abdominalis zu den monozyklischen Entzündungen; allerdings dauert hier die prästasische Phase fast zwei Wochen, während welcher Wucherungserscheinungen von seiten des Retikulums — Entstehung von unzähligen „Typhuszellen" (Histiozyten) und Plasmazellen — vorherrschen. Es kommt nachher zur Dauerstase im Entzündungsgebiet, welche Nekrose der infiltrierten Gewebe verursacht, nach deren Abstoßung von der erhaltengebliebenen Umgebung her die Regeneration beginnen kann.

weise sehr spärlichen — interstitiellen Zellen zwischen Gefäßsystem und Alveolarmembran. Schon während der Ödemperiode schwellen sie an; ja, die Alveolarretikulozyten vermehren sich bereits und produzieren zahlreiche Histiozyten, die sich mit roten Blutkörperchen und ihren Zerfallsprodukten, mit den Trümmern von Leukozyten und mit Mikroben beladen. Die Abhängigkeit aller dieser Phänomene vom erhöhten Nahrungsangebot einer verlangsamten Blutströmung ergibt sich aus der Beobachtung, daß während der Stase sowohl die Endothelschwellung verschwindet als auch die Wucherung der Retikulozyten und die Produktion von Histiozyten vollkommen aufhört, um erst — und zwar in rasch zunehmender Ausprägung — in der poststasischen Phase der entzündlichen Kreislaufstörung, das heißt, im Stadium der leukozytären Infiltration, wieder in Erscheinung zu treten. Nach Abschluß des peristasischen Zyklus — nachdem die Überernährung aufhört — wird wohl der Normalzustand bald wieder hergestellt.

Verallgemeinern wir nun diese Befunde und Folgerungen, so bedeuten sie, daß bei vielen Entzündungsprozessen — bei welchen die prä- und poststasische Strömungsverlangsamung mindestens so lange anhält wie bei der Pneumonie — parallel mit den diapedetischen Phänomenen auch Überernährungsfolgen an den dafür empfindlichen Zellen der Gefäße, des Interstitiums und des Parenchyms nachzuweisen sind, die sich als Vergrößerung und als Vermehrung der Elemente präsentieren und so lange anhalten, bis die peristasische Strömungsverlangsamung besteht. Zweifellos gibt es auch nicht diapedetische Formen der Strömungsverlangsamung in Terminalgebieten, welche geeignet sind, eine Proliferation von Gefäß- und Gewebezellen zu veranlassen. Hier kommt es uns aber darauf an, hervorzuheben, daß gerade die entzündliche Strömungsverlangsamung ganz allgemein, Hand in Hand mit dem Auslösen der pathognomischen diapedetischen Phänomene, auch die Zellen des erkrankten Gewebes selbst in Bewegung setzt.

Die pathogenetische Bedeutung der Strömungsverlangsamung für die Entwicklung der entzündlichen Infiltrate erkennen wir auch an den größeren Gefäßen. Venen und Arterien der lobär infiltrierten Lungenteile sind bei Kranken, die an der Pneumonie sterben, im allgemeinen hochgradig erweitert und mit — manchmal sogar geronnenem — Blut überfüllt. Zum Zeichen dafür, daß es sich auch hier um eine Art Lähmung handelt, bei deren Zustandekommen eine Strömungsverlangsamung eintritt, finden wir regelmäßig diapedetische Phänomene: weiße Blutzellen in einem — manchmal ziemlich weiten — Raum zwischen Endothel und Muskularis; Infiltration der Muskularis selbst durch Leukozyten. Außerdem können sich auch Zeichen der Überernährung einstellen, insbesondere Wucherung der Endothelzellen mit Abschuppung und Abrundung der neuentstandenen Elemente. Freilich gibt es Erkrankungen, bei welchen diese — in der pathologischen Morphologie als akute Arteriitis und Phlebitis bezeichneten — Gefäßveränderungen noch viel ausgeprägter als bei der Lungenentzündung vorliegen — etwa bei der phlegmonösen Entzündung des Subkutangewebes und der Muskulatur; bei der phlegmonösen Appendizitis, bei der eitrigen oder auch bei der sogenannten tuberkulösen Meningitis, einer subakut verlaufenden, mächtige fibrinreiche Exsudate produzierenden Erkrankung der Hirnoberfläche; oder bei der galoppierenden Schwindsucht mit ihren gelatinösen und käsigen Infiltraten in ausgedehnten Lungenteilen. In allen diesen Fällen kann sich die Unterbrechung der Blutströmung an den Wänden der kleinen und mittleren Venen und Arterien auch als Nekrose äußern, wobei oft genug deutlich zu erkennen bleibt, daß es sich um das Absterben von Gefäßen handelt, an welchen sich vorher nutritive und diapedetische Folgen einer Strömungsverlangsamung entwickelt haben. Es ist nicht daran zu zweifeln, daß viele diapedetische, proliferative und regressive Phänomene, welche an der Gefäßwand auftreten, durch das Verhalten des Blutstromes im Gefäß selbst bedingt sind; in der Pathogenese mancher dieser Veränderungen spielen aber auch Kreislaufstörungen in den vasa vasorum eine Rolle, deren Verzweigungen, genau wie Gefäßnetze der intervasalen Gewebe, als Terminalgebiete funktionieren.

Jedenfalls steht es fest, daß flüssige und zellige Diapedese sowie Wucherungen der fixen Wandzellen kein Privileg der terminalen Gefäßabschnitte im eigentlichen Gewebe darstellen, sondern überall in Erscheinung treten, wo eine geeignete Verlangsamung der Blutströmung zustande kommt.

II. Entzündlich infiltriertes Granulationsgewebe als Beispiel für Folgen einer langanhaltenden, im selben Gebiet wiederholt auftretenden peristasischen Kreislaufstörung nutritiver und diapedetischer Natur

Im Bereich großer Wunden der Körperoberfläche, aber auch im Körperinneren, entwickelt sich unter dem Einfluß — besonders belebter — entzündungserregender Reize ein Gewebe, dessen Oberfläche bei der Betrachtung mit freiem Auge körnig — granuliert — aussieht, das von rötlicher Farbe ist und sehr leicht blutet. In Fällen frischer Erkrankung ist die Oberfläche dieses „Granulationsgewebes“ immer mit Flüssigkeit benetzt, welche offensichtlich aus dem Infiltrat herausgeschwitzt wird. Je älter die Wunde, um so mehr schrumpft die Neubildung zusammen und um so trockener erscheint sie. Die mikroskopische Untersuchung zeigt in frischen Fällen ein lockeres, gefäß- und zellreiches Gewebe, durchsetzt von unzähligen weißen und spärlicheren roten Blutzellen (Abb. 8). In späteren Stadien nimmt der Zellgehalt ganz allgemein ab; die Gefäße veröden; das Gewebe verfasert, verhärtet und vernarbt. Die histologische Untersuchung zeigt auch, daß — jedenfalls in frischeren Fällen — die Oberfläche des Herdes meistens mit einer Schicht nekrotischen Gewebes bedeckt und von Fibrin durchsetzt ist.

Es lohnt, nun alle histologischen Einzelheiten genau zu registrieren und ihre Bedeutung zu untersuchen, weil die Verallgemeinerung der gewonnenen Feststellungen uns eine Grundlage zum Verständnis der chronischen Entzündung bietet.

Betrachten wir zunächst einmal den Zellbestand des Infiltrates. Wir finden Elemente, welche zu Netzen und Zügen vereinigt, den normalen

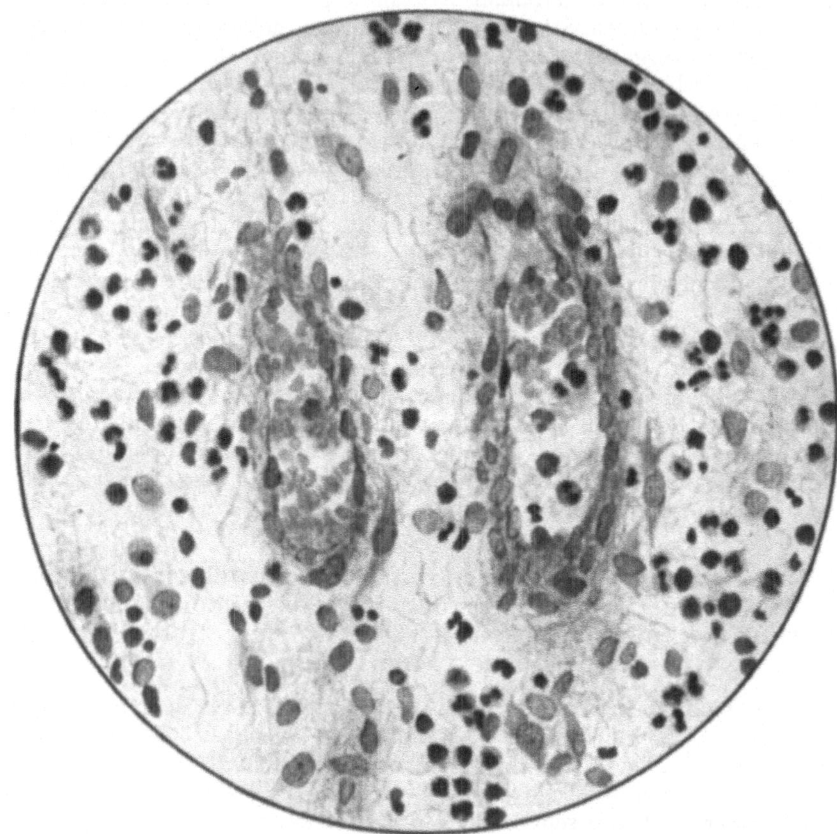

Abb. 8. *Entzündetes frisches Granulationsgewebe mit neu entstandenen Gefäßen.*
Morphologischer Befund: Viele und umfangreiche Endothelzellen bilden die beiden im Bild sichtbaren Gefäße. Sonst sind im Gesichtsfeld Retikulumzellen, Fibroblasten, Histiozyten, vereinzelte Plasmazellen, Lymphozyten, ziemlich viele polymorphkernige Leukozyten – darunter manche eosinophile – anwesend. Das Gefäß in der rechten Hälfte des Bildes enthält u. a. eine eosinophile weiße Blutzelle. Es liegen keine Kerntrümmer vor.
Pathogenetische Deutung: Prästasische Strömungsverlangsamung herrscht vor mit ihrem ausgeprägten nutritiven und schwachen leukodiapedetischen Effekt. Wir sprechen von einer Entzündung, weil kurz vor der Entfernung des Gewebestückes aus dem Körper weiße Blutkörperchen emigrierten.

jungen Bindegewebszellen in jeder Hinsicht entsprechen: Retikulozyten und Fibroblasten, Fibrozyten (Abb. 8). Dazu kommen noch — um bei den fixen Elementen zu verbleiben — Zellen, welche den Kapillarendothelien ähnlich sind, ja manchmal mit Gefäßen in direkter Verbindung stehen, sich aber im Gewebe selbst zu verlieren scheinen. Unter den im Gewebeverband nicht verankerten Elementen können Plasmazellen — auch ihre ziemlich großen Jugendformen, die Plasmoblasten — und

Lymphozyten ohne Schwierigkeiten identifiziert werden; während man bei den großkernigen und protoplasmareichen runden und rundlichen

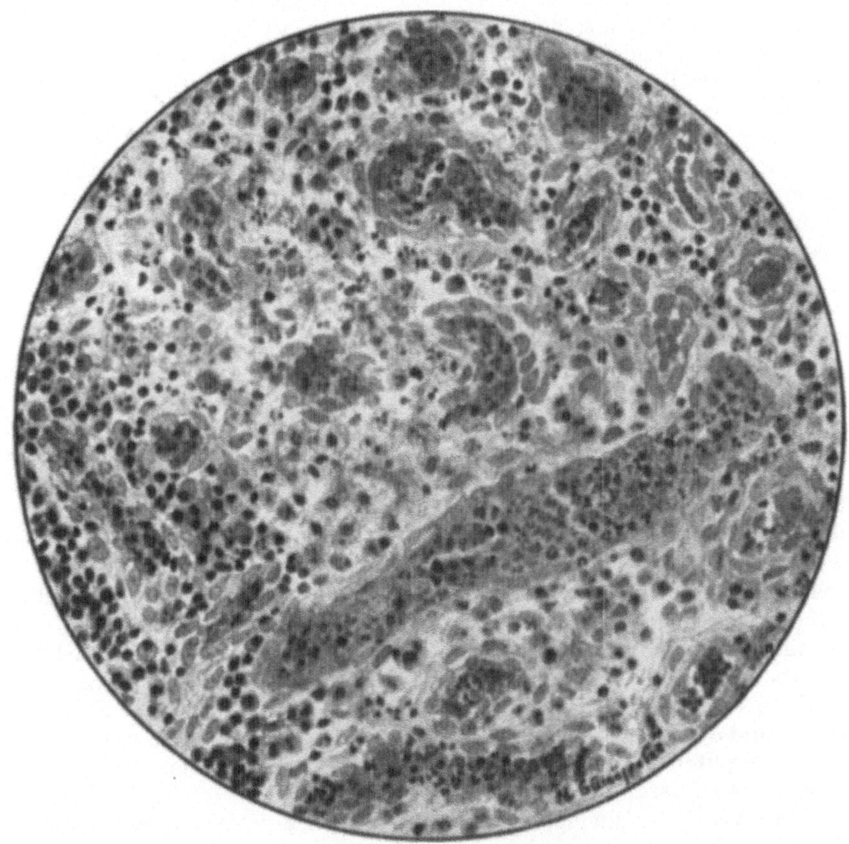

Abb. 9. *Granulationsgewebe mit frischer Entzündung und weißer Stase.*

Morphologischer Befund: Zahlreiche stark erweiterte Kapillaren und kleinste Venen, gefüllt mit roten Blutkörperchen oder mit Leukozyten. Viele Leukozyten befinden sich außerhalb der Gefäße im lockeren, ödematösen Zwischengewebe. Dort sind auch zahlreiche Fibroblasten, Retikulozyten, Histiozyten, Lymphozyten und Plasmazellen vorhanden. Die Gefäßwandzellen sind groß, saftig, an Zahl ausgesprochen vermehrt. Das Gesichtsfeld ist übersät mit Trümmern zerfallener Leukozyten.

Pathogenetische Darstellung: Es besteht seit längerer Zeit eine Strömungsverlangsamung nutritiven Charakters, unter deren Einfluß Gefäßneubildung, Fibroblasten- und Retikulozytenwucherung, kurz die Entwicklung eines Granulationsgewebes erfolgte. Die Schwellung und große Zahl der Gefäßwandzellen stellt ebenfalls den Ausdruck dieser Überernährung dar. Zwischendurch kam es immer wieder zu Schüben prästasischer Leukozytenauswanderung, d. h. zum Erscheinen einer entzündlichen Komponente. Zuletzt, kurz bevor man das Gewebestück aus dem Körper entfernte, haben sich weiße Blutkörperchen in sehr großer Zahl in kleinen Venen angesammelt, in welchen Blutstockung eintrat.

Elementen manchmal darüber im Zweifel bleibt, ob die Zelle bereits als ein — vom Verband vollkommen befreiter — Histiozyt oder noch als ein — eventuell nur teilweise fixierter — Retikulozyt zu betrachten sei.

Eine besondere Gruppe bilden die polymorphkernigen Leukozyten, welche sich in dichten Haufen oft unmittelbar um die Gefäße herum angesammelt haben oder aber auch diffus ausgestreut liegen. Viele Leukozyten befinden sich in der Gefäßwand selbst: der Tod hat sie unterwegs auf der Wanderung überrascht. Manche Gruppen von infiltrierenden weißen Blutzellen sind noch genau so beschaffen wie Elemente innerhalb der Gefäße selbst; sie haben die Blutbahn also zweifellos erst vor kurzer Zeit verlassen; andere sind aber im Zerfall begriffen; außerdem sieht man überall charakteristische Kerntrümmer. Die Leukozytenemigration findet demnach in mehreren Schüben statt, wobei es sich offensichtlich nicht immer um die prä- und poststasische Leukodiapedese ein und desselben Zyklus einer peristasischen Kreislaufstörung handelt.

Die Gefäße — vorwiegend Kapillaren, kleine Venen, Arteriolen — zeichnen sich ganz allgemein durch auffallende Weite und starke Blutüberfüllung aus, wobei die Zusammensetzung des Blutes durch die anwesenden unzähligen weißen Blutzellen geradezu beherrscht sein kann (Abb. 9). Man sieht auch Gefäße, in welchen rote und weiße Blutzellen locker gemischt vorliegen; andere, in welchen die Erythrozyten miteinander verklebt — konglutiniert — sind: kurz, alle Arten der Blutzusammensetzung, wie sie beim lebenden Tier während der peristasischen Strömungsverlangsamung und der Stase zu beobachten ist. Man beachte die vielen stark erweiterten, wie klaffenden, völlig leeren Kapillaren, welche manchmal den Eindruck erwecken, daß sie durch die Leiber geschwollener großer Endothelzellen verlegt wurden; in anderen Kapillarstrecken befinden sich keine Erythrozyten, sondern nur Plasma; auch Kapillaren, in welchen konglutinierte rote Blutzellen ihren Farbstoff bereits verloren haben, können auf den ersten Blick leer aussehen[1].

Bemerkenswert ist das Verhalten der Gefäßwand selbst. Ihre Endothelzellen sind ausnahmslos sehr stark geschwollen: große Kerne, mit direkten und indirekten Teilungsfiguren, ein großes Protoplasma zeigen eine lebhafte Aktivierung an (Abb. 8, 9).

Die Wand der kleinen Venen und Arterien ist stark verdickt, oft durch zwei oder gar mehrere voneinander deutlich unterscheidbare Lagen von großen Endothelien gebildet. Oft hat man den Eindruck, daß Endothelzellen, welche von diesen Gefäßen abzweigen, nicht nur an der Bildung neuer Kapillaren beteiligt sind, sondern in das Gewebe selbst hineingreifen und sich als Gewebezellen verlieren.

Zu einem Granulationsgewebe gehören auch *Riesenzellen*, das heißt, jene großen protoplasmareichen, mehrkernigen Elemente von rundlicher oder unregelmäßig-ovaler Form, deren Unabhängigkeit vom Gewebeverband meistens eindeutig zu erkennen ist. Riesenzellen stellen Ab-

---

[1] Blutleere, „Asphyxie", der Kapillaren wurde von VOLHARD als eine Besonderheit der Glomeruli bei der akuten Nephritis und als Folge eines Spasmus des Vas afferens dargestellt. Indessen kommt dieses Phänomen als Ausdruck einer entzündlichen peristasischen Kreislaufstörung überall vor und ist in lockeren gefäßreichen Geweben, wie in der Lunge oder im frischen Granulationsgewebe, ebensogut zu erkennen wie in den Nieren.

kömmlinge entweder der Retikulozyten oder der Endothelien dar; die Herkunft des Elementes ist am Milieu und oft auch noch an der Beschaffenheit der Kerne festzustellen.

Verwenden wir nun auch in diesem Fall jene von RICKER gefundenen Prinzipien, wie wir sie bei der Erklärung der pneumonischen Infiltration bereits erprobt haben, so finden wir, daß *alle Phänomene von der Verlangsamung der Blutströmung beherrscht sind.* Freilich haben wir hier nicht die Möglichkeit — wie bei der Lobärpneumonie — einzelne Phasen der peristasischen Kreislaufstörung zu unterscheiden, handelt es sich doch um ein unübersichtliches Gewirr von sehr zahlreichen Terminalgebieten, welche voneinander unabhängig und vielleicht nicht einmal immer in derselben Art reagieren. Da im Inneren des Infiltrates Wucherung und Diapedese im Vordergrund stehen — selbst Fibrinfäden sind nie in großen Klumpen nachzuweisen —, vermuten wir, daß die peristasischen Zyklen hier mit verhältnismäßig lange anhaltenden prä- und poststasischen Phasen und sehr kurzer Stase verlaufen; wogegen auf der Oberfläche der Neubildung, in einer Gegend, in welcher nicht nur jene Entzündungserreger, welche das Granulationsgewebe selbst hervorbringen, sondern auch sekundäre, akzidentelle, hauptsächlich mechanische Reize wirken, Stase — auch Dauerstase — und ihre Folgen, massenhafte Fibringerinnung und Nekrose, vorherrschen.

Können wir die peristasische Kreislaufstörung bei der Lungenentzündung als eine vorwiegend zellulär-diapedetische bezeichnen, so sehen wir bei der Granulation eine vorwiegend proliferative Reaktion, bei welcher die nutritive Komponente einer Strömungsverlangsamung im Vordergrund steht. Im ganzen dürfte es sich hier um die Folgen einer wohl länger wirksamen, aber an und für sich schwächeren Reizung des Gefäßnervenapparates als bei der entzündlichen, das heißt, vorwiegend zellulär-diapedetischen Kreislaufstörung handeln. Ja es wäre möglich, daß beim Granulationsprozeß eine Strömungsverlangsamung vorliegt, die an und für sich nicht mehr als eine gesteigerte Nahrungszufuhr zu bedingen geeignet ist und auf welche sich die entzündlichen, mit kurzer Stase und Zellendiapedese verbundenen, relativ kleinen peristasischen Zyklen nur anfallweise aufpfropfen.

Wir erblicken im frischen Granulationsgewebe den Ausdruck einer Überernährung bei verlangsamter Durchströmung von Terminalgebieten, bedingt durch ständige Dilatatorenreizung bei Lähmung — oder jedenfalls hochgradiger Schwächung — der Konstriktoren; eine geringfügige zusätzliche Reizung genügt nun, um die Funktion der Dilatatoren ebenfalls zu schwächen bzw. zu lähmen und damit die entzündliche Zellendiapedese auszulösen.

Wahrscheinlich handelt es sich, nachdem der Höhepunkt der Neubildung des Granulationsgewebes überschritten ist und die Zahl der Zellen — sowohl der fixierten als auch der freien — allmählich abnimmt, nicht nur um die Abschwächung der Reizkraft des Entzündungserregers, sondern auch um eine Erholung des Gefäßnervensystems, um die Rückkehr zur normalen Reizbarkeit. Jedenfalls nimmt auch der Gesamtquerschnitt des Terminalgeästes allmählich ab; die Kapillaren, Venen und kleinen Arterien sind deutlich enger als im frischen Granulationsgewebe, ein Zeichen der Normalisierung, die besonders in Fällen der Fremdkörpergranulation selbst dann eintritt, wenn der ursprüngliche

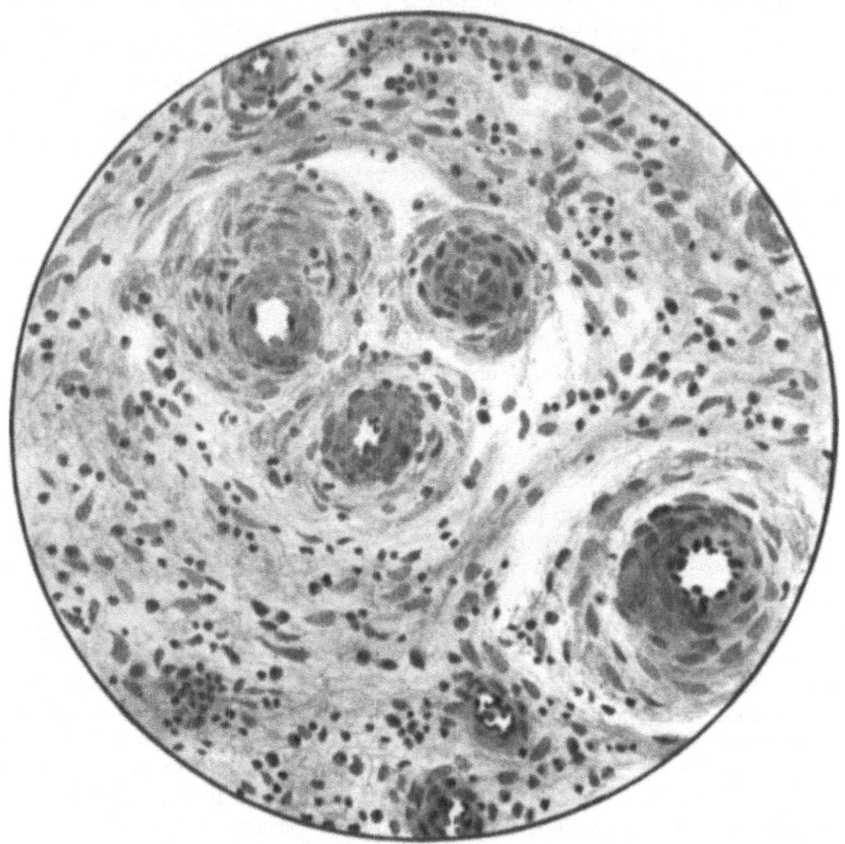

Abb. 10. *Chronisch entzündetes Granulationsgewebe.*

Morphologischer Befund: Gefäße mit stark verdickten Wänden. Konzentrische, schichtenweise Ansammlung der Gefäßwandzellen. Viele Retikulumzellen, Histiozyten, Fibroblasten und Fibrozyten. Außerdem Lymphozytenhaufen und ziemlich viele eosinophile Leukozyten im Gewebe zwischen den Gefäßen.

Pathogenetische Deutung: Seit langer Zeit besteht in diesem Fall eine Strömungsverlangsamung nutritiven Charakters, welche sowohl die progressive Vermehrung der Gefäßwandzellen veranlaßte als auch für die Entwicklung der zahlreichen Bindegewebezellen – Retikulozyten, Histiozyten, Fibrozyten, Fibroblasten – verantwortlich ist. Früher haben leukodiapedetische Prozesse stattgefunden. Von den dabei emigrierten Zellen haben sich nur noch Lymphozyten und eosinophile Leukozyten erhalten.

Entzündungserreger — eben der Fremdkörper — wohl eingekapselt, sonst aber im Gewebe unverändert liegen bleibt.

Der Heilungsprozeß kündigt sich im Granulationsgewebe selbst zunächst mit einer Herabsetzung der entzündlichen Infiltration an. Die neutrophilen verschwinden, während die eosinophilen Granulozyten sich bedeutend länger halten (Abb. 10). Lymphozyten, Plasmazellen sind noch in ziemlich großer Zahl anwesend, wenn die Granulozyten schon fehlen bzw. sehr spärlich wurden. Die Histiozyten entwickeln sich zu ausgesprochenen Fettkörnchenzellen, schrumpfen, ihre Kerne zerbröckeln. Retikulo- und Fibrozyten nehmen allmählich die schlanke Form normaler Elemente an; sie rücken voneinander ab; die Abstände zwischen ihnen füllen sich mit Fasern, deren Menge schließlich vorherrscht. Während dieser Entwicklung zur Narbe bleiben immer weniger Zellen bestehen, ja, am Ende des Prozesses kann der Zellbestand viel geringer sein als in einem normalen Gewebe.

Dieser Rückbildungsprozeß ist auch an den Riesenzellen — besonders eindrucksvoll an Fremdkörperriesenzellen — zu beobachten: Das ursprünglich sehr umfangreiche Gebilde schrumpft zusammen, seine zahlreichen Kerne verschwinden und schließlich bleibt eine gewöhnliche, magere, faserige Bindegewebezelle zurück, die sich dem Fremdkörper anpaßt.

Wir erwähnten, daß die Gefäße — und zwar sowohl die neuentstandenen als auch die bereits vor der Erkrankung vorhanden gewesenen — im frischen Granulationsgewebe hochgradig verdickte Wände aufweisen, ein Phänomen, das teils durch die Vermehrung der Endothelzellen, teils durch plasmatische Durchtränkung, ja durch die Infiltration der Wand durch Blutzellen bedingt ist. Im alternden Granulationsgewebe verliert sich zunächst einmal die leukozytäre, dann auch die plasmatische Infiltration der Gefäßwand. Bald kommt es aber auch zur Abschwellung und zahlenmäßigen Abnahme der Wandzellen selbst, wobei eine starke Faserbildung mit Hyalineinlagerungen geradezu klassische Befunde der Arteriosklerose hervorbringen.

Wir sehen: sind alle Vorgänge im Granulationsgewebe während der Periode der Neubildung als Folgen der Überernährung bei Strömungsverlangsamung zu erklären, so läßt sich der Vernarbungsprozeß auf die allmähliche Herabsetzung der Nahrungszufuhr durch Normalisierung des Kreislaufes zurückführen.

Eine besondere Betrachtung möchten wir noch jenen Prozessen widmen, welche knötchenförmige Herde hervorbringen, wie Tuberkulose, Lepra, Rheumatismus, Orientbeule, SCHAUMANNsche Krankheit, Syphilis usw., und last not least Fremdkörpergranulation. Verfolgt man die Knötchenbildung von ihren ersten Anfängen an, eine Aufgabe, welche besonders für die Tuberkulose in den verschiedensten Geweben immer wieder ausgeführt werden kann, so erkennen wir in ihr das Beispiel für die Folge einer — jedenfalls im Anfang — milden Reizung, welche von einem im Gewebe festsitzenden und wie von einem Zentrum aus wirkenden Krankheitserreger ausgeht. Eine auf ein einziges Terminalgeflecht oder vielleicht nur auf einen Abschnitt des Geästes beschränkte Mehrernährung durch Strömungsverlangsamung aktiviert die Retikulozyten, die sich vergrößern, vermehren, durch ihre Fortsätze miteinander verfilzen, bis ein rundes Knötchen zustande kommt, das mit freien Augen gerade zu erkennen ist. Eine ausgiebige seröse Durchtränkung, vereinzelte extravasale weiße Blutzellen, Fibrinfäden zeigen an, daß die — manchmal viele Tage lang anhaltende — Strömungsverlangsamung prästasischer Natur ist bzw. im Laufe des Prozesses sich dazu entwickelt. Anfangs jedenfalls herrscht aber die Proliferation vor, als deren Höhepunkt das Auftreten einer großen Riesenzelle im Zentrum des „Primitivknötchens" zu betrachten ist.

Handelt es sich um eine Fremdkörpergranulation, so hat sich die reizbildende Fähigkeit des Erregers — Kristalle, Pflanzenteilchen usw. — mit der Ausbildung des riesenzellenhaltigen Knötchens erschöpft; die Vernarbung beginnt. Liegt aber als Krankheitsursache ein belebter Erreger vor, der sich während der Knötchenbildung auch selbst vermehren konnte, so kommt es zu einem Umschwung im Krankheitsprozeß: die von den Mikroben kumulierten Reizstoffe reichen nun aus, um die bisweilen nur als Strömungsverlangsamung verlaufende Kreislaufstörung in eine peristasische zu verwandeln und, zu gegebener Zeit, die Stase heraufzubeschwören. Bei der Tuberkulose entwickelt sich in den meisten Fällen eine Dauerstase, die zu einer mit Fibringerinnung einhergehenden Nekrose eines großen — zentralen — Teiles des Knötchens führt; in verhältnismäßig seltenen Fällen löst sich aber die Blutstockung, so daß eine profuse poststasische Leukodiapedese noch zustande kommt und statt der Nekrose tritt in der Mitte des Tuberkels ein leukozytäres Infiltrat auf, das das Granulationsgewebe sogar auflösen kann. Diese eitrige Einschmelzung ist die gewöhnliche Fortsetzung der Knötchenbildung bei der *Leishmaniosis*, bei welcher also trotz des anfänglichen Vorherrschens der proliferativen Reaktion der exsudativ entzündliche Charakter der Krankheit doch noch voll und ganz zum Vorschein kommt.

Es ist hier nicht die Stelle, an welcher die verschiedenen Krankheiten, die Granulationsknötchen hervorbringen, ausführlich besprochen werden könnten. Es sei aber darauf hingewiesen, daß in allen derartigen Fällen immer auch das *Gebiet zwischen den Knötchen erkrankt* ist: das diffuse Infiltrat besteht aus typischen Wucherungs- und Diapedeseprodukten, wie bei dem banalen Granulationsgewebe. Von allgemeiner Bedeutung ist auch, daß bei manchen Krankheiten dieser Gruppe, die durch belebte Erreger verursacht sind, besonders bei der Tuberkulose, die benachbarten Knötchen gewöhnlich aneinander heranwachsen, sich miteinander vereinigen können, wobei ein gewisser Umbau der Struktur auch der einzelnen Primitivherde derart erfolgt, daß sich ihr Granulationsgewebe um das neue — bei der Tuberkulose durch ausgedehnte Nekrose gebildete — Zentrum des Konglomerates ordnet.

Wir beschrieben vorhin die Knötchenbildung als ein Phänomen, das sich nach der Ansiedlung von Krankheitserregern als Ausdruck einer reaktiven lokalen nutritiven Strömungsverlangsamung verhältnismäßig langsam entwickelt; wobei die Erkrankung des Gewebes von vornherein durch die Infiltration gekennzeichnet ist, welche sich allmählich zum runden Granulationsherd gestaltet. Nun gibt es aber auch Fälle, in welchen die Knötchenbildung sich sekundär einstellt, nachdem vorher — unmittelbar nach der Berührung mit einem Krankheitserreger — ausgedehnte Dauerstase, das heißt Nekrose, auftrat, sei es, weil das Gefäßsystem des angegriffenen Gewebes spezifisch sensibilisiert, sei es, weil die Konzentration der angreifenden Wirkstoffe sehr hoch ist. Knötchenbildung im sensibilisierten Organismus kommt besonders häufig bei der Tuberkulose vor, etwa im Bereich von Leber-, Nieren- und Herzmuskelnekrosen hyperergischer Herkunft. In diese Gruppe gehören auch die ASCHOFF-GEIPELschen Knötchen des akuten Gelenksrheumatismus. Es wäre noch zu untersuchen, ob die Knötchenbildung bei der Gicht, die ja ebenfalls mit ausgedehnter Nekrose beginnt, ein reines Überempfindlichkeitsphänomen darstellt, oder ob dabei die Konzentration der Harnsäureniederschläge von ausschlaggebender Bedeutung ist. Jedenfalls sehen wir in allen derartigen Fällen immer wieder dieselbe Entwicklung: Eine ausgedehnte initiale Nekrose, welche nach einer ziemlich kurzen leuko-, eventuell auch erythrodiapedetischen Phase durch Dauerstase entsteht, und eine in der unmittelbaren Umgebung dieses Herdes im erhaltengebliebenen Gewebe hauptsächlich durch Retikulumwucherung entstehende zellige Infiltration, welche die Nekrose allmählich abrundet, verkleinert und zum Bestandteil eines „spezifischen" Knötchens verwandelt.

Banale — diffuse — und Knötchen produzierende — „spezifische" — Granulationsprozesse, ebenso wie die exsudative Entzündung treten sehr häufig in epithelialen bzw. parenchymatösen Organen auf. So kann es nicht ausbleiben, daß die Kreislaufstörung, welche Veränderungen am Gefäß- und Bindegewebeapparat veranlaßt, auch das Epithel bzw. die Parenchyme in Mitleidenschaft zieht. Lange anhaltende Strömungsverlangsamung verursacht Parenchymwucherung, manchmal aber auch Parenchymschädigung; lange anhaltende oder gar Dauerstase zieht Parenchymnekrose nach sich. Noch eindeutiger als es im eigentlichen Bindegewebe zu beobachten ist, können sich alle diese Parenchymveränderungen ohne jegliche diapedetische zellige Infiltration entwickeln.

Wir erwähnten bei der Besprechung der Befunde bei exsudativen Entzündungsprozessen, daß an größeren Gefäßen sehr häufig Wucherungs- und diapedetische Phänomene vorkommen. Dieselben Veränderungen sind nun in Granulationsgeweben noch viel häufiger und viel ausgeprägter nachzuweisen: haben doch Krankheitszeichen, welche sich bei einer Lungenentzündung oder Meningitis oft nur andeutungsweise entwickeln können, im Granulationsgewebe viel mehr Zeit zur Ausbildung. So begegnen wir einer hochgradigen, das Gefäßvolumen oft völlig obliterierenden Endophlebitis oder Endarteriitis sowohl bei den banalen als auch bei den „spezifischen" knötchenbildenden Granulationsprozessen sehr häufig. Ja, ausgedehntere Nekrosen im infiltrierten Gebiet sind oft eindeutig gerade durch derartige Gefäßverschlüsse verursacht. Wie bei den exsudativen Entzündungen sind übrigens auch in Granulationsgewebe oft genug Thrombosen nachzuweisen — eine weitere Folge der Gefäßlähmung (Abb. 9). Charakteristisch für das Granulationsgewebe sind auch frische Wandnekrosen von Arterien und Venen, Befunde, welche an Gefäßveränderungen bei der sogenannten malignen Sklerose der Nieren erinnern und wohl ähnlich entstehen: In einem durch gesteigerte Nervenempfindlichkeit vorbereiteten, durch Strömungsverlangsamung bereits stigmatisierten Abschnitt der Strombahn, unter dem Ein-

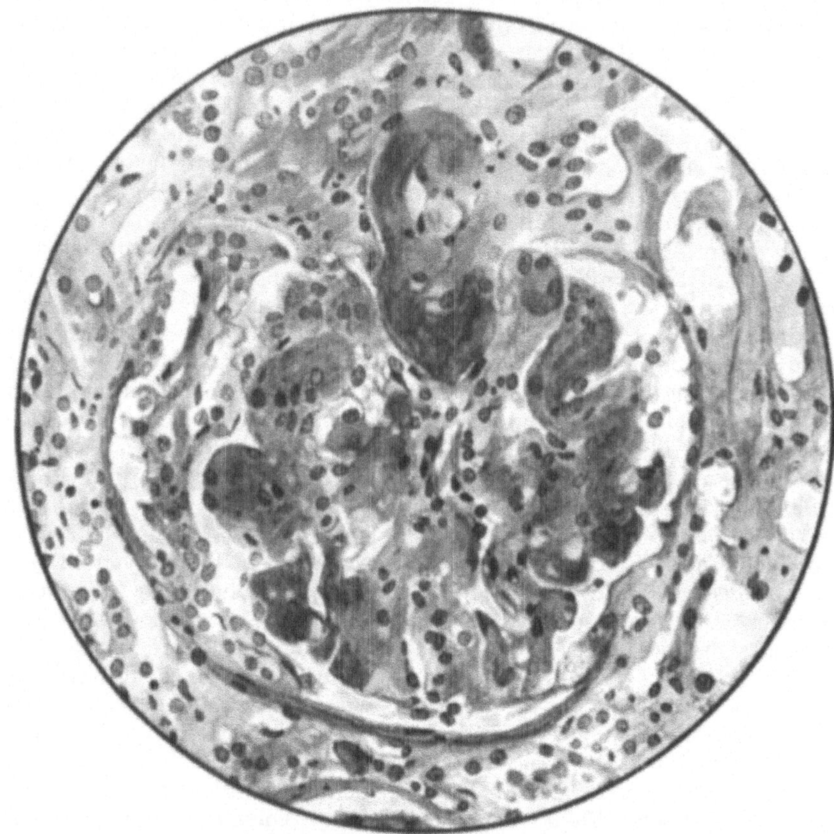

Abb. 11. *Akute Glomerulusnekrose, halbmondförmige Kapselwucherung bei maligner Sklerose.* *Morphologischer Befund:* Der ganze Glomerulus, zusammen mit dem Vas afferens, ist der Nekrose bzw. einem nekrobiotischen Prozeß anheimgefallen. Die Gefäßwände sind durchwegs stark verdickt, verschließen die Lichtungen, welche fast allgemein blutleer („asphyktisch") erscheinen. In einzelnen Kapillarschlingen sind Klumpen konglutinierter Erythrozyten am Blutfarbstoff noch zu erkennen. Zellen der Kapillarwand weisen Zerfallserscheinungen auf. Man hat aber deutlich den Eindruck, daß der Glomerulus vor dem Eintritt der Nekrose mehr Zellen enthielt als ein normaler. Die äußere Kapselwand ist – besonders deutlich in der linken Hälfte des Bildes – verdickt und besteht aus mehreren Schichten zusammenhängender Zellen vom Typus der Kapselendothelien.
Pathogenetische Deutung: Es bestand seit längerer Zeit eine Strömungsverlangsamung nutritiven Charakters im Kapillarknäuel, dessen Endothelzellen sich dabei vergrößert und vermehrt haben. Eine analoge und gleichzeitig bestehende nutritive Kreislaufstörung veranlaßte die Wucherung auch der Kapseldeckzellen. („Glomerulothelien" RANDERATH.) Erst kurz vor dem Tode des Patienten trat im Glomerulus infolge von Vasomotorenlähmung Blutstockung ein, welche zur Nekrose der Gefäßschlingen führte.

fluß eines plötzlich einwirkenden zusätzlichen Reizes, der die Blutbewegung sowohl im Gefäß selbst als auch in den Vasa vasorum zum Stillstand bringt (Abb. 11).

III. Schlußbemerkungen über die Morphologie, Pathogenese, Ätiologie und biologische Bedeutung der Entzündung

Nachdem wir die morphologische Natur der Veränderungen bei der Entzündung, die Pathogenese des entzündlichen Infiltrates, die Ursachen und die biologische Bedeutung der entzündlichen Reaktion voneinander gesondert betrachteten, haben wir noch den Versuch zu unternehmen, diese vier Gesichtspunkte miteinander zu vergleichen und wenn möglich zu vereinigen. Wir werden dabei wieder einmal die Stichhaltigkeit der morphologischen Grundgesetze zur Probe stellen, nach welchen besonderen morphologischen Veränderungen immer eine besondere Art von Pathogenese und besondere Krankheitsursachen entsprechen.

Zu der auf S. 14 — 15 formulierten morphologischen Definition der Entzündung haben wir hier nicht viel hinzuzufügen. Wenn auch, abgesehen von den polymorphkernigen Leukozyten, manche Entzündungszellen — Lymphozyten, Plasmazellen, Histiozyten — ganz offensichtlich im entzündlich infiltrierten Gewebe selbst entstehen, können wir uns auf den Grundpfeiler der morphologischen Definition vollkommen verlassen; nämlich darauf, daß das entzündliche Infiltrat aus Zellen besteht, welche den weißen Blutzellen entsprechen. Wir werden immer nur dann eine Entzündung feststellen, wenn in einem Gewebe oder in einem Hohlraum des Körpers polymorphkernige Leukozyten, Lymphozyten, Plasmazellen und Histiozyten in so großer Anzahl extravasal nachzuweisen sind, daß man von einer Infiltration zu sprechen berechtigt ist. Gewiß treten alle diese Entzündungszellen oft in Herden auf, in welchen eine lebhafte Wucherung von Retikulumzellen und Fibroblasten vorliegt; auch darf angenommen werden, daß aus diesen Elementen Zellen hervorgehen können, welche hämatogenen Lymphozyten, Plasmazellen und Histiozyten in jeder Hinsicht entsprechen; ebenso wie anzuerkennen ist, daß sich bestimmte hämatogene Zellen in Retikulumzellen und Fibroblasten umzuwandeln vermögen. Trotzdem ist es überflüssig, die morphologische Definition der Entzündung in dem Sinne zu erweitern, daß man auch Retikulumzellen und Fibroblasten in die Gruppe der Entzündungszellen aufnimmt. *Denn in allen Fällen, in welchen eine Wucherung von Retikulumzellen und Fibroblasten den Eindruck erweckt, daß sie zu einer entzündlichen Infiltration gehört, sind jene wirklichen Entzündungszellen immer in genügend großer Menge vorhanden, um die Anerkennung einer entzündlichen Reaktion zu ermöglichen. Haben wir dagegen eine Infiltration vor uns, welche ausschließlich durch Wucherung von Retikulumzellen und Fibroblasten bzw. Fibrozyten gekennzeichnet ist und keine polymorphkernigen Leukozyten, keine Lymphozyten aufweist, so ist es in jedem Fall geboten, nicht an Entzündung, sondern eher an eine tumorale Neubildung zu denken.*

So betrachtet, brauchen wir uns auch darüber keine allzuschweren Sorgen machen, ob die großen, protoplasmareichen, mehrkernigen Elemente, wie die LANGHANSschen und STERNBERGschen Riesenzellen und die Retikulumriesenzellen, welche in entzündlichen Infiltraten vorkommen, als „echte" Entzündungszellen oder „nur" als begleitende Elemente zu betrachten seien. Wir fassen sie als Abkömmlinge von Histiozyten und Retikulumzellen auf, welche ihre eigenartige Gestalt unter dem Einfluß des Entzündungserregers erhalten. Sie gehören im gegebenen Fall zu dem entzündlichen Infiltrat, sind aber an sich im allgemeinen ungeeignet, den entzündlichen Charakter einer Veränderung zu bestimmen.

Obwohl wir uns nun bei der Feststellung der entzündlichen Natur einer Infiltration auf eine eindeutige, beschränkte morphologische Definition verlassen, vergessen wir nie, daß, vom pathogenetischen Standpunkt aus gesehen, manche Veränderungen des Bindegewebes sich in engstem Zusammenhang mit der entzündlichen Reaktion entwickeln.

Das entzündliche Infiltrat entsteht während einer peristasischen Kreislaufstörung in Terminalgebieten als Folge des Austrittes von flüssigen und zelligen Blutbestandteilen aus den Gefäßen. Als Hauptbedingung der Liquor- und Leukodiapedese ist ein bestimmter Typus der Verlangsamung der Blutströmung im Terminalgebiet zu betrachten, so wie sie in Fällen zur Beobachtung gelangt, in welchen die progressive Abnahme der Strömungsgeschwindigkeit zur Unterbrechung — Stase — führt („prästasische Verlangsamung") und in welchen nach der Lösung der Stase die Strömung erst allmählich in Gang kommt („poststasische Verlangsamung"); in beiden Fällen ist die Strömungsverlangsamung mit einer sehr hochgradigen Erweiterung der Strombahn verbunden, ein Phänomen, das dem lähmungsnahen Zustand des Gefäßnervensystems entspricht. *Ein klassisches entzündliches Infiltrat hervorzubringen ist eine peristasische Kreislaufstörung am meisten geeignet, welche nach einer lange anhaltenden prästasischen Verlangsamung in einer kurzen Stase kulminiert und deren poststasische Phase ebenfalls sehr langsam verläuft: denn unter diesen Bedingungen werden in der prästasischen Periode sehr viel Plasma und nach der Stase sehr viele weiße Blutzellen die Strombahn verlassen können.* Eine peristasische Kreislaufstörung, deren Prästase nur kurz dauert, bringt ein flüssigkeitsarmes Infiltrat hervor; eine sehr lange anhaltende prästasische Verlangsamung bedeutet ein vorwiegend flüssiges, eine ausgedehnte Poststase ein zellreiches entzündliches Infiltrat. Jedenfalls muß es sich bei der Entzündung um eine peristasische Kreislaufstörung handeln, deren Stase nur kurz besteht.

Wie wir noch auseinandersetzen werden, ist es eine Reizung bestimmter Intensität, welche gerade diesen Typus der peristasischen Kreislaufstörung erzeugt. Ein etwas stärkerer Angriff würde ja bereits *Dauerstase* provozieren, das heißt, eine Kreislaufstörung im Terminalgebiet, welche das Auftreten einer poststasischen Phase ausschließt und damit die zellige entzündliche Infiltration nicht zur Entwicklung kommen läßt.

Je nach der Empfindlichkeit der Gewebe einer Kreislaufunterbrechung gegenüber treten infolge einer länger anhaltenden Stase *Zerfallserscheinungen* auf; die Dauerstase bedeutet wohl in jedem Fall Nekrose.

Wir haben demnach immer daran zu denken, daß eine peristasische Kreislaufstörung außerdem, daß sie die Bedingungen einer entzündlichen Infiltration schafft, auch die Ernährung der Gewebe verändert: Während die Unterbrechung der Blutversorgung eine *Schädigung* — gekennzeichnet durch regressive Veränderungen — verursacht, geht die prä- und poststasische Verlangsamung der Blutströmung mit einer intensiveren Ernährung der entzündeten Gebiete einher, die sich in *Wucherungsprozessen* äußert.

Auf das Mehrangebot der hämatogenen Nährstoffe antworten zuerst die primitivsten Elemente des Bindegewebes, die Retikulumzellen: ihre Schwellung, Teilung und Umwandlung in Histiozyten ist bereits in der prästasischen Phase eines Entzündungszyklus zu beobachten, wenn sie nur lange genug anhält[1].

Sehr früh tritt die Folge einer Mehrernährung auch an den Gefäßendothelien zu Tage: ihre Schwellung, Vergrößerung und Vermehrung gehört zu den frühesten Begleiterscheinungen einer entzündlichen Reaktion. Je länger ein Entzündungsprozeß dauert, das heißt, je länger die Überernährung durch Perioden prä- und poststasischer Strömungsverlangsamung anhält und je häufiger sich ihre Schübe wiederholen, um so deutlicher ist die Beteiligung des Retikulums und des Endothels; ja Neubildung von Bindegewebe und von Gefäßen, das heißt, die Granulation kann allmählich die ganze Reaktion beherrschen.

Wucherungsprozesse im Bindegewebe bedeuten demnach genau solche gesetzmäßige Folgen einer typischen entzündlichen peristasischen Strömungsverlangsamung wie die diapedetischen Phänomene. Wäre es also nicht angebracht, auch die Reaktion des Bindegewebes selbst, die Wucherung der Retikulumzellen, der Fibroblasten, der Endothelien, die Gefäßneubildung in den Entzündungsbegriff mit aufzunehmen? Entschieden *nein*. Denn Wucherung des Retikulums, des ganzen Bindegewebes, der Endothelien, eine Gefäßneubildung — obwohl sie immer den Ausdruck einer Mehrversorgung darstellen — kommen auch in Fällen vor, in welchen eine noch so lange anhaltende verlangsamte Blutströmung keine entzündlichen Infiltrate hervorbringt: *Die Bindegewebewucherung stellt die Folge einer Strömungsverlangsamung in Terminalgebieten ganz allgemein dar und nicht nur jener besonderen peristasischen Kreislaufstörung, welche allein das diapedetische entzündliche Infiltrat zu entwickeln imstande ist*[2].

Eine anhaltende Strömungsverlangsamung bringt übrigens manchmal auch die Überernährung parenchymatöser, etwa epithelialer Elemente, Muskelzellen usw. mit sich, die sich vergrößern, teilen und unter Umständen in lebhafte Wucherung geraten. Auch hier handelt es sich nicht um ein Phänomen, das nur an jene besondere Form der entzündlichen peristasischen Kreislaufstörung gebunden auftritt, sondern um eine Folge der Strömungsverlangsamung ganz allgemein: es besteht also kein Grund, Parenchymveränderungen „progressiver" oder „regressiver" Natur zu den Grundeigenschaften der entzündlichen Reaktion zu rechnen und sie

---

[1] Besonders charakteristisch ist die Wucherung der Alveolarretikulozyten und -histiozyten im Anschoppungsstadium der Lungenentzündung, das der — in diesem Fall etwa 24 Stunden dauernden — prästasischen Phase einer entzündlichen peristasischen Kreislaufstörung entspricht (Abb. 2).

[2] Ein Beispiel für die Bindegewebeneubildung durch einfache Verlangsamung der Terminalströmung stellt die Stauungsinduration dar.

anders als fakultative Begleiterscheinungen aufzufassen. Übrigens führt eine sehr lange anhaltende peristasische Verlangsamung der Blutströmung, wie sie für subchronische und chronische Entzündungsprozesse kennzeichnend ist, schließlich zu einer Schädigung, ja Zerstörung des Parenchyms; vielleicht infolge des Ausfalls bestimmter differenzierter Substanzen, welche sich die Zellen nur bei normaler Blutversorgung in ausreichender Menge beschaffen können. Freilich ist in derartigen Fällen auch daran zu denken, ob nicht der Parenchymzerfall durch Staseschübe verursacht wird, welche sich im prolongierten peristasischen Zustand besonders leicht einstellen.

Jedenfalls sind Zeichen einer Gewebeschädigung — Auflockerung, Desintegration des Gewebezusammenhanges, „degenerative" Veränderungen der substantiellen Zusammensetzung der Zellen, Nekrobiose und Nekrose — geradezu ständige Begleiter einer entzündlichen Infiltration; ja, die Gewebeschädigung gehört mit zu dem Begriff der Entzündung als Krankheit! Wir bleiben aber trotzdem auf dem Boden einer eingeengten morphologischen Definition der Entzündung. Denn auch die Gewebeschädigung ist mit ihren verschiedenen morphologisch faßbaren Graden nicht als Ausdruck einer besonderen entzündlichen Kreislaufstörung allein, sondern ganz allgemein als Folge der herabgesetzten Blutversorgung aufzufassen; wie häufig kommen doch alle Veränderungen bei Kreislaufstörungen vor, die ohne entzündliche Infiltration verlaufen.

Die Gegenüberstellung des gesamten morphologischen Befundes bei der Entzündung mit den verschiedenartigsten Kreislaufstörungen in Terminalgebieten ergibt, daß manche progressiven und regressiven Veränderungen vom pathogenetischen Standpunkt aus engstens zur entzündlichen Reaktion gehören. Trotzdem ist es möglich, die Entzündung auch pathogenetisch derart zu beschreiben, daß ihre Kennzeichnung in jeder Hinsicht zu der morphologischen Definition paßt, ja ausschließlich nur mit dieser übereinstimmt: *Die Entzündung stellt pathogenetisch den Ausdruck einer bestimmten wohlcharakterisierten Störung der Blutströmung in Terminalgebieten dar. Das typische entzündliche Infiltrat entsteht bei einer peristasischen Kreislaufstörung mit verhältnismäßig lange anhaltender prästasischer Verlangsamung, kurzer Stase und dauerhafter poststasischer Phase.*

Damit kommen wir zur Frage der *Ätiologie der entzündlichen Reaktion.* Im Prinzip kommt jede Art von Schädlichkeit, die geeignet ist, eine peristasische Kreislaufstörung zu provozieren, als Entzündungserreger in Betracht: Denn nicht die besondere infektiöse, chemische oder physikalische Natur, sondern die Intensität, mit welcher sie das Gefäßnervensystem in einem gegebenen Gewebegebiet angreift, entscheidet darüber, ob eine Schädlichkeit eine proliferative, alterative oder entzündlich-infiltrative Reaktion veranlaßt.

Während in experimentellen Untersuchungen jederzeit gezeigt werden kann, daß chemische und die verschiedensten physikalischen Reizungen, in geeigneter Weise dosiert, entzündliche Infiltrate erzeugen, kommt bei Spontanerkrankungen praktisch die Infektion allein als Entzündungserreger in Betracht. *Denn nur die belebten Krankheitserreger bringen, sich in einem von ihnen angegriffenen Gebiet vermehrend, fast gesetzmäßig jene Konzentration der Wirkstoffe automatisch hervor, welche zur Erzeugung einer peristasischen Kreislaufstörung vom entzündlichen Typus gerade geeignet ist.* Wogegen bei allen anderen natürlichen Krankheitsursachen — insbesondere bei physikalischen oder chemischen Schädigungen — die Möglichkeit, daß der Reiz zu stark oder zu schwach ausfällt, dieselbe Wahrscheinlichkeit hat wie die, daß er gerade entzündungserregend wirken wird. Es sei hier daran erinnert, daß mit der — im allgemeinen minimalen — Ansiedlung von pathogenen Mikroorganismen ein „experimentum naturae" beginnt: Die Menge und Konzentration der krankheitserregenden Stoffe wächst nur allmählich, so daß ihre Wirkung erst über alle jene von RICKER experimentell gekennzeichneten Stufen der schwachen und mittleren Reizung langsam, langsam hinwegschreitend, schließlich die typische entzündliche peristasische Kreislaufstörung heraufbeschwört. *Es liegt im Wesen der natürlichen Krankheitsursachen, daß diese allmähliche automatische Kumulierung der Wirkstoffe außer bei belebten Krankheitserregern sonst kaum gewährleistet ist;* es sei denn, daß sie auch noch in den — überaus seltenen — Fällen einer endogen bedingten Entzündung bei Porphyrin und Alkaptonurie und bei der Gicht vorkommen kann.

Die Bedeutung der Infektion als Entzündungserreger *katexochen* besteht also schon darin, daß es gerade dieser Art der pathologischen Wirkung vorbehalten ist, das Nervensystem terminaler Gefäßnetze so zu beanspruchen, daß eine durch diapedetische Phänomene gekennzeichnete peristasische Kreislaufstörung entsteht[1].

In diesem Zusammenhang sei aber noch auf eine andere — und nicht minder wichtige — Eigenschaft der Infektion bzw. der durch sie erregten Entzündung hingewiesen. Dadurch, daß die Mikroorganismen in dem von ihnen angegriffenen Gewebe eine mit hochgradiger Verlangsamung, ja mit völliger Unterbrechung der Blutströmung einhergehende Kreislaufstörung verursachen, sorgen sie dafür, daß *die zur entzündlichen Reizung notwendige Konzentration der Wirkstoffe, jedenfalls eine gewisse Zeit lang, erhalten bleibt.* Denn infolge der verlangsamten, wie gelähmten Blutbewegung, bleiben die Mikroben — wie übrigens auch andere Stoffe — an die entzündete Stelle gebunden. Dieses *Phänomen der Fixierung,* das die Krankheitserreger stunden- und tagelang im Gebiet ihrer Ansiedlung zurückhält, schafft aber auch die Bedingungen, die zur Iso-

---

[1] In Fällen, in welchen das Gewebe durch massive Infektionen oder sehr virulente Erreger angegriffen wird, oder der Körper gegen einen bestimmten Mikroorganismus empfindlicher reagiert als normal, kann es vorkommen, daß keine peristasische Kreislaufstörung auftritt, sondern sofort, ohne jede nennenswerte prästasische Vorbereitung, Dauerstase. Man wird also im Ansiedlungsgebiet der Bakterien keine Entzündung, sondern Nekrose vorfinden, die manchmal — besonders, wenn es sich um die Reaktion überempfindlicher Gewebe handelt, wie etwa beim KOCHschen Phänomen im klassischen Tierexperiment — sehr umfangreich ist.

lierung, Bekämpfung und schließlichen Vernichtung der Mikroorganismen führen: Die zellularen und humoralen Abwehrkräfte können sich allmählich entfalten; Mikrophagen und Makrophagen erscheinen mit ihren Immunstoffen in immer größerer Anzahl am Schlachtfeld; Antitoxine, Präzipitine, Agglutinine, Lysine, Opsonine, Tropine, Leukine, Leukotaxine usw. vollenden ihr Geschäft und schließlich sind die Erreger samt und sonders getötet, aufgesplittert, verdaut und der Krankheitsherd — durchaus im METSCHNIKOFFschen Sinne — gereinigt.

Sollen wir uns nun durch dieses kriegerische Bild dazu verleiten lassen, die entzündliche Reaktion als die zielbewußte Abwehrmaßnahme eines selbst in seinen kleinsten Einzelteilen „organismisch“ (ASCHOFF) handelnden, ungeheuer kompliziert gebauten Lebewesens zu betrachten? Ist diese teleologische Betrachtungsweise mit jenen — an und für sich harmlosen — perikardialen oder pleuralen entzündlichen Exsudaten zu versöhnen, welche die Funktion lebenswichtiger Organe unterdrücken? Ist diese anthropozentrische Weltanschauung vom Standpunkt einer objektiven Naturwissenschaft mit der Tatsache zu vereinigen, daß die Mikroben, nachdem sie in die Gewebe eingedrungen sind, „ihren eigenen Untergang vorbereiten“?

Man sollte meinen, daß das erhabene Gesetz der Natur — um ein berühmtes Wort von ANATOLE FRANCE zu variieren — keinen Unterschied zwischen Mikroben und Menschen anerkennt.

Man kann die Entzündung ebensowenig als eine explizite Maßnahme zur „Reinigung“, das heißt Konservierung der Gewebe betrachten, wie der malignen Tumorwucherung den „Zweck“, die „Aufgabe“ unterschieben, daß sie zur Zerstörung der Organe berufen sei: Beide Prozesse stellen — wie alle Naturerscheinungen — *an sich* ziel- und zwecklose Phänomene dar.

Wir könnten die Einrichtungen der Gewebe, welche nach dem Eindringen der Infektionserreger reaktiv in Funktion treten, mit einer Werkzeugmaschine vergleichen, welche etwa die Fähigkeit hat, Eisenplatten zu durchlöchern. Gerät aber die Hand des Arbeiters an die Stelle des Perforators, so geschieht ein Unglück, weil der in Gang gebrachte Apparat seine Funktion ausführt, auch wenn das Resultat anthropozentrischen Zielen widerspricht.

So ist der biologische Sinn des Phänomens „Entzündung“ mit einer anthropozentrischen teleologischen Betrachtungsweise gewiß nicht zu erfassen.

Vergleicht man aber die Gesamtheit der Vorgänge bei der entzündlichen Reaktion mit dem Geschehen bei der anderen großen Gruppe von Prozessen, welche zu einer zellulären Infiltration der Gewebe führt, bei den malignen Tumoren, so gelangt man zu einer biologisch-funktionellen Charakterisierung, welche die Besonderheiten der Entzündung erfaßt.

1. Alle an der entzündlichen Infiltration Teilnehmenden stellen absolut *normale* Zellen dar, welche aus den Gefäßen in die Gewebe und in die Hohlräume des Körpers *ausgewandert* sind; im Gegensatz zu den *atypischen* Elementen maligner Geschwülste, welche als *Wucherungs-*

produkte entstehen. Auch die Gewebeneubildung, welche sich infolge der prolongierten peristasischen Strömungsverlangsamung in Begleitung der entzündlichen Infiltration entwickelt, bringt ausschließlich typische Zellen zustande: Retikulozyten, Fibroblasten, Fibrozyten, Endothelien, Muskelzellen, Histiozyten, Plasmazellen, Lymphozyten, Epithelien, die sich von den normalen Elementen des Bindegewebes, der Gefäße und der Parenchyme nicht im geringsten unterscheiden. Auch die verschiedenen Riesenzellen der Entzündungsprozesse sind als typische Elemente zu betrachten, treten sie doch in allen Fällen immer wieder in derselben Gestalt auf.

2. Die Entstehung der entzündlichen Infiltrate geht unter der Kontrolle der normalen Regulation vor sich, das heißt, alle Phänomene stellen Produkte von Reaktionsmechanismen dar, die ihre Fähigkeit, nach dem Aufhören der entzündlichen Reizung wieder normal zu funktionieren, während der ganzen Krankheit beibehalten. Demgegenüber handelt es sich bei der Infiltration durch bösartige Geschwulstwucherung um das Ergebnis eines Prozesses, der außerhalb der normalen Regulation verläuft und von ihr in keiner Weise kontrolliert werden kann.

3. Die entzündliche Infiltration modifiziert den koordinierten Charakter der angegriffenen Gewebe nicht: ihre Zusammensetzung aus morphologisch und funktionell verschiedenartigen Elementen bleibt erhalten, ja, kann durch jene, die diapedetische entzündliche Reaktion begleitenden Wucherungsprozesse noch mehr unterstrichen werden. Die neuentstehenden Retikulumzellen, Fibroblasten, Endothelien, glatte Muskelzellen, wuchernde Epithelien usw. schließen sich zu Strukturen zusammen, welche den normalen in jeder Hinsicht gleichwertig sind und fügen sich der Gesamtheit der vor dem Auftreten der entzündlichen Infiltration bereits anwesenden Elemente als echte autochthone Zellen direkt an. Bei den bösartigen Tumoren dagegen findet man — im besten Fall — nur Nachahmungen von normalen Geweben, welche aus einer einzigen atypischen, oft genug völlig ortsfremden Zellart hervorgebracht werden und sich den früher, vor der Erkrankung, vorhandenen normalen Elementen des angegriffenen Gewebes in keiner Weise anpassen.

4. Auch die entzündliche Infiltration geht in vielen Fällen mit einer Zerstörung — Einschmelzung, Nekrose — der erkrankten Gebiete einher. Ist aber der Entzündungsprozeß zu Ende abgelaufen, so verschwinden allmählich die Trümmer, und die zurückbleibenden gesunden Gewebe schließen sich wieder zu einem organischen Ganzen zusammen; selbst in Fällen, in welchen während der Erkrankung derart große Zerstörungen entstehen, daß ein spurloses Ausheilen unmöglich ist, paßt sich der Defekt oder die bindegewebige Narbe im Laufe der Jahre immer mehr der morphologischen Struktur und der funktionellen Eigenart der Umgebung an. Die maligne tumorale Wucherung dagegen zerstört die Gewebe und Organe durch Verdrängung der normalen Elemente; eine Restitution kommt schon wegen Mangels an Zeit nicht in Betracht. Im übrigen provoziert die maligne Tumorwucherung in einem von ihr gerade erst angegriffenen Gewebe keine Änderungen der Blutströmung — daher die

völlige Schmerzlosigkeit der tumoral infiltrierten Gebiete —, so daß jene Strömungsverlangsamung, welche die reparativen Prozesse ermöglichen könnte, überhaupt nicht auftritt; oder es gehen etwas später aus den nunmehr zerfallenden Tumorzellen derart kräftige vasoaktive Substanzen hervor, daß im angegriffenen Gewebe wieder keine peristasische Verlangsamung, sondern eine sofortige Unterbrechung der Blutströmung durch Lähmung der Gefäßnerven erfolgt, die zur Nekrose führt, jedenfalls eine reaktive Bindegewebewucherung zu veranlassen nicht geeignet erscheint.

5. Die entzündliche Reaktion respektiert im allgemeinen die Grenzen der benachbarten Organe, ja, innerhalb eines bestimmten Organes oft auch die Grenzen einzelner Strukturabteilungen bzw. Gewebearten: sie ist eben an bestimmte Gefäßnetze gebunden und überschreitet ihre Grenzen nicht. Anders die maligne Tumorwucherung: sie kennt keine Schranken, übergreift von einer Gewebeart auf die andere und wächst von einem Organ auf das benachbarte hinüber.

6. Die Entzündung stellt eine komplexe Reaktion dar, die solange anhält, bis der pathogene Reiz, der sie provozierte, gerade noch wirksam ist. An der Reaktion nehmen viele normale Zellarten, ja ganze Abschnitte normaler Organe — das terminale Gefäßnetz — teil und wird durch das Nervensystem reguliert. Bei der malignen Tumorwucherung dagegen liegt keine Reaktion auf einen bestimmten pathogenen Reiz, sondern die Folge einer Wachstumsstörung vor, auf welche das Nervensystem — jedenfalls nachdem sie zustande kam — keinen Einfluß hat und die bedingt ist durch die *genische Charakteränderung einer einzigen Zelle.*

Wir könnten diesen Vergleich der entzündlichen Infiltrate mit der malignen Tumorwucherung noch fortsetzen. Vielleicht wäre auch eine Konfrontierung der Entzündung mit der benignen Tumorwucherung von Nutzen. Die *funktionelle Sonderstellung der entzündlichen Reaktion* geht aber aus dem Vorangehenden klar hervor: *Die Entzündung stellt eine örtliche Reaktion auf pathogene Reize dar, welche unter der Kontrolle der Gesamtregulation des Organismus erfolgt und sich in vielen Fällen als eine Etappe auf dem Wege zur Herstellung des normalen Gleichgewichtes erweist.*

Wiederholen wir nun hier im Anschluß an diese funktionellen Kennzeichnungen der Entzündung alle jene Definitionen, die wir vom morphologischen, pathogenetischen und ätiologischen Standpunkt aus formulierten, so haben wir ein vollständiges Bild vor uns:

Die Entzündung stellt *morphologisch* eine örtlich umschriebene Infiltration der Gewebe dar, bedingt durch Blutflüssigkeit, weiße Blutzellen und ihre Umwandlungs- und Zerfallsprodukte.

Pathogenetisch handelt es sich um eine Strömungsverlangsamung in den terminalen Gefäßverzweigungen mit starker Liquor- und Leukodiapedese.

Als *Ursache* kommen alle pathogenen Reize in Betracht, welche eine peristasische Kreislaufstörung mit anhaltender prä- und poststasischer Strömungsverlangsamung und kurzer Stase heraufzubeschwören und aufrechtzuerhalten geeignet sind. Obwohl daher die Entzündungsursache — jedenfalls theoretisch — chemischer, physikalischer, ja rein nervöser Natur sein kann, sind bei Erkrankungen des Menschen praktisch fast ausschließlich nur Infektionen von Bedeutung[1].

Wir sehen, alle morphologischen, pathogenetischen und ätiologischen Eigenschaften der Entzündung ergeben sich aus der Tatsache, daß *die entzündliche Reaktion eine besondere Form der Funktionsstörungen in den Terminalgebieten der innervierten Strombahn darstellt.*

Diese Feststellung wollen wir nun für die *Erklärung des bevorzugten Befallenseins eines* durch vorhergegangene Schädigung zu einem „*locus minoris resistentiae*" bestimmten Körperteiles *durch Entzündungsprozesse* verwenden.

Das Experiment, mit welchem etwa Menkin — wie früher schon viele andere — nachwies, daß sich in einem vorbehandelten Körperteil intravenös injizierte Substanzen ansammeln, stellt das Modell auch für das Phänomen des „locus minoris resistantiae" dar: Durch die lokale Einspritzung des „Leukotaxins" entsteht — wie bereits erwähnt — eine peristasische Strömungsverlangsamung — Konstriktorenlähmung bei stärkster Dilatatorenerregung — die es ermöglicht, daß sich das Trypanblau in relativ großen Mengen ablagert. Würden nun zur Zweitinjektion Mikroben verwendet, so müßten sie sich an denselben Stellen ebenfalls „fixieren" lassen und ihre daraufhin erfolgende Vermehrung könnte einen Entzündungsprozeß hervorrufen. Es ist klar, daß eine derartige Stigmatisierung auch durch traumatische oder sonstige Schädigungen bedingt sein kann. Es ist also gewiß kein Wunder, wenn bei einem Menschen, bei dem im Blut Streptokokken oder Kochsche Bazillen kreisen — der sich aber dabei vielleicht vollkommen gesund fühlt! — nach einem Trauma des Kopfes, des Gehirns, des Knies, des Skelettes, des Hodens, der Nierengegend usw., gerade an diesen geschädigten Stellen eine eitrige oder tuberkulöse Entzündung auftritt.

Die Befunde bei einer Lobulärpneumonie weisen darauf hin, daß die Störung der Vasomotorenfunktion immer nur einzelne Abschnitte der Strombahn befällt, vielleicht jeweils nur je ein terminales Gefäßgebiet. Jedenfalls ist der entzündliche Reiz bei einer Lobularpneumonie nicht geeignet, die Blutströmung in allen dicht nebeneinanderliegenden terminalen Gebieten zu verändern. Dieser Umstand ist schuld daran, daß sich die entzündliche Infiltration in räumlich benachbarten, aber verschiedenen Terminalgebieten zugehörigen Acini in verschiedenen Phasen befindet; Alveolen, welche zwischen hepatisierten Einheiten unverändert lufthaltig bleiben, werden eben durch Terminalgeflechte versorgt, welche der entzündliche Reiz überhaupt nicht erreicht.

Demgegenüber deutet die diffuse und gleichmäßige, sich überall im gleichen Stadium befindende entzündliche Infiltration bei einer lobären

[1] Alle diese Eigenschaften der entzündlichen Reaktion sind natürlich sehr leicht in einem einzigen, allerdings ziemlich langatmigen Satz zusammen zu fassen.

Pneumonie darauf hin, daß der entzündliche Reiz befähigt war, die Vasomotoren aller Terminalgeflechte gleichzeitig zu beeinträchtigen.

Wodurch werden diese Unterschiede zwischen einer Lobulär- und einer Lobärpneumonie bestimmt? Man könnte daran denken, daß Verschiedenheiten in der Intensität des entzündlichen Reizes sie bedingen. Allerdings sprechen wichtige Gründe gegen diese Vermutung.

Wir nehmen an, daß *die Reaktionsbereitschaft* (*„Empfindlichkeit“*) *der Gefäßnerven in den Fällen, in welchen sich eine lobäre Infiltration entwickelt, beträchtlich höher ist als in den Fällen der Lobulärpneumonie.*

Sind die einzelnen Gefäßnerven an sich empfindlicher als normal? Es besteht keine Veranlassung zu dieser Annahme. *Der gesamte Vasomotorenapparat als Ganzes reagiert rascher und stärker, weil er sich unter dem Einfluß eines früher wirksam gewesenen Reizes in einem Dauererregungszustand befindet, so daß ein neuer Angriff über die bereits erreichten Stufen hinaus die höheren und höchsten Grade der überhaupt möglichen Reaktionen hervorbringt.*

Nichts steht im Wege, diese für die Lobärpneumonie formulierte Hypothese für alle sogenannten Überempfindlichkeitsphänomene zu verwerten: Immer, wenn durch eine spezifische — oder unspezifische — Reinfektion, Reinjektion bzw. Reinhalation oder Neuberührung eine hyperergische bzw. parallergische Entzündung provoziert wird, handelt es sich um die Reaktion eines „sensibilisierten“, das heißt, in Dauererregung befindlichen Gefäßsystems.

Der Sensibilisierungsprozeß, der zur Erhöhung der Entzündungsbereitschaft führt, bedeutet, daß im Terminalnetz bestimmter Organe schwache Stufen einer pathischen Strömungsänderung — Hyperämie und Beschleunigung infolge Dilatatorenerregung oder Ischämie infolge von Konstriktorenerregung — bereits bestehen, bevor jener Eingriff stattfindet, der die Überempfindlichkeitsreaktion provoziert.

Würde man also mit einem Entzündungsreiz bestimmter Wirkung in einem normergischen Körper etwa nur eine Konstriktorenerregung erzielen, so tritt im hyperergisch reagierenden Organismus unter dem Einfluß desselben Eingriffes bereits die nächste Stufe der Vasomotorenreaktion auf; Konstriktorenlähmung mit Dilatatorenerregung, verbunden mit hochgradiger Erweiterung der Strombahn und prästasischer Verlangsamung der Blutströmung. Oder: Hat ein bestimmter „sensibilisierender“ Reiz bereits eine mit nutritivem Effekt einhergehende peristasische Strömungsverlangsamung zur Folge, so wird der in geeignetem Abstand einwirkende neue Eingriff vielleicht sofort eine entzündliche peristasische Kreislaufstörung oder gar Dauerstase hervorrufen.

Auch die große Ausdehnung einer hyperergischen Erkrankung findet damit ihre Erklärung: Es liegt ja bereits in der Ganzheit eines funktionell zusammengehörigen Gefäßnetzes eine pathische Erregung vor, als die zusätzliche Reizung erfolgt!

In geeigneten Tierexperimenten ist die Sensibilisierung auch an bestimmten morphologischen Veränderungen zu erkennen. Wir sahen bei Kaninchen, welche durch Einführung von lebenden KOCHschen Bazillen des Typus humanus in einen Hoden vorbehandelt wurden, 21 Tage nach der Infektion — im Zeitpunkt einer starken Entzündungsbereitschaft KOCHschen Bazillen und ihren Bestandteilen gegenüber — diffuse Vermehrung der Alveolarhistiozyten, der KUPFFERschen Zellen in der Leber, der Histiozyten und Retikulozyten in Milz und Lymphdrüsen („Mobilisierung des Retikuloendothelienapparates") sowie Vermehrung der Wandzellen in den Nierenglomeruli als Ausdruck einer Mehrernährung durch peristasische Strömungsverlangsamung bei pathischer Dilatatorenerregung. Die in diesem Zeitpunkt applizierte intravenöse Zweitinfektion erzeugt in allen Stellen, an welchen Mikroben mit dem sensibilisierten Gefäßapparat in Berührung gelangen — Lungen, Leber, Milz, Lymphdrüsen, Nieren, Herzmuskel —, eine mit heftigen diapedetischen Erscheinungen und starker Zellwucherung einhergehende prästasische Strömungsverlangsamung, welche funktionell durch Dauerstase und morphologisch durch Nekrosen ihre Fortsetzung findet.

Eine systematische Anwendung aller dieser Prinzipien und Feststellungen für Erkrankungen des Menschen steht noch aus. Doch weisen viele Organbefunde bei Endocarditis lenta, Glomerulonephritis, Lobärpneumonie, Rheumatismus usw. darauf hin, daß *Überempfindlichkeit auch beim Menschen eine Verschiebung — Erhöhung — des Niveaus im vasomotorischen Geschehen bedeutet.*

Anerkennen wir, daß das Problem der Entzündung mit dem Fragekreis der Infektion in enger Verbindung steht, so müssen wir versuchen, auch ihre *Beziehungen zur Immunität* zu definieren. Unter Immunität verstehen wir die angeborene oder erworbene Fähigkeit des Organismus, den Einfluß von belebten Krankheitserregern entweder vollkommen oder jedenfalls wesentlich zu unterdrücken, wobei diese abgetötet oder in ihrer entzündungserregenden Wirkung gehemmt werden. Erhöhte Entzündungsbereitschaft und Immunität stellen demnach die Faktoren dar, deren Zusammenspiel die pathogene Kraft einer Infektion bzw. die Empfänglichkeit (Suszeptibilität) des Organismus gegen lebende Krankheitserreger und ihre Produkte bestimmt.

Sowohl die Zunahme der Entzündungsbereitschaft (Empfindlichkeit) als auch die Immunität entwickeln sich als Reaktionsphänomene nach dem Eindringen der Erreger in den Organismus; obwohl einander entgegengesetzt, treten sie zusammen auf, ja ihre Entfaltung erfolgt parallel und wird durch die Funktion ein und derselben Apparate, nämlich der terminalen Gefäßnetze, ermöglicht. Wie bereits festgestellt, ist die erhöhte Entzündungsbereitschaft als Ausdruck einer zunehmenden Dauererregung der Gefäßnerven aufzufassen, die sich als Änderung der Gewebedurchblutung äußert. Stellt sich nun dabei jene Form der Strömungsverlangsamung ein, die wir als die nutritive bezeichneten, so haben sich auch die Vorbedingungen der Immunität ergeben. Kommt es ja dann zur Vermehrung der retikulo-endothelialen Zellen, das heißt, jener Elemente, deren phagozytäre Tätigkeit eines der auffallendsten Immunitätsphänomene bedeutet. Da aber die den Körpersäften beigemischten Abwehrsubstanzen als Abkömmlinge von fixen und freien Zellen betrachtet werden, ist auch ihre Entstehung und Zunahme an das Bestehen einer Strömungsverlangsamung nutritiven Charakters gebunden. Damit rundet sich das Bild der Folgen eines Infektionsprozesses ab: Viele pathogene Mikroorganismen provozieren, nachdem sie, in den Körper eingedrungen, sich in geeigneter Weise vermehren konnten, durch die Vermittlung von vasonervösen Reaktionen Änderungen sowohl der Strömungsgeschwindigkeit des Blutes als auch der Gewebeernährung. Als Folgen beobachten wir zunächst zunehmende Reaktibilität der terminalen Gefäßnetze (Erhöhung der Entzündungsbereitschaft, Hyperergie) sowie Vermehrung der autochthonen Gewebezellen (Immunität). Fügen wir hier noch die Feststellung ein, daß durch alle Vorkommnisse, welche dazu führen, daß im Verlauf des Infektionsprozesses die Lähmung ausgedehnter Gefäßregionen auftritt, die Entzündungsbereitschaft aufgehoben und die Entwicklung der Immunität unterbrochen wird.

Bevor wir nun unser Thema verlassen, möchten wir auf eine psychologische Besonderheit hinweisen, welche wohl mit schuld daran ist, daß man bisweilen noch nicht zu einer Einigung über den „Entzündungsbegriff" gelangt ist. In der historischen Entwicklung der medizinischen Probleme gab es die „Entzündung", das heißt die Symptomatologie, unvergleichlich viel früher als die „Infektion", das heißt die Ätiologie. So kommt es, daß im Mittelpunkt der Diskussion über die Entzündung bis zum heutigen Tage nicht die in jeder Hinsicht wichtigeren *Ursachen*, sondern eine einzige Gruppe der möglichen *Folgen* steht. Gehen wir aber entsprechend dem heutigen Stand des medizinischen Wissens vor, stellen die Ätiologie in den Vordergrund und widmen uns allen Einzelheiten der lokalen Reaktionen, welche nach dem Eindringen von belebten Krankheitserregern im Gewebe auftreten müssen, so stoßen wir in der weit überwiegenden Mehrzahl der Fälle auf das uralte Krankheitsbild der Entzündung. Man wird dann bei Spontanerkrankungen des Menschen in der Folge von Infektionen die entzündliche Reaktion nicht häufiger vermissen, als sie durch nichtinfektiöse Krankheitsursachen veranlaßt, beobachten. Der Streit um die „Klärung des Entzündungsbegriffes" ist heute größtenteils ein Kampf gegen Windmühlen, welche ins Riesige aufgebauscht wurden; wir haben diese jahrzehntelang geführte und nunmehr unfruchtbar gewordene Diskussion mit Untersuchungen über die lokale Wirkungsweise der verschiedenartigen, in die Gewebe eingedrungenen Erreger zu ersetzen.

Damit kommen wir zu der historischen Frage, wer eigentlich von den überragenden Gestalten unter den Begründern der modernen Medizin in der Entzündungslehre recht behalten hat. So paradox es klingen möge: sie haben alle richtig gesehen. Henle hat die „Entzündungszellen" richtig als weiße Blutzellen erkannt. Virchow — diese gewaltige, manchmal aber auch gewalttätige Gestalt in der Geschichte der Medizin — sah richtig, als er die Schwellung und Vermehrung von fixen Bindegewebe- und Parenchymzellen als Grundphänomene der entzündlich infiltrierten Gewebe erkannte und als Überernährungsfolge deutete. Cohn-

HEIMS Feststellungen über die Leukodiapedese bei der Entzündung erfreuen sich uneingeschränkter Anerkennung[1].

Es ist uns nicht gelungen, einen einzelnen besonderen Urheber der Infektionstheorie der Entzündung ausfindig zu machen — HENLE, SEMMELWEIS, LISTER, KLEBS stehen an ihrer Wiege; jedenfalls kann ihre Bedeutung für die Entzündungslehre nicht überschätzt werden! Und METSCHNIKOFF, hat er nicht eine fundamentale Tatsache richtig erkannt, als er die Fixation und den Untergang der Mikroorganismen im Entzündungsgebiet in Mikro- und Makrophagen entdeckte? RICKER verdanken wir die Möglichkeit, eine Synthese der Morphologie, Pathogenese und Ätiologie der entzündlichen Reaktion ausführen zu können. Wie schade, daß er selbst die Existenzberechtigung eines Entzündungsbegriffes leugnete!

Im Unrecht sind ja die verblieben, die keinen anderen Ausweg als die Eliminierung der „Entzündung“ aus dem Wortschatz der Medizin vor sich sahen.

Denn die „Entzündung“ stellt einen unentbehrlichen, fundamentalen, in jeder Hinsicht wissenschaftlichen, eindeutig definierbaren Begriff der Pathologie dar.

---

[1] Woran der Versuch einer Neubelebung der GRAWITZschen Ideen durch P. BUSSE-GRAWITZ (Experimentelle Grundlagen zu einer modernen Pathologie, Basel 1946) nichts wird ändern können.

Zweiter Teil

Entzündungsbereitschaft und Immunität bei Infektionen mit Kochschen Bazillen

I. Historischer Überblick

Als CAVAGUIS 1886 als erster den Versuch unternahm, gegen die Lungenschwindsucht zu vakzinieren, ging er gewiß von der Vorstellung aus, daß es sich möglicherweise um eine Krankheit handelt wie viele andere, die, wenn man sie übersteht, Immunität zurücklassen. Freilich fehlten vorerst die Begriffe einer Antigen-Antikörper-Lehre. Schwebte doch noch KOCH, als er das Tuberkulin einführte, die Möglichkeit der *Gewöhnung an das Gift* der Tuberkelbazillen vor! Die erfolgreichen Untersuchungen von BEHRING und seinem kongenialen Mitarbeiter RÖMER über Schutzimpfung gegen experimentelle Infektionen mit KOCHschen Bazillen, die von HUTYRA, von BARTEL und NEUMANN, beruhen bereits auf der neu aufgebauten serologischen Immunitätswissenschaft und finden ihre — hoffentlich nur vorläufige — Erfüllung im CALMETTEschen Verfahren. *Es gibt eine erworbene Immunität im Verlauf der Lungenphthise!* Diesen Satz können wir als eines der Axiome der Phthisiologie betrachten, das nicht nur die spontane Heilungsfähigkeit sowohl leichter als auch destruierender Affektionen, sondern auch die Möglichkeit erklärt, aktiv gegen die Tuberkulose zu immunisieren!

In vielen Untersuchungen, in welchen sich die Schutzwirkung der Vorbehandlung mit KOCHschen Bazillen einer späteren Reinfektion gegenüber ergab — im KOCHschen Grundversuch, in Versuchen von BEHRING und RÖMER, von HUTYRA, BARTEL und NEUMANN, in den viel späteren eigenen, zusammen mit R. BIELING ausgeführten Experimenten —, erwies sich der vakzinierte Organismus von einer *erhöhten Empfänglichkeit:* Dieselbe Infektionsdosis, welche bei nicht vorinfizierten Kontrollen zunächst nur mikroskopisch nachweisbare Veränderungen hervorruft — schließlich freilich tödlich wirkt —, provoziert bei „immunisierten" Tieren — paradoxerweise, wie RÖMER meinte — sofort nach ihrer Einführung sehr ausgedehnte Entzündungsprozesse, die allerdings bald abklingen, ausheilen und somit als Zeugen des vorhandenen Schutzes verwertet werden können. Jedenfalls ist auch die *Erhöhung der Entzündungsbereitschaft im Verlauf einer Infektion mit* KOCH*schen Bazillen als eine erwiesene Tatsache zu betrachten.* In diesem Sinne wurden schon die schweren Lungenveränderungen gedeutet, welche man bei den mit Tuberkulin behandelten Phthisikern bei der Obduktion nachwies. Im selben Sinne faßte auch PIRQUET seine Hautreaktion als ein Zeichen der aktiven tuberkulösen Infektion auf.

Es ergab sich demnach allmählich, daß die Erhöhung der Entzündungsbereitschaft und die Immunität nicht nur als Phänomene der tuberkulösen Infektion, sondern als wichtige, durch die Infektion erworbene *Eigenschaften des Organismus* betrachtet wurden, welche sowohl den klinischen Verlauf des Prozesses als auch die ihn begleitenden morphologischen Veränderungen entscheidend beeinflussen. Es ist hier nicht die Stelle, an welcher die Geschichte der Lehre von der „Allergie", der Bildungsprozeß ihrer Begriffe und Nomenklatur im allgemeinen und bei der Tuberkulose im besonderen mit aller Gründlichkeit kritisch durchleuchtet werden sollen. Begnügen wir uns mit der Feststellung, daß es RANKE gelang, die beiden Begriffe, welche sich in der Experimentalpathologie allmählich auskristallisierten, in eine Theorie der Lungenphthise einzubauen. Die exsudativen — das heißt nicht durch spezifisch-tuberkulöses Granulationsgewebe gekennzeichneten — Infiltrate — die gelatinöse und käsige Pneumonie — wurden nun als morphologisch faßbare Folgen der erhöhten Entzündungsbereitschaft (Hypersensibilität) gedeutet, während sich die Immunität in Bindegewebsvermehrung, Tendenz zur Vernarbung, manifestiert. Damit ergaben sich die bereits von COHNHEIM, v. BAUMGARTEN, PIRQUET und von PETRUSCHKY betonten Übereinstimmungen des tuberkulösen Prozesses mit anderen Infektionen beim Menschen, ja mit der Serumkrankheit oder sonstiger Eiweißallergie mit ihren anaphylaktisch überempfindlichen Perioden als Höhepunkt und der späteren Immunitätsgleichgültigkeit als Abschluß der manifesten Störung bzw. der pathologischen Disposition. Erwähnen wir noch kurz, daß diese Analogien — und vor allem das suggestive Beispiel der Syphilis — RANKE eingaben, die hämatogene Dissemination der Erreger, die während der Periode der erhöhten Entzündungsbereitschaft die Entstehung ausgeprägter tödlicher Krankheitsbilder — allgemeine Miliartuberkulose, tuberkulöse Meningitis — veranlassen kann, als eine der Äußerungen der Hypersensibilität selbst zu definieren; ein Fehler, der, wie die Annahme, daß die erhöhte Entzündungsbereitschaft Schutzlosigkeit, das heißt Fehlen von Immunität bedeutet, die Quelle vieler komplizierter, schier unentwirrbarer Mißverständnisse wurde[1].

[1] Würden wir hier eine kritische Geschichte zu schreiben haben, so könnten wir nicht umhin, noch auf andere folgenschwere Fehler der RANKEschen Konzeption hinzuweisen: RANKE lehrt, daß die drei Stadien des tuberkulösen Prozesses das ganze Leben des infizierten Individuums umfassen. Im letzten Abschnitt des Krankheitsprozesses, im dritten Stadium — es folgt der Periode der Überempfindlichkeit, der progressiven Durchseuchung — herrscht die humorale Immunität vor; die Krankheit zieht sich auf die Lungen oder auf andere Organe zurück („isolierte Organtuberkulose") und kann sich nur noch mit Hilfe der Bronchien bzw. ganz allgemein durch die Vermittlung von Drüsenkanälen ausbreiten.

Während die pathologische Anatomie die Feststellungen und Anregungen RANKES über die erhöhte Entzündungsbereitschaft und Immunität viele Jahre ignorierte oder ablehnte, gewannen sie in der klinischen Pathologie bald immer mehr an Boden. Noch 1920 haben ELIASBERG und NEULAND verlegen von einer „Epi“-Tuberkulose gesprochen, als sie im Verlauf tuberkulöser Prozesse bei Kindern radiographisch das plötzliche Auftreten ausgedehnter Verdichtungen und dann ihr allmähliches Verschwinden beobachteten, ohne daß dabei Parenchymdefekte in Erscheinung getreten wären; ist ja nach der — übrigens heute noch stark eingewurzelten — COHNHEIMschen Lehre die „echte“ Tuberkulose immer durch *tuberkulöses* Granulationsgewebe und durch nekrotischen Zerfall, durch Parenchymzerstörung, charakterisiert!

Als aber REDEKER in systematischen radiographischen Untersuchungen sowohl bei Kindern als auch bei Erwachsenen das Kommen und Vergehen von Infiltrierungen als typische Phänomene der Lungenschwindsucht nachwies, erkannte er zugleich, daß es sich um überaus kennzeichnende Folgen der Infektion mit KOCHschen Bazillen selbst handelt, um Eigenschaften, die ihre Entstehung einerseits der durch die Berührung mit den Erregern erworbenen erhöhten Entzündungsbereitschaft, andererseits der erworbenen Immunität verdanken[1].

Damit wurde der Weg eröffnet, der in die Zukunft führt, zu einer vielseitigen Kennzeichnung der erhöhten Entzündungsbereitschaft und der Immunität als entscheidende Gestaltungsfaktoren der Lungenschwindsucht.

II. Die experimentalpathologischen Grundlagen der Lehre von der erhöhten Entzündungsbereitschaft und der Immunität bei Tuberkulose

Dringen KOCHsche Bazillen in einen bis dahin von ihnen verschonten Organismus, so ändert sich sein Verhalten diesen Erregern gegenüber. In geeigneten Experimenten können etwa drei Wochen nach einer Infektion durch intratracheale Einführung geringer Mengen von KOCHschen Bazillen, welche bei normal reagierenden „normergischen“ Tieren zunächst kaum wirken, in ganz kurzer Zeit große entzündliche Infiltrate in den Lungen hervorgerufen werden — wir sprechen dann von einer *erhöhten Entzündungsbereitschaft* des vorbehandelten Organismus (Abb. 12 und 13). Ja, bei geeigneter Dosierung kann eine drei Wochen nach der Vorin-

---

[1] REDEKER sah sich zu zwei grundsätzlichen Modifikationen der RANKEschen Theorie gezwungen: Er erkannte, daß die erhöhte Entzündungsbereitschaft eine in ihrem Wesen von der Immunität unabhängige Eigenschaft des tuberkulösen Organismus darstellt und daß der allergische Zyklus des Krankheitsprozesses — normale Reaktionsfähigkeit, erhöhte Entzündungsbereitschaft, Immunität — nicht das ganze Leben eines mit KOCHschen Bazillen infizierten Organismus, sondern nur die einzelnen Schübe der Phthise umfaßt.

fektion verabreichte *intravenöse Reinfektion* einen schockartigen Zustand provozieren, in welchem viele Tiere zugrunde gehen. Die pathologisch-

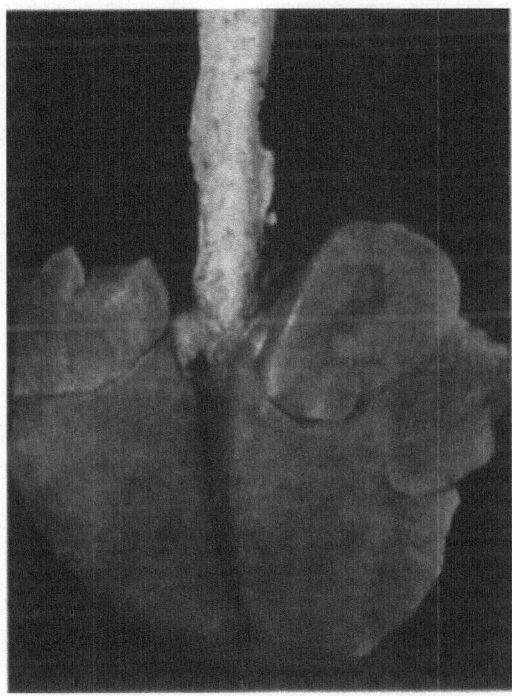

Abb. 12. *Nicht vorbehandeltes Kaninchen (Nr. 2715), drei Tage nach intratrachealer Infektion getötet. Man erkennt makroskopisch keine Spur einer Veränderung.*

Die Infektion wurde mit 0,1 ccm einer 1:25 Suspension des Typus-humanus-Stammes T. R. ausgeführt, der für Kaninchen avirulent ist. Dieselbe intratracheale Dosis hat aber bei geeignet vorbehandelten Tieren, die sich durch erhöhte Entzündungsbereitschaft auszeichneten, in drei Tagen riesige Lungeninfiltrate hervorgebracht (s. Abb. 13).

Pathogenetische Deutung: Die für Kaninchen avirulenten Erreger – obwohl in großer Dosis eingeführt – haben nur einen sehr schwachen Entzündungsreiz ausüben können und nur an den engbegrenzten Stellen, an welchen sie mit dem Lungengewebe direkt in Berührung kamen, eine schwache Strömungsverlangsamung verursacht, die sich in minimalen Wucherungserscheinungen von seiten der Alveolarzellen äußerten. Eine nennenswerte Vermehrung der Kochschen Bazillen konnte nicht erfolgen.

anatomische Untersuchung zeigt nun ausgedehnte frische, entzündliche Infiltrate in den Lungen sowie kennzeichnende Schädigungen in vielen Organen, insbesondere in der Milz, der Leber, in den Nieren und in allen Teilen des Herzens, welche durch, den entzündlichen ähnliche, Strömungsstörungen des Blutes im terminalen Gefäßnetz entstehen. Viele der bei vorinfizierten Tieren in geeignetem Abstand intravenös eingeführten Kochschen Bazillen zerfallen unmittelbar nach der Reinfektion; es besteht also eine durch die Vorbehandlung erworbene Immunität. Diese äußert sich auch darin, daß entzündliche Infiltrate und viele andere, oft durch ausgedehnten Gewebeuntergang gekennzeichnete Schädigungen in den verschiedenen Organen, welche bei vorbehandelten Tieren infolge der Reinfektion auftreten, manchmal sogar spurlos ausheilen;

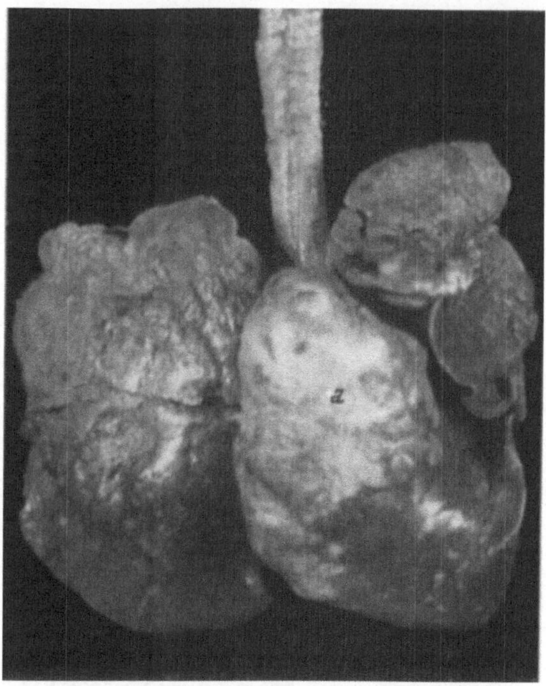

Abb. 13. *Großes experimentelles Aspirationsinfiltrat bei einem Tier, dessen Entzündungsbereitschaft durch Vorinfektionen erhöht wurde.*

Bei diesem Kaninchen (Nr. 2676) haben wir zuerst den linken Hoden mit lebenden KOCHschen Bazillen (0,1 ccm einer 1:2500 Suspension des – für Kaninchen sehr virulenten – Bovin-Stammes K. 221) infiziert; 21 Tage später dieselbe Dosis und dieselbe Bazillenart wie bei Kaninchen 2715 (s. Abb. 12) intratracheal injiziert; drei Tage später wurde das Tier getötet. *Morphologischer Befund:* Im oberen Teil des rechten Unterlappens *(a)* hat sich ein fast pflaumengroßes massives Infiltrat entwickelt. In diesem sind bei der mikroskopischen Untersuchung die Stellen, an welchen die intratracheal eingespritzten Erreger hängenblieben, an bestimmten Veränderungen – Haufen zerfallender Leukozyten, Parenchymnekrose – deutlich zu erkennen. Die große Masse der Verdichtung wird aber durch ödematöse Durchtränkung und durch die Ansammlung von großen Alveolarzellen gekennzeichnet. Wir erinnern daran, daß das intratracheal infizierte Kontrolltier keine makroskopisch wahrnehmbare Veränderung zeigte.

Pathogenetische Deutung: Die Vorbehandlung bzw. die im Anschluß an die Hodeninfektion erfolgte Erregeraussaat verursachte einen zunehmenden Reizzustand des Vasomotorensystems. Als dann die intratracheale Einspritzung erfolgte, trat an den Stellen, an welchen die neue Infektion das Lungengewebe traf, nach einer kurzen, mit Leuko- und Erythrodiapedese verbundenen prästasischen Strömungsverlangsamung Dauerstase ein. In der nahen und entfernten Umgebung der Ansiedlungszentren entwickelte sich eine peristasische, mit Liquordiapedese und nutritivem Effekt einhergehende Strömungsverlangsamung und Hyperämie. Wie die Untersuchung später getöteter Tiere dieser Serie zeigte, füllen sich allmählich alle „perifokalen" Alveolen mit einem großzelligen Infiltrat. Die Vermehrung der Alveolarzellen ist bei den vorinfizierten Tieren etwa acht Tage nach der intratrachealen Infektion besonders lebhaft. Später fällt das ganze experimentelle Aspirationsinfiltrat der Nekrose anheim und ausgedehnte Kavernen entwickeln sich.

oder es ist offensichtlich, daß unter dem Einfluß der Immunität lebende und an und für sich virulente KOCHsche Bazillen ihre normale entzün-

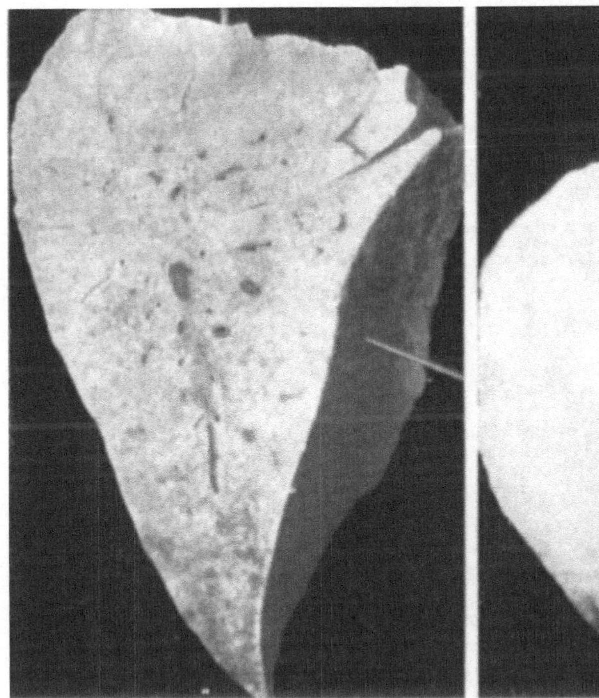
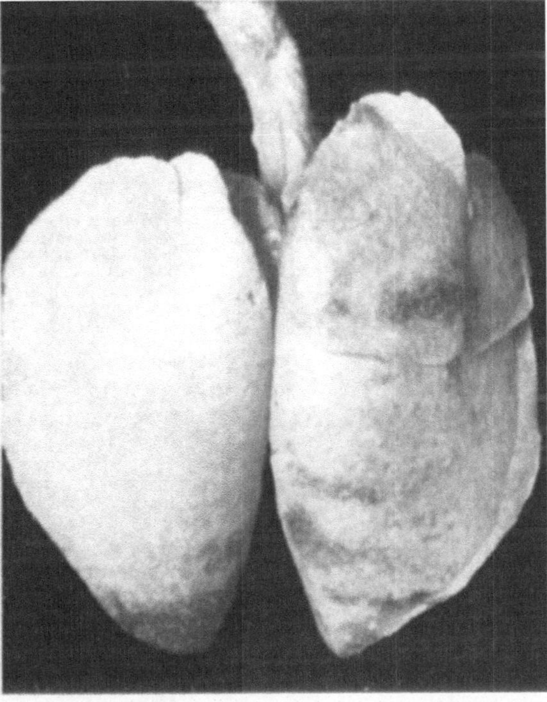

a b

Abb. 14. *Folgen der intravenösen Reinfektion bei einem Tier (Kaninchen 3396), dessen Entzündungsbereitschaft Kochschen Bazillen gegenüber durch eine vorangehende Infektion des Hodens gesteigert wurde.*

In den linken Hoden wurden große Mengen lebender Humanbazillen (des Stammes T. R.) eingeführt, welche sich für Kaninchen als avirulent erwiesen. Die intravenöse Einspritzung haben wir mit 0,5 ccm einer 1:1000 verdünnten Aufschwemmung des für Kaninchen sehr virulenten Bovin-Stammes K. 221 vorgenommen. Das Tier wurde acht Tage nach der Reinfektion getötet.

Morphologischer Befund: Hochgradige, gleichmäßige Vergrößerung beider Lungen (bei den Kontrollen sind diese weich und lassen makroskopisch keine Veränderung erkennen), in welchen sowohl unzählige rundliche Ansiedlungsherde als auch ein diffuses („interfokales") Infiltrat zwischen den Knötchen vorliegen. Das verdichtete Lungengewebe fühlt sich ziemlich hart, doch elastisch wie Radiergummi an. Die histologische Untersuchung zeigt Nekrosen an den Stellen, an welchen die intravenös eingespritzten Kochschen Bazillen das Lungengewebe direkt berührt haben. In der unmittelbaren Umgebung der Nekrosen und in den Gebieten zwischen den „Tuberkeln" (in den Interfokalgebieten) herrschen große Alveolarzellen vor, welche sehr häufig, zu umfangreichen Riesenzellenrasen vereinigt auftreten.

Pathogenetische Deutung: Die Vorbehandlung mit Kochschen Bazillen des Typus humanus und die an die Hodenerkrankung sich anschließende Aussaat führte in zahlreichen Organen, insbesondere auch in den Lungen, zu einer Strömungsverlangsamung nutritiven Charakters im terminalen Gefäßnetz, welche eine mehr oder weniger ausgeprägte Vermehrung der retikulo-endothelialen Elemente in Milz und Leber verursachte; auch in den Lungen haben die Alveolarzellen an Zahl zugenommen. Als dann die intravenöse Reinfektion erfolgte, trafen die eingeführten Bazillen ein terminales Gefäßnetz, dessen Vasomotoren bereits erregt waren und durch den plötzlich und – besonders in den Lungen – konzentriert wirkenden zusätzlichen Reiz gelähmt wurden. Bei vielen Tieren endete dieser Zustand bald nach der Reinfektion mit dem Tod im Schock. Das Tier, dessen Lungen wir in der Abbildung zeigen, überlebte die gefährliche Schockperiode; überwand den Lähmungszustand der Lungengefäße, so daß sich in ausgedehnten Lungengebieten eine nutritive Strömungsverlangsamung entwickeln konnte, die eine vehemente Vermehrung der Alveolarzellen veranlaßte. Nur an den Stellen, an welchen die intravenös eingeführten Kochschen Bazillen mit dem Lungengewebe in direktem Kontakt standen, blieb die Blutstockung bestehen; es entwickelte sich eine Dauerstase, der Nekrose folgte.

Die Alveolarzellen stellen die Elemente dar, welche die Immunstoffe produzieren.

dungserregende Wirkung nicht entfalten können. Jedenfalls kann kein Zweifel daran bestehen, daß im Tierexperiment eine Infektion mit KOCH-

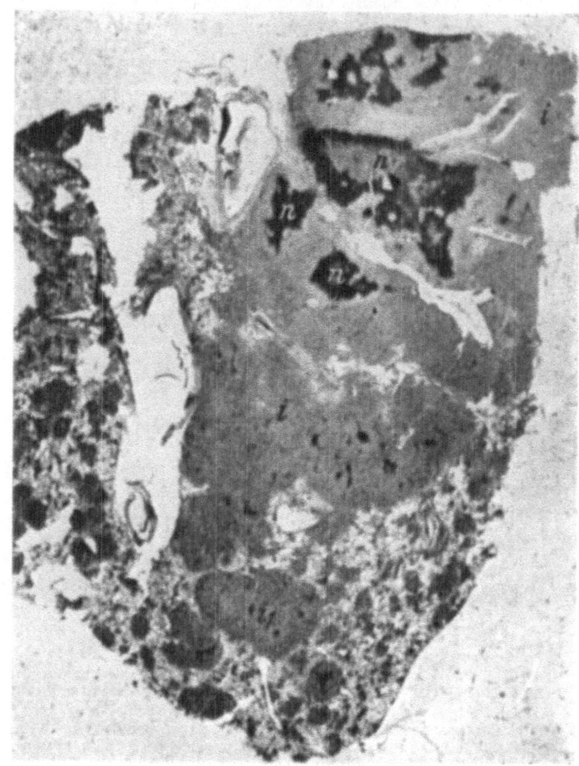

Abb. 15. *Histologisches Übersichtsbild des großen Lungeninfiltrates, das nach intratrachealer Einspritzung spezifisch wirkender Teilsubstanzen von abgetöteten Kochschen Bazillen bei einem Kaninchen (Nr. 2642) entstand, dessen Entzündungsbereitschaft durch eine frühere Hodeninfektion erhöht wurde (s. Abb. 18).*

Die Hodeninfektion haben wir mit 0,5 ccm des virulenten Bovin-Stammes K. 221 (in einer 1:2500 Suspension) ausgeführt. Die Einspritzung der „Teilsubstanzen" in die Trachea erfolgte drei Wochen nach der Vorbehandlung. Das Tier wurde acht Tage später getötet. *Morphologischer Befund:* Es sind multiple Nekrosen (*n*) in ausgedehnten Gebieten zu erkennen, welche von einem zellreichen Infiltrat durchsetzt erscheinen (*i* und i_1) (s. Abb. 18). Die ganze Verdichtung nimmt einen sehr großen Teil des linken Unterlappens ein, während bei den entsprechend behandelten Kontrolltieren nur minimale Veränderungen vorlagen. Die verdichteten Lungenteile fühlen sich elastisch, radiergummiartig, an.

Pathogenetische Deutung: Die Infektion des Hodens mit lebenden KOCHschen Bazillen führte zu einer Erregung der Vasomotoren. Daher konnten „Teilsubstanzen" abgetöteter KOCHscher Bazillen an den Stellen, an welchen sie nach ihrer intratrachealen Einführung mit dem Lungengewebe in Berührung traten, permanente Blutstockung (d. h. Vasomotorenlähmung) und Nekrose verursachen, während bei nicht vorbehandelten Tieren fast keine Reaktion erschien. Von den Zentren aus, in welchen Bazillen das Lungengewebe unmittelbar berührt haben, dehnte sich die vasomotorische Reaktion auf ausgedehnte Gefäßnetze aus, in welchen sie sich als nutritive Strömungsverlangsamung etablierte und zur Entwicklung einer umfangreichen alveolarzelligen Infiltration Veranlassung gab. (S. Abb. 18.)

schen Bazillen die Reaktionsweise des angegriffenen Organismus nach zwei Richtungen verändert, indem sie einerseits die Entzündungsbereitschaft — besser: die Neigung des Blutkreislaufes in der terminalen Strombahn zu peristasischer, diapedetischer Verlangsamung und zum

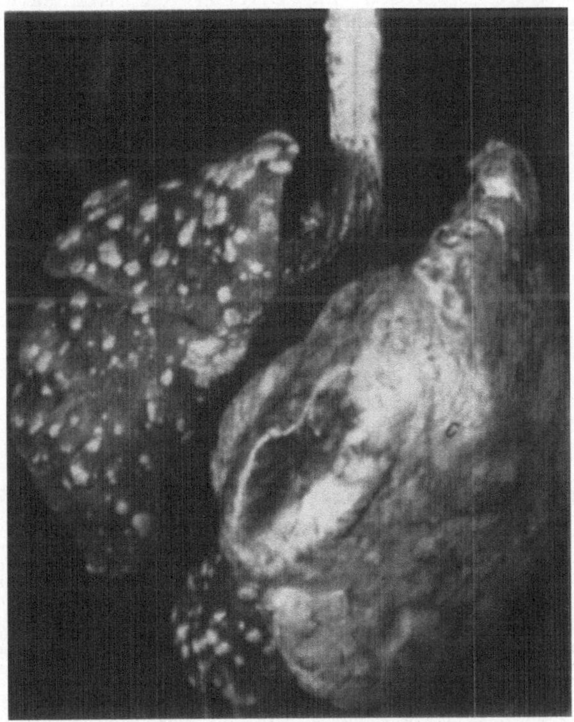

Abb. 16. *Virulent vorbehandeltes, avirulent reinfiziertes Tier (Kaninchen 791), getötet 35 Tage nach der Reinfektion. Riesige Einschmelzungshöhle (c) in der rechten Lunge als Folge der intratrachealen Infektion.*

Dieses Tier wurde ähnlich behandelt wie Kaninchen 2676, dessen Lungen Abb. 13 zeigt. *Morphologischer Befund:* Hühnereigroße mehrkammerige Kaverne im rechten Oberlappen, fast vollkommen gereinigt. In allen anderen Lungenteilen beiderseits grobkörnige hämatogene Aussaat, hervorgegangen aus dem Hodeninfiltrat und ausgesprochene Abheilungstendenz zeigend.

Pathogenetische Deutung: Nachdem sich in den ersten Tagen nach der intratrachealen Infektion ein umfangreiches Lungeninfiltrat entwickelte, stellte sich nach einer Phase der vorwiegend nutritiven Strömungsverlangsamung doch noch permanente Blutstockung im ganzen verdichteten Gebiet ein. Nekrose und allmähliche Eliminierung des abgestorbenen Parenchyms waren die Folgen.

Stillstand — wesentlich erhöht und andererseits eine wirksame Immunität hervorruft.

Wir haben in Experimenten bei doppelt infizierten Tieren folgende Phänomene kennengelernt, welche mit der postinfektiösen erhöhten Entzündungsbereitschaft zusammenhängen:

1. Massive, eventuell lobäre entzündliche Infiltrate in den Lungen, vom Charakter der gelatinösen Pneumonie, entstanden durch intratracheale Reinfektion etwa 21 Tage nach der Vorbehandlung (Abb. 13).

2. Diffuse, massive, entzündliche („gelatinöse") Infiltrate in beiden Lungen, entstanden nach intravenöser Reinfektion — also durch eine künstliche hämatogene Aussaat (Abb. 14 *a* und *b*).

3. Ausgedehnte Nekrosen im Bereich der Reinfektionsinfiltrate, hauptsächlich an den Stellen, an welchen die bei der Reinfektion eingeführten Erreger mit dem Lungenparenchym in Berührung treten. Die Nekrose — käsige Pneumonie — kann bei intratrachealer Reinfektion große Lungenteile — ganze Lappen — ergreifen und zur Entwicklung riesiger Kavernen führen (Abb. 15, 16).

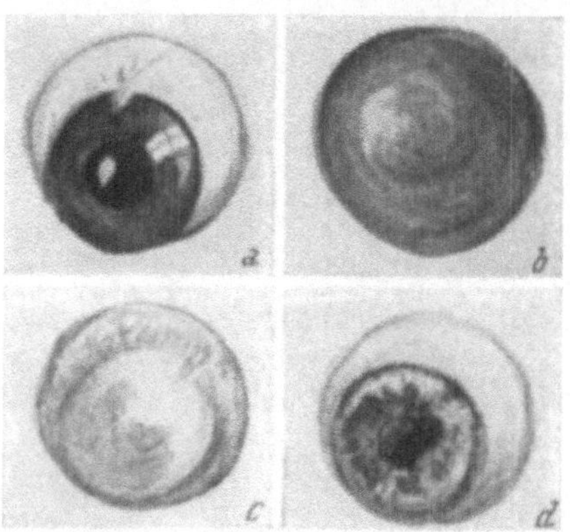

Abb. 17. *a*: Auge eines normalen Meerschweinchens am 3. Tage nach der Vorderkammerinfektion mit Bazillen des Bovin-Stammes. Hornhaut und Vorderkammer klar, Pupille mittelweit, Iris glatt; an der Injektionsstelle leichte ziliare Injektion. *b*: Vorbehandeltes Meerschweinchen, gleichzeitig mit dem in Abb. 17 *a* gezeigten Fall Vorderkammerinfektion. Drei Tage nach der Infektion hochgradige Hyperämie der Bindehaut und der Ziliargefäße. Durch die bleigrau getrübte Hornhaut schillern gelbliche Exsudatmassen auf der Irisoberfläche hervor. *c*: Das gleiche Auge wie in Abb. 17 *a*, 16 Tage nach der Augeninfektion. Der Augapfel ist im ganzen stark vergrößert, die Hornhaut nahezu bis zur Mitte von dichtem Pannus überzogen und zentral stark getrübt. In der Ziliarkörpergegend scheint der käsig zerfallene Untergrund bereits hindurch. Drohende Perforation. *d*: Dasselbe Auge wie in Abb. 17 *b*, 17 Tage nach der Augeninfektion. Die allgemeine Hyperämie ist zurückgegangen. Am Hornhautrand zarte Pannusbildung, die Hornhaut hat sich erheblich aufgehellt. Die Vorderkammer ist klarer geworden. Auf der Iris vereinzelte spitze, graue Knötchen. Das Pupillargebiet ist noch durch graugelbliche Schwarten überzogen. (Die Bilder wurden von Herrn Priv.-Doz. Dr. METZGER gezeichnet.)

Pathogenetische Deutung: Bei dem *unvorbehandelten Tier* hat die Infektion eine an Intensität allmählich zunehmende peristasische Kreislaufstörung verursacht, die sich etwa zwei Wochen später — Hand in Hand mit der ungehemmten Vermehrung der Erreger — zu einer Dauerstase entwickelte. Totale Nekrose, Perforation und Entleerung des Bulbus waren die Folgen. Bei dem *vorbehandelten Tier* bestand bereits im Zeitpunkt der intraokularen Reinfektion eine leichte Strömungsverlangsamung, welche sich sofort nach der intraokularen Einspritzung in eine mit hochgradiger Diapedese und ausgesprochenem nutritivem Effekt einhergehende prästasische Störung verwandelte. Es kam dabei zu keiner Parenchymzerstörung nennenswerten Umfanges, so daß etwa 14 Tage nach der Augeninfektion, zur Zeit, in welcher der Kreislauf sich allmählich normalisierte, eine weitgehende Restitution möglich war. Die Vermehrungsfähigkeit und die entzündungserregende Wirkung der intraokular eingeführten Bazillen wurde durch die Immunität gehemmt, welche sich unter dem Einfluß der Hodeninfektion entwickelte.

4. Hochgradige Panophthalmitis, die sich in geradezu unmittelbarem Anschluß an eine Reinfektion nur am neu angegriffenen Auge entwickelt (Abb. 17).

5. Tödlicher Schock bzw. schwere Schockprostration, die einige Tage anhält und sich eventuell bessern kann.

6. Vergrößerung der Milz und der Leber durch höchstgradige peristasische Erweiterung und Hyperämie im *ganzen* Gefäßsystem dieser Organe.

7. Ausgedehnte Koagulationsnekrosen in Milz und Leber.

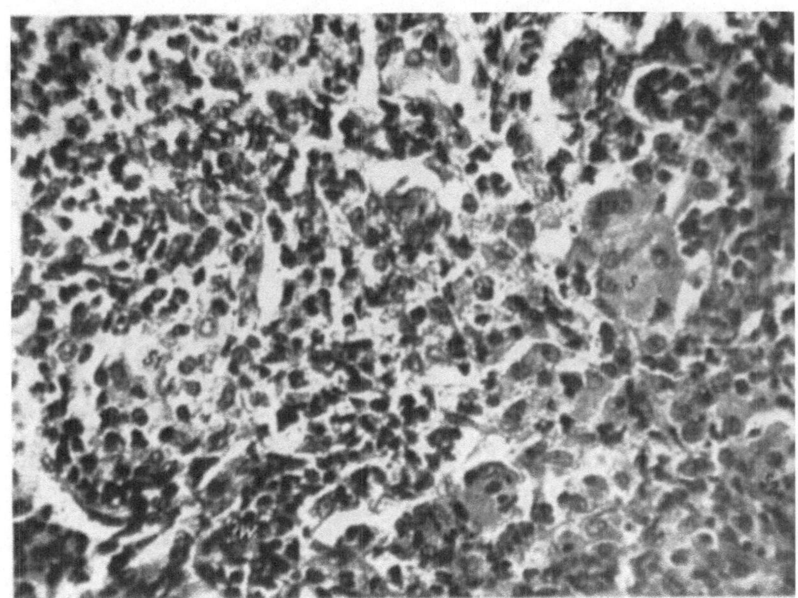

Abb. 18. *Aus dem radiergummiartigen Lungeninfiltrat eines intratracheal mit spezifischen Teilsubstanzen behandelten Kaninchens (Nr. 2642), dessen Entzündungsbereitschaft durch eine frühere Hodeninfektion erhöht wurde (s. Abb. 15).*

Die Hodeninfektion haben wir mit 0,1 ccm des virulenten Bovin-Stammes K. 221 (in einer 1:2500 Suspension) ausgeführt. Die Einspritzung der „Teilsubstanzen" abgetöteter KOCHscher Bazillen in die Trachea erfolgte drei Wochen später. Das Tier wurde nach acht Tagen getötet.

Morphologischer Befund: Stark erweiterte Alveolen enthalten zahlreiche große Alveolarzellen (S_1 und S_2), welche sich oft zu riesenzellenartigen Zellrasen vereinigen (S). Die Septen der Luftsäckchen sind stark verdickt (W), die Kapillarendothelien groß, an Zahl ausgesprochen vermehrt, ähnlich wie die Alveolarwandzellen. Es liegt also eine großzellige Infiltration vor, wie bei der rückbildungsfähigen, chronischen (sog. epituberkulösen) Pneumonie des Menschen, die sich bei der Obduktion radiergummiartig anfühlt.

Pathogenetische Deutung: Im Gebiet, das die großzellige Infiltration aufweist, bestand eine Strömungsverlangsamung nutritiven Charakters, welche für die lebhafte Zellvermehrung und die Entstehung der großzelligen pneumonischen Infiltration verantwortlich ist.

8. Nekrosen im epithelialen Parenchym der Nieren; Glomerulusveränderungen vom Typus der Herdnephritis.

9. Herzmuskelschädigungen von der Beschaffenheit der ASCHOFF-GEIPELschen Herde. Endokarditis.

10. Endophlebitische und endarteriitische Zellwucherungen, insbesondere in den Lungen- und Lebergefäßen.

Alle Lungen-, Leber-, Milz-, Nieren-, Herzmuskel- und Gefäßveränderungen haben wir in der Letalperiode auch bei Tieren festgestellt, welche nur einmal, und zwar mit virulenten KOCHschen Bazillen infiziert wurden; sie traten hier ungefähr vier bis sechs Wochen nach der

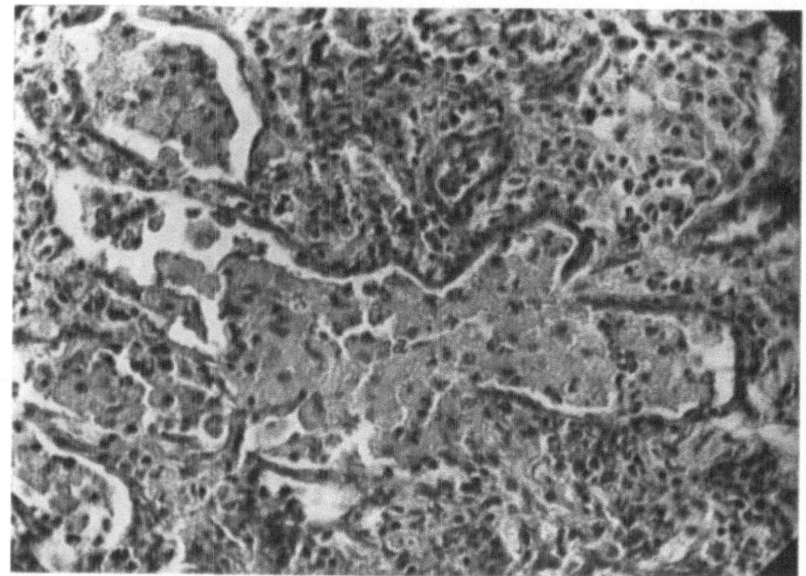

Abb. 19. *Erstes Zeichen einer beginnenden Reinigung der infiltrierten Lungen eines doppeltinfizierten Kaninchens (Nr. 2213).*

Die Hodeninfektion wurde mit dem für Kaninchen avirulenten Human-Stamm T.R. ausgeführt (0,1 ccm einer 1:25 Suspension). Die intravenöse Infektion erfolgte 21 Tage später, mit dem für Kaninchen sehr virulenten Bovin-Stamm K. 221 (0,5 ccm einer 1:1000 Suspension). Das Tier ging am 25. Tag nach der Reinfektion spontan ein.

Morphologischer Befund: Absterbende Zellmassen in Luftsäckchen (*a*). Deutliches Hervortreten epithelartiger Zellketten, welche die Hohlräume auskleiden und derart das Bestehenbleibende vom Absterbenden trennen. Dieselben Befunde gelangen auch in den benachbarten Lungenteilen zur Beobachtung, in welchen Alveolarsepten deutlich zu unterscheiden sind, auch wenn die Luftsäckchen selbst kollabiert erscheinen.

Pathogenetische Deutung: Die peristasische Strömungsverlangsamung, welche nach der intravenösen Einspritzung in den Gebieten zwischen den Ansiedlungsherden („Interfokalgebieten") auftrat und zunächst, zwei Wochen lang, mit ihrem nutritiven Effekt eine vehemente, später eine allmählich abnehmende Vermehrung der Alveolarzellen verursachte, wurde von einer normalen Blutströmung abgelöst. Damit beginnt wieder die Herrschaft der physiologischen Regulation, welche allmählich dazu führen kann, das Lungenparenchym, dessen Grundzüge auch während der Erkrankung erhalten geblieben waren, allmählich gereinigt wird und wieder normal funktioniert.

Infektion als Folge der automatischen, endogenen, hämatogenen Aussaat auf. Die Agonie dieser Tiere erinnert an den Schockzustand vorbehandelter und drei bis vier Wochen später reinfizierter Tiere.

Typische Herzmuskel-, Leber- und Nierenveränderungen beobachteten wir übrigens auch bei hodeninfizierten Tieren, welche in typischem Abstand intratracheal reinfiziert wurden.

Viele der vorhin aufgezählten Veränderungen verlieren ihren unspezifisch-hyperergischen Charakter und verwandeln sich zu mehr oder weniger typischen tuberkulösen Herden. So werden die anfangs ganz unförmigen hyperergischen Nekrosen, die sich im unmittelbaren Anschluß etwa an eine intravenöse Reinfektion in den Lungen oder in der Leber entwickeln, allmählich zu Mittelpunkten von Tuberkelgranulationsherden.

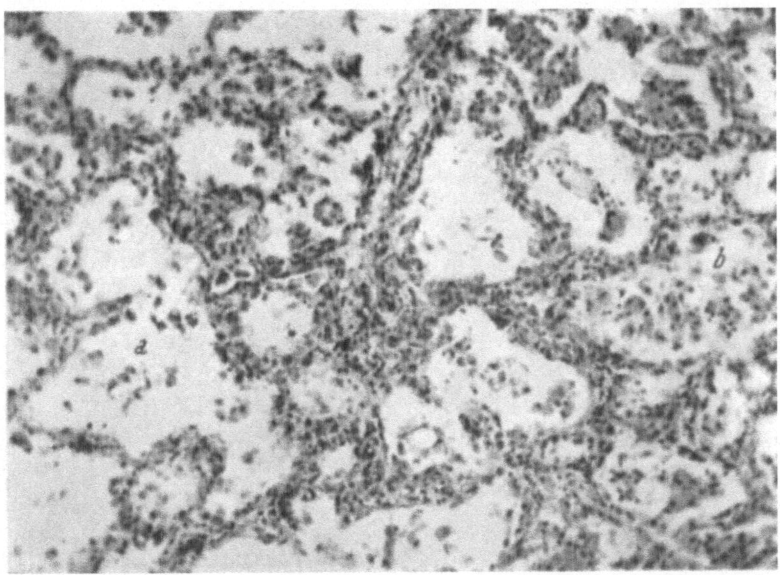

Abb. 20. *Auflockerung und Auflösung der intraalveolären Infiltration im interfokalen Gebiet bei einem doppeltinfizierten Tier (Kaninchen 2204), das 21 Tage nach der intratrachealen Einspritzung einging. (Behandlung identisch wie bei Kaninchen 2213, dessen Lungenveränderungen Abb. 19 zeigt.)*

Morphologischer Befund: Verdickte, zellreiche, zum Teil leicht verfaserte Alveolarsepten. Starke Blutüberfüllung der Kapillaren. Die Luftsäckchen enthalten lockere Verbände von Alveolarzellen (*a*), welche zum Teil Zerfallserscheinungen aufweisen. Zahlreiche, zum Teil gut erhaltene polymorphkernige Leukozyten (*b*).

Pathogenetische Deutung: In Interfokalgebieten, in welchen 17 bis 20 Tage nach der intravenösen Einspritzung noch beatmete – wenn auch keinesfalls intakte – Luftsäckchen vorlagen, traten kurz vor dem Tode im Anschluß an eine frisch entstandene prästasische Strömungsverlangsamung, Zeichen eines neuen Entzündungsschubes – Alveolarzellwucherung und Leukodiapedese – auf.

Es ergab sich übrigens, daß alle diese überaus charakteristischen Veränderungen im ganzen Organismus auch dann auftreten, wenn die Vorbehandlung oder die intravenöse Reinfektion der Tiere mit abgetöteten Bazillen bzw. mit bestimmten Teilsubstanzen ihrer Leiber erfolgt (Abb. 18); auch kann die intravenöse Einspritzung bei vorbehandelten Tieren mit toten Erregern oder ihren Teilsubstanzen vorgenommen werden.

Wir vergleichen die Milzveränderungen mit dem von BIELING und ISAAC beim experimentellen anaphylaktischen Schock studierten „schwarzen Milztumor". Auch die von uns beobachteten Leberschädigungen entsprechen denen bei experimentellem anaphylaktischem Schock oder in tödlichen Krankheiten nach Transfusion inkompatibilen Blutes, nach Tetanusserumgaben oder bei Puerperaleklampsie festgestellten; ebenso ist eine Ähnlichkeit zur Parenchymzerstörung bei der akuten, diffusen, nekrotisierenden Hepatitis unverkennbar. Die Nierenveränderungen — im Prinzip genau so unspezifisch wie die der Milz und Leber — entsprechen am ehesten Befunden der akuten herdförmigen Glomerulo-

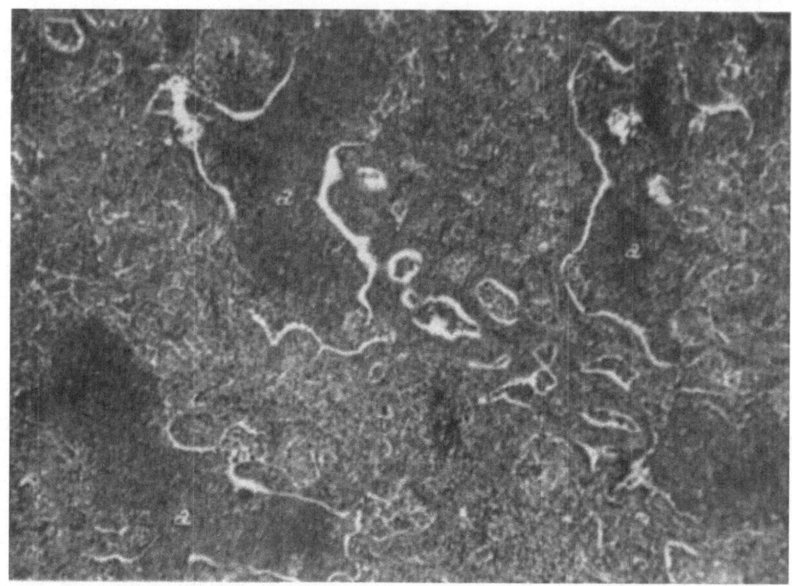

Abb. 21. *Beginnende Reinigung des hochgradig infiltrierten Lungengewebes bei einem doppelt-infizierten Tier (Kaninchen 2212), das 50 Tage nach der Reinfektion getötet wurde.* (*Behandlung identisch wie bei Kaninchen 2213, dessen Lungenveränderungen Abb. 19 zeigt.*)

Morphologischer Befund: Ausgedehnte Nekrosen (*a*), die wir als Reste der Ansiedlungsherde deuten, heben sich von Interfokalgebieten ab, in welchen ein in progressiver Auflockerung und Auflösung begriffenes großzelliges intraalveoläres Infiltrat vorherrscht.

Pathogenetische Deutung: In den Ansiedlungszentren der intravenös eingeführten Erreger entstand seinerzeit Dauerstase, welche zum Absterben begrenzter Lungenteile führte, während in den Interfokalgebieten der nutritive Effekt einer peristasischen Strömungsverlangsamung dichte intraalveolare und interstitielle Zellensammlungen produzierte. 1½ Monate nach der Reinfektion, nachdem entzündungserregende Reize aufgehört haben zu wirken, normalisierte sich der Blutkreislauf soweit, daß die physiologische Regulation wieder zum Vorherrschen gelangte und die Rekonstruktion normaler anatomischer Verhältnisse beginnen konnte. KOCHsche Bazillen — soweit sie in den alten Herden noch vorhanden sind — können ihre Virulenz nicht auswirken lassen, weil sie unter dem Einfluß von Immunstoffen stehen.

nephritis; während Nekrosen und Infiltrate im Herzmuskel an die rheumatische Myokarditis mit ihren charakteristischen ASCHOFF-GEIPELschen Herden erinnern.

Seitdem diese Befunde erhoben wurden, gelang es uns in einer großen Zahl der Fälle, analoge Schädigungen auch bei Menschen nachzuweisen. Es kam sogar vor, daß die Obduktion bei einem Patienten, der in der Initialperiode eines exogenen tuberkulösen Prozesses oder eines Reaktivationsschubes in einem heftigen schockähnlichen Krankheitsbild starb, charakteristische Lungen-, Milz-, Leber-, Herzmuskel- und Nierenveränderungen fast im selben Ausmaß erkennen ließ, wie unsere experimentell infizierten Tiere.

Im Zusammenhang mit der postinfektiösen Immunität haben wir folgende Phänomene der Experimentalpathologie beobachtet:

1. Rasche Besserung des Allgemeinzustandes der reinfizierten Tiere, nachdem sie die Schockperiode — etwa die ersten fünf Tage nach der Reinfektion — überstanden haben.

2. Chronisch-pneumonische Infiltrate („Radiergummipneumonie"), welche morphologisch durch die intraalveolare Ansammlung von Alveolarhistiozyten und biologisch durch die Tendenz charakterisiert sind, sich aufzulösen, ohne wesentliche Spuren von Zerstörungen im Parenchym zurückzulassen (Abb. 19, 20).

3. Aufhellung und Reinigung des durch die Reinfektions-Panophthalmitis bedrohten Auges (Abb. 17).

4. Auflösung und Resorption von hyperergischen Nekrosen in Lungen, Milz und Leber, ohne Defekte zu verursachen, welche die morphologische Geschlossenheit und die Funktionstüchtigkeit der Organe wesentlich beeinträchtigen könnten (Abb. 21).

5. Massenhafter Zerfall von Kochschen Bazillen in den Lungen unmittelbar nach der intravenösen Reinfektion sowie Hemmung der Vermehrungsfähigkeit und des entzündungserregenden Einflusses der durch die Reinfektion eingeführten, in den Lungen festgehaltenen, an und für sich virulent gebliebenen Kochschen Bazillen. (Bieling-Oelrichsches Phänomen.)

6. Anwesenheit von lebenden und durchaus virulenten Kochschen Bazillen in entzündlichen Infiltraten — eventuell in großen Mengen —, ohne daß der Prozeß seinen gutartigen, zur Ausheilung neigenden Charakter einbüßt.

Manche dieser Beobachtungen erinnern an Befunde bei Infektionen mit avirulenten Kochschen Bazillen. Es ist dies mit ein Grund dafür, daß wir *das Wesen der angeborenen oder erworbenen Immunität hauptsächlich in der Fähigkeit des Organismus erblicken, die entzündungserregenden Eigenschaften der Mikroorganismen zu dämpfen oder ganz zu lähmen.*

In unseren experimentellen Untersuchungen haben sich die erhöhte Entzündungsbereitschaft und die Immunität zunächst parallel entwickelt; ungefähr drei Wochen nach der Erstinfektion erreichen sie beide hohe Grade ihrer Wirksamkeit; dann verliert sich der hyperergische Charakter der Entzündungsprodukte immer mehr, während die Immunität noch verhältnismäßig lange funktioniert.

III. Bemerkungen über das morphologisch und funktionell definierbare Wesen der erhöhten Entzündungsbereitschaft und der Immunität

Kochsche Bazillen sind — wie alle pathogenen Mikroorganismen — Entzündungserreger, das heißt, ihre Anwesenheit in den Geweben wird mit dem Auftreten einer Infiltration beantwortet, die sich aus Blutzellen (polymorphkernigen Leukozyten, Lymphozyten, Erythrozyten, Bluthistiozyten) und aus Blutplasma (Serum und Fibrinogen) zusammensetzt; diesen Entzündungsprodukten schließen sich noch Elemente an, die Vermehrungsprodukte autochthoner Bindegewebezellen darstellen: Retikulozyten, Fibro- und Histiozyten. Vom pathogenetischen Standpunkt handelt es sich um die Folgen einer Störung der Blutströmung im Terminalnetz des durch die Entzündungserreger angegriffenen Gewebes; um die Folgen einer Strömungsverlangsamung zunächst nutritiven Charakters, die eine Vermehrung der ortsansässigen Bindegewebezellen veranlaßt. Später — in ihrer prästasischen Phase — geht die Strömungsverlangsamung mit diapedetischen Phänomenen einher: es kommt zu Austritt von Plasma („Liquordiapedese“), von weißen Blutzellen und Erythrozyten. Stellt sich dann die Stase ein, so gerinnt das Fibrinogen zu Fibrin; ja, der infolge der Ernährungsstörung eintretende Zerfall kann als Nekrose sichtbar werden. Löst sich die Stase nach kurzer Zeit — wie für die typische Entzündung charakteristisch —, so kommt es in der Periode der poststasischen Strömungsverlangsamung wieder zu diapedetischen Prozessen, eventuell begleitet durch die Wucherung von Retikulumzellen und verwandten Elementen.

Passen wir nun alle diese Vorgänge dem Rickerschen Stufengesetz an, so ergibt sich als erste pathologische Folge der entzündlichen Reizung eine mittlere Dilatatorenerregung bei Konstriktorenparese — Strömungsverlangsamung vorwiegend nutritiven Charakters; später komplette Konstriktorenlähmung, kombiniert mit höchstgradiger Dilatatorenerregung — diapedetische Strömungsverlangsamung; zuletzt Lähmung des ganzen Gefäßnervengeflechtes — Stillstand der Strömung, Stase. Die Anerkennung aller dieser Zusammenhänge ermöglicht die funktionelle Deutung gewisser morphologischer Befunde, welche zum Entzündungsprozeß gehören: Vorwiegen von (etwa Alveolar-) Histiozyten bedeutet das Vorherrschen einer Strömungsverlangsamung nutritiven Charakters; Durchtränkung eines Gewebes mit Plasma („Ödem“), mit relativ wenigen weißen Blutzellen, mit Erythrozyten, stellt das Zeichen der diapedetischen (prästasischen) Strömungsverlangsamung dar; während die Anwesenheit von Fibrin, erst recht Nekrosen, auf das Stattfinden der Stase hinweist. Befinden sich im Entzündungsbereich sehr viele Leukozyten, so können wir auf eine noch bestehende oder eben erst abgeklungene poststasische Strömungsverlangsamung schließen.

Kochsche Bazillen können als Entzündungserreger alle eben gekennzeichneten Phänomene provozieren. Finden wir bei einem Kaninchen, drei Wochen nach der mit avirulenten Bazillen[1] vorgenommenen Impfung des Hodens, aus Retikulumzellen und Histiozyten bestehende, diffuse Infiltrate in Lymphknoten, in der Milz und in der Leber, eine ausgeprägte Vermehrung der Retikulumzellen und Histiozyten in den Lungenalveolen, so schließen wir auf eine relativ lange anhaltende Strömungsverlangsamung nutritiven Charakters, das heißt, auf eine Dilatatoren-

[1] Kochsche Bazillen des Typus humanus erweisen sich beim Kaninchen zur Erzeugung einer progredienten tödlichen Krankheit als ungeeignet.

erregung mittleren und eine Konstriktorenparese leichten Grades. Stellen wir dagegen unmittelbar nach der — etwa drei Wochen nach der Vorbehandlung intravenös applizierten — Reinfektion eine diffuse, zellarme, ödematöse und stellenweise blutige Durchtränkung beider Lungen fest, so wissen wir, daß der Eingriff die Vasokonstriktoren vollständig lähmte, die Dilatatoren höchstgradig erregte, das heißt, die Entstehung einer diapedetischen Strömungsverlangsamung veranlaßte.

Käseherde (Nekrosen) und Einschmelzungen beweisen, daß die Strömungsverlangsamung mit einer Unterbrechung der Blutversorgung, Lähmung der Gefäßnerven, endete. Fügen wir noch hinzu, daß sowohl in tuberkulösen Granulationsherden als auch in Infiltraten exsudativpneumonischer Natur dichte polymorphkernige Ansammlungen gar nicht selten vorkommen; als Zeichen dafür, daß sich die Stase auch bei dem durch Kochsche Bazillen in Gang gebrachten Entzündungsprozeß lösen kann, bevor Thrombosen und Nekrosen der Gefäßwand ein Neubeginnen der Blutströmung endgültig verhindern.

Vergleichen wir nun die maximalen, morphologisch definierbaren Veränderungen, welche in den verschiedensten Organen eines nicht vorbehandelten Kaninchens in den ersten Tagen nach einer etwa intravenösen Infektion mit virulenten Erregern[1] auftreten, mit denen bei Doppeltinfizierten, so versteht man das Wesen der erhöhten Entzündungsbereitschaft: *Infolge der Vorbehandlung mit avirulenten Keimen befindet sich das terminale Gefäßnetz im Augenblick der Reinfektion bereits im Zustand einer permanenten Dilatatorenreizung, kombiniert mit leichter Konstriktorenparese, so daß die angreifenden Erreger sofort eine diapedetische Strömungsverlangsamung verursachen können, die nach kurzer Zeit* — jedenfalls an den Stellen, an welchen die Kochschen Bazillen im Gewebe haften — *in Dauerstase kulminiert.*

Erhöhte Entzündungsbereitschaft bei der experimentellen Tuberkulose bedeutet demnach Dauererregung des Gefäßnervensystems: In ihrem schwächsten Grad sind nur Dilatatoren bzw. nur die Vasokonstriktoren erregt; stärker ist die Entzündungsbereitschaft, wenn neu angreifende Mikroorganismen einen Zustand der permanenten Dilatatorenerregung mittlerer Intensität, kombiniert mit schwacher Konstriktorenparese, vorfinden; und im höchsten Niveau der Empfindlichkeit wird die Wirkung der neuen Aussaat durch die bereits bestehende höchstgradige, mit vollständiger Lähmung der Konstriktoren einhergehende Dauererregung der Dilatatoren vorbereitet. Wir sehen, erhöhte Entzündungsbereitschaft bedeutet durch vorbereitende Einflüsse auf das Gefäßnervensystem gesteigerte Neigung zu peristasischer Kreislaufstörung in Terminalgebieten; in ihrem höchsten Grad die Bereitschaft zur sofortigen Entstehung der Dauerstase.

Kochsche Bazillen — wie alle Keime — üben eine pathogene Wirkung nur aus, wenn sie ihre entzündungserregenden Eigenschaften ungehindert

---

[1] Kochsche Bazillen des Typus bovinus sind geeignet, bei Kaninchen progressive, tödlich endende Infektionen zu verursachen.

entfalten können. Je stärker diese sind, um so höher die Virulenz der Erreger. Wir verstehen, daß in einem Terrain, dessen Entzündungsbereitschaft stark erhöht ist, an und für sich geradezu avirulente Keime sehr heftige Krankheitsbilder auszulösen befähigt sind. Andererseits können sich KOCHsche Bazillen, welche bei einer bestimmten Tierart in geeigneten Dosen verabreicht, progrediente, ja tödliche Prozesse provozieren, bei anderen — immunen — Tieren als vollkommen unschädlich erweisen, indem sie keine destruktiven Entzündungsprozesse hervorrufen. Diese Indifferenz KOCHschen Bazillen gegenüber führen wir auf die Anwesenheit von Substanzen — Immunstoffen — zurück, welche die entzündungserregenden Eigenschaften der KOCHschen Bazillen hemmen oder gar vollkommen unterdrücken. Spezifische „Immunität" heißt also der kongenitale oder erworbene Besitz an Substanzen, welche verhüten, daß gerade KOCHsche Bazillen als Entzündungserreger wirken.

Schließen wir uns PFEIFFER, METSCHNIKOFF, EPSTEIN, BIELING, EHRICH, MC MASTER, RICH, SABIN, LURIE, WHITE u. a. an, indem wir anerkennen, daß die Immunkörper ganz allgemein aus Retikulozyten, Lymphozyten und ihren Verwandten hervorgehen, so können wir die Entstehung der Immunität nach einer experimentellen Impfung mit KOCHschen Bazillen erklären. Führten wir ja vorhin aus, daß als erste Folge der Infektion eine Strömungsverlangsamung nutritiver Tendenz auftritt, bei welcher in vielen Organen zunächst in täglich zunehmender Zahl Retikulumzellen und ihre Abkömmlinge neugebildet werden! Wir verstehen nun, daß die Immunität am Ende der dritten Woche einer neuen Infektion mit KOCHschen Bazillen bereits sehr wirkungsvoll ist und daß alle Typen der Infiltrate, in welchen Retikulumzellen, Histiozyten (Alveolarhistiozyten, Epitheloidzellen) und Lymphozyten vorherrschen, von gutartiger Natur sind, auch wenn sie — vielleicht sogar in großer Zahl — an und für sich virulente KOCHsche Bazillen enthalten! Wir sehen ein, daß die Immunität aufhören kann; wenn nämlich die der nutritiven Strömungsverlangsamung zugrunde liegende Gefäßnervenerregung ihr Ende findet, so daß keine neuen „Immunitätszellen" mehr gebildet werden.

Wir haben in Experimenten festgestellt, daß die Entzündungsbereitschaft nach einer Impfung mit KOCHschen Bazillen innerhalb von drei Wochen höchste Grade erreicht, in einer Zeit, die ausreicht, um auch eine kräftige Immunität entstehen zu lassen. Da die Schutzstoffe das Produkt einer bestimmten typischen Strömungsverlangsamung darstellen, die ihrerseits wieder nichts anderes als das funktionelle Äquivalent der erhöhten Entzündungsbereitschaft bedeutet, finden wir die beiden in ihrem Wesen einander fremden, ja einander in einem gewissen Sinne geradezu entgegengesetzten „allergischen" Gestaltungsfaktoren des spezifischen Infektionsprozesses, *die erhöhte Entzündungsbereitschaft und die Immunität pathogenetisch aneinandergekettet. Sie entwickeln sich im allgemeinen gleichzeitig, weil der Kreislaufstörung, welche die Entstehung des entzündlichen Infiltrates ermöglicht* — entsprechend dem RICKERschen Stufengesetz — *eine verhältnismäßig lange anhaltende nutritive, das heißt, proliferativ wirkende Strömungsverlangsamung vorangeht.* Stellen wir uns aber vor, daß im Anschluß an eine Infektion sehr virulenter und sich außerordentlich rasch vermehrender Erreger unter der Einwirkung der Ansiedlung und der Aussaat sofort eine diapedetische Strömungsverlangsamung auftritt, so ergibt sich, daß unter diesen Bedingungen keine Schutzstoffe entstehen können; obwohl die Entzündungsbereitschaft gerade jetzt in ganz kurzer Zeit ihre höchstmöglichen Grade erreicht.

IV. Erhöhte Entzündungsbereitschaft und Immunität als Gestaltungsfaktoren von Erkrankungen durch Infektion mit Kochschen Bazillen

Wir sprechen hier nicht einfach von „Tuberkulose", weil die Kochschen Bazillen keinesfalls immer Tuberkel hervorbringen. Freilich ist die Tendenz zur Bildung von typischen runden Granulationsherden auch in Infiltraten oft nachzuweisen, die anfangs ganz „untuberkulös", etwa als diffuses entzündetes Ödem, als käsige Pneumonie oder als ausgedehnte chronische Pneumonie erscheinen. Andererseits gibt es auch Krankheitsbilder, deren Zugehörigkeit zum Kreis der Infektion durch Kochsche Bazillen feststeht oder jedenfalls erwogen werden muß und bei welchen Tuberkel fehlen, selbst dann, wenn es gelingt, in den ganz und gar „unspezifisch" beschaffenen Krankheitsherden oder im strömenden Blut Kochsche Bazillen nachzuweisen! Da es sich hier um den ersten Versuch handelt, Folgen der Infektion mit Kochschen Bazillen beim Menschen an Hand von Befunden zu interpretieren, welche in Tierexperimenten gewonnen wurden, ist eine gewisse Willkür in der Behandlung unseres Themas unvermeidlich. Wir werden uns also in diesem Abschnitt als Leitmotiv immer zunächst an Befunde halten, die wir aus der Experimentalpathologie als Ausdruck einer erhöhten Entzündungsbereitschaft bzw. der Immunität kennen und Zustände, welche möglicherweise allergischer Natur sind, denen wir aber in Tierexperimenten nicht begegneten, gesondert betrachten.

1. Schockartige Zustände bei der Infektion mit Kochschen Bazillen als Ausdruck der erhöhten Entzündungsbereitschaft

Jene für die Reinfektion vorbehandelter Kaninchen charakteristische Erschütterung des ganzen Organismus — morphologisch gekennzeichnet durch plötzlich auftretende diffuse Exsudate in den Lungen, Lähmungsmilztumor, frische Nekrosen im Lungenparenchym, in Leber, Milz, Nieren und Herzmuskel, Zellansammlungen in vielen Gefäßen und in ihren Wänden — ist in der Letalperiode auch bei einfach (virulent) intravenös infizierten Tieren nachzuweisen und offenbart sich in einem durch automatische hämatogene Aussaaten bedingten Schockzustand. Es handelt sich dabei um die Auswirkungen der Reaktion eines gemeinsamen großen, in seiner Funktion mit dem autonomen Nervensystem zusammenhängenden Apparat, der — um nur die wichtigsten Organe zu nennen — Leber, Milz, Nieren, Herzmuskel und Lungen umfaßt und sich in Kreislaufstörungen äußert. In vielen Fällen unserer experimentellen Untersuchungen trat also der Tod nicht — oder nicht nur — als Folge einer rein mechanischen Belastung des Organismus, sondern durch eine Erschütterung des autonomen Nervensystems, wie im anaphylaktischen Schock, auf. Wir haben diese Befunde mit frischen Schädigungen der Lungen, der Nieren, der Milz, der Leber und des Herzens in Verbindung gebracht, welche — wohl ebenfalls als Ausdruck der Erschütterung des autonomen Nervensystems — bei der Lungenphthise des Menschen auftreten und bei vielen Schwindsüchtigen als Todesursache zu deuten sind.

Redeker und Walter stellen in ihrem Werke „Entstehung und Entwicklung der Lungenschwindsucht des Erwachsenen" (1929) fest, daß „jeder echte Phthisetod... unter einem sekundär allergischen Nachschub bzw. unter der diesem Stadium nachfolgenden Erschöpfungsanergie" erfolgt. Dieser Satz — dessen Ausdrücke der Rankeschen Theorie entnommen sind — drückt wohl denselben Tatbestand aus, auf den auch wir anspielen.

Auch Ameuille wies mit seinen Mitarbeitern (1935) auf „terminale" Veränderungen der phthisischen Lungen hin, welche unmittelbar vor dem Tode auftreten und als Todesursache zu gelten haben.

Es handelt sich nach den Autoren um ödematöse Infiltrate, „Splenisation" und „Hepatisation" in Lungengebieten, in welchen die letzte vor dem Tode aufgenommene Röntgenphotographie keinerlei Veränderungen aufweist[1].

Sie müssen also sehr spät, in den letzten Tagen oder Stunden vor dem Tode, entstanden sein[2].

Freilich erklären die Verfasser den Eintritt des Todes eher mechanisch,

---

[1] Die Verfasser vergleichen diese terminalen Infiltrate mit den Exsudaten der akuten lobären und lobulären Lungenentzündung. Sie finden „... des exsudats oedémateux, fibrineux, diapédétiques, desquamatifs, hémorragiques, mais les éléments diapédétiques et hémorragiques sont clairsemés, très inconstants, tandis que l'oedème, les coagulats fibrineux, l'alvéolite desquamative sont constants et très importants".

[2] Die Verfasser berufen sich auf eine wichtige Beobachtung von Kanony und Israel: Bei einem fieberfreien Patienten mit doppelseitiger, ausgedehnter, aber offensichtlich stabilisierter Phthise, bei gutem Allgemeinbefinden, tritt nach zweimonatigem Höhenaufenthalt plötzlich eine massive Infiltration beider Unterlappen auf, die röntgenologisch festgestellt werden konnte und am fünften Tage nach der kritischen Wendung des Krankheitsverlaufes tödlich endet.

Allerdings würden wir heute das plötzliche Auftreten des Infiltrates nicht nur mit dem zweifellos vorhandenen Zustand einer höchstgradigen Entzündungsbereitschaft, sondern auch mit einer, von den Autoren damals begreiflicherweise übersehenen, Lymphknotenperforation in das Bronchialsystem erklären.

als Folge der plötzlichen Verstopfung der letzten noch atmenden Lungenteile: „La mort du tuberculeux, par ce mécanisme que se réalise presque chez tous, serait un mort par asphyxie“[1].

Die beschriebenen Lungenveränderungen werden als Folge einer terminalen Aussaat von Kochschen Bazillen erklärt, deren häufiges Vorkommen Ameuille zusammen mit Kindberg schon 1914 nachwies.

Ameuille und seinen Mitarbeitern verdanken wir noch andere Beobachtungen, welche — obwohl sie von den Verfassern als mechanisch bedingte Folgen gedeutet werden — eher in die Gruppe der hier erörterten terminalen Lungenschädigungen gehören. Bei zwei Patienten — beides ältere Männer — mit ausgedehnten spezifischen pneumonischen Infiltraten tritt fast unmittelbar nach der Applikation eines Pneumothorax ein schweres Krankheitsbild auf, das — nach der gegebenen Beschreibung — geradezu an einen Asthmaanfall erinnert. Bei der Obduktion wurde in beiden Fällen eine Verstopfung der Bronchien durch geronnene Schleimmassen gefunden, welche unmittelbar vor dem Tode durch die Bronchialschleimhaut ausgeschieden wurden. Die Verfasser halten es für möglich, daß in manchen Fällen eines sogenannten akuten Lungenödems die tödliche Überschwemmung des Parenchyms von den Bronchien aus erfolgt[2].

Ein Mitarbeiter Ameuilles, Canetti, Verfasser einer neuen umfassen-

---

[1] „Cette asphyxie présente des traits spéciaux, et en particulier la réduction à l'extérieur des manifestations fonctionnelles; elle se fait cliniquement sans bruit: un peu de cyanose et d'accélération de la respiration en sont les seuls témoins. Cela est dû probablement à ce que le tuberculeux avancé est atteint des partout; qu'il fait, comme nous le croyons fermement, une dissémination de son infection dans tous ses organes et que la déchéance ainsi produite explique la suppression progressive de toutes ses réactions.“

[2] Bezançon und Delarue beschrieben (1929) den Fall eines 19 Jahre alten Mannes mit Lungenveränderungen, welche zunächst als durchaus besserungsfähig zu betrachten waren. Es trat aber plötzlich eine Verschlimmerung ein, mit beträchtlicher Temperaturerhöhung und schwerer Dyspnoe, Zyanose, ein Zustand, der eine Woche nach Beginn der asphyktischen Phänomene tödlich endet. Die Obduktion zeigt beide Lungen vergrößert, schwer, durch und durch infiltriert. Im Infiltrat sind kleine kleeblattförmige Käseherde zu unterscheiden, welche die Verfasser „en somme, de tubercules miliaires caractéristiques“ bezeichnen, und Veränderungen, welche das Gewebe zwischen diesen „corps isolés“ ausfüllen. Bei der histologischen Untersuchung erweisen sich die Alveolen als durchsetzt von Leukozyten, Erythrozyten und „desquamierten“ Zellen; die Septen sind hochgradig verdickt, ihre Kapillaren höchstgradig erweitert. Die Verfasser deuten den Fall als Miliartuberkulose, kompliziert durch das plötzliche Auftreten eines diffusen Prozesses, den wir als interfokale Infiltration bezeichnen würden. Die Ähnlichkeit der Vorgänge und der morphologischen Veränderungen mit unseren Beobachtungen bei einfach (virulent) intravenös infizierten Tieren in der Woche vor ihrem Eingehen ist augenfällig. Wir erinnern hier auch an den von Lemierre und Ameuille beschriebenen Fall eines Suizides durch intravenöse Einspritzung von Kochschen Bazillen: die terminale Verschlimmerung dauerte auch hier etwa eine Woche. Bezançon beschrieb übrigens (zusammen mit Letulle) zwei Fälle der akuten „asphyktischen Tuberkulose“ ohne Miliartuberkel.

den Studie über die „tuberkulöse“ Allergie, bespricht mehrere der eben erwähnten Beobachtungen und erklärt z. B. jene von AMEUILLE, ISRAËL und DELHOMME (1935) beschriebenen Phänomene als Folge der „allergischen“ Entzündung. „... c'est à l'allergie que ressort, en dernière analyse, la mort d'une grande partie de ces malades. Toutfois, ce n'est pas la mort allergique véritable; l'allergie n'a agi qu'en supprimant les dernièrs champs d'hématose; le malade aurait survécu s'il lui était resté un peu plus de poumon sain.

Il y a place, a côté de ces cas très fréquents, pour quelques cas de *mort allergique véritable*, qui est une mort par *choque*.“

Klinisch handelt es sich nach CANETTI in diesen Fällen um Patienten, bei welchen manchmal keinerlei Zeichen darauf hinweisen, daß die Katastrophe in kurzer Zeit eintreten wird: „brutalement se produit une altération extrême de l'état général; un état de choque s'installe, avec algidité et hypotension, et la mort survient en quelques heures.“

Anatomisch sind, wie Verfasser feststellt, die tuberkulösen Lungenveränderungen vielleicht gar nicht sehr ausgedehnt: aber es herrscht hochgradiges — manchmal hämorrhagisches — Ödem vor, das die bis zuletzt noch gesunden Lungengebiete überschwemmt; Leber, Milz, Nieren sind blutüberfüllt; ausgedehnte Nekrosen des Leberparenchyms liegen vor.

„Ces cas sont rares; mais ils existent; tout phtisiologue en connait.“

CANETTI vermutet, daß die tödlichen Überempfindlichkeitsphänomene durch das plötzliche Eindringen großer Mengen von tuberkulinartig wirkenden Substanzen in den Kreislauf provoziert werden.

Ich glaube, wir können uns mit den hier besprochenen Befunden und Vermutungen vorläufig begnügen. Es steht jedenfalls fest, daß Phänomene der Überempfindlichkeit und der Anaphylaxie bei der Gestaltung des Krankheitsbildes der Phthise von großer Bedeutung sind und daß ihre Bekämpfung — Unterdrückung oder Verhütung — mit zu den wichtigsten therapeutischen Maßnahmen gehört.

Wir haben uns bisher nur mit den akuten, schockartig auftretenden und tödlich wirkenden Überempfindlichkeitsphänomenen beschäftigt. Es gibt aber zweifellos auch Fälle, in welchen die hyperergische Erschütterung des autonomen Nervensystems keinen letalen Grad aufweist und sich vielleicht nur in einer erhöhten Entzündungs- bzw. Reaktionsbereitschaft auf spezifische oder unspezifische Reize äußert. Folgen wir den Ausführungen von E. SCHULZ, so kann man geradezu von einem typischen Krankheitsbild des „tuberkulös überempfindlichen Menschen“ sprechen. Bei „dieser Art der Tuberkulose“ wird „der *ganze Mensch* in weit stärkerem Maße in Mitleidenschaft gezogen“, als „es bei der Phthise der Fall ist“. (SCHULZ, l. c. S. 8.) Während bei der Phthise eine ganz ausgesprochene Organerkrankung vorliegt, und die subjektiven Beschwerden im ganzen Krankheitsbild weniger in Erscheinung treten, handelt es sich bei dem tuberkulösen Allergiker „in erster Linie um funktionelle Störungen“ mit subjektiven Beschwerden im Vordergrund. „Dabei entsprechen die subjektiven Beschwerden in den wenigsten Fällen dem objektiven Befunde...[1]"

Ähnliche Gedankengänge teilt auch Ickert mit. Beide letztgenannten Autoren stimmen auch darin überein, daß eine spezifische Desensibilisierung mit Hilfe einer Tuberkulinkur indiziert ist.

2. Krankheitsbilder, welche durch hämatogene Aussaat der Kochschen Bazillen auf dem Boden der maximal gesteigerten Entzündungsbereitschaft entstehen und in den Kreis der Miliartuberkulose gehören

Die hämatogene Aussaat der Kochschen Bazillen gehört an und für sich zu den banalsten Folgen einer tuberkulösen Infektion, die sich im Verlauf des Prozesses oft wiederholt und meistens unbemerkt abklingt. Erfolgt sie aber in den Stadien der Grundkrankheit, in welchen die Entzündungsbereitschaft gesteigert ist oder gar höchste Grade erreichte, so können sich tödliche Krankheitsbilder entwickeln, welche, obwohl sie viele Ähnlichkeiten mit der klassischen Miliartuberkulose aufweisen, von ihr unterschieden werden.

In diese Gruppe der Folgen einer hämatogenen Aussaat von Kochschen Bazillen gehört das von Landouzy beschriebene, später u. a. auch von Scholz, W. Fischer, Liebermeister, Siegmund charakterisierte Krankheitsbild einer *Sepsis tuberculosa acutissima* („Typhobazillose"). Wie diese Bezeichnungen andeuten, handelt es sich um eine plötzlich außerordentlich heftig auftretende und unter dem Bilde einer schweren septischen Allgemeininfektion verlaufende, häufig mit Störungen der Blutbereitung einhergehende Krankheit, deren tuberkulöse Natur während der klinischen Beobachtung vielleicht überhaupt nicht geklärt werden kann. Es sei denn, daß man an diesen Typus einer Miliartuberkulose denkt und die im Blut kreisenden Kochschen Bazillen im Tierexperiment oder kulturell nachweist. Die hochgradige Benommenheit, welche die Kranken befällt, läßt in erster Linie Typhus abdominalis vermuten. Allerdings erweist es sich, daß die Lungensymptome viel stärker im Vordergrund stehen, als dies sonst bei einem typischen Typhus abdominalis vorzukommen pflegt. Selbst die Sektion kann noch diagnostische Schwierigkeiten bereiten. Man findet in den hochgradig infiltrierten Lungen ein diffuses, massives Infiltrat, aber vielleicht gar keine richtigen Tuberkel und noch bei der histologischen Untersuchung wird oft nur der Kenner von Veränderungen, welche bei der tuberkulösen Überempfindlichkeit

---

[1] Schulz schlägt vor, all die vielen Bezeichnungen dieser besonderen Form der Tuberkulose, wie die „maskierte Form der lympho-hämatogenen Phthise" nach Starlinger, „Tuberkulosoid" nach Neisser-Braeuning und neuerdings Gerhartz, „die tuberkulöse Intoxikation" und die „juvenile Tuberkulose" nach den beiden Hollós, „Tuberkulosemaske" nach Neumann, „Atylose" nach Massini, „Epi-", „Para-", „Meta-"Tuberkulose und andere mehr, unter dem einheitlichen klinischen Bild der „tuberkulösen Hyperallergie" zusammenzufassen (Schulz, l. c. S. 30).

auftreten, vermuten, daß eine durch KOCHsche Bazillen verursachte Erkrankung vorliegt.

Freilich kann man in den histologischen Schnitten überall KOCHsche Bazillen nachweisen. Das Infiltrat ist durch ausgedehnte unregelmäßige Nekrosen gekennzeichnet. Auch Milz und Leber sind hochgradig geschwollen und enthalten Nekrosen.

Bemerkenswerterweise wurden wiederholt Fälle der LANDOUZYschen Sepsis beobachtet, bei welchen trotz schweren, lebensbedrohenden Krankheitszeichen schließlich doch eine Heilung erfolgte[1].

Alle diese Beobachtungen ermöglichen es, die LANDOUZYsche „tuberkulöse" Sepsis als eine besonders heftig auftretende Folge der hämatogenen Aussaat von KOCHschen Bazillen in einem höchstgradig überempfindlichen Organismus zu deuten[2].

In der Tat, suchen wir in unseren Experimenten nach Fällen, welche den Veränderungen der LANDOUZYschen Krankheit entsprechen, so stoßen wir auf jene Gruppe von Tieren, welche vorbehandelt im Anschluß an eine intravenöse Reinfektion mit virulenten Mikroben eingehen; herrschen doch auch hier ausgedehnte Nekrosen in den Ansiedlungsherden der diffus infiltrierten Lungen, in der stark vergrößerten Leber und Milz und in den Nieren vor; auch hier ist eine Besserung möglich, die in vielen Fällen zu einer völligen Gesundung führt, in anderen Fällen aber — zirka drei Wochen nach der Reinfektion — infolge der massiven Infiltration beider Lungen den Tod nicht abzuwenden vermag. Eine

---

[1] LANDOUZY und sein Mitarbeiter GOUGEROT unterschieden 1908 drei Verlaufsformen der Krankheit: 1. Tod nach akutem sepsis- oder typhusähnlichem Verlauf. 2. Beginn mit einem typhösen Krankheitsbild, dann Besserung und schließlich Tod an Lungentuberkulose. 3. Ausheilung nach sepsisartigem Verlauf.

[2] Zur Erklärung des eigenartigen Krankheitsbildes wurden bisher folgende Theorien vorgeschlagen: 1. Die Krankheit wird durch den Typus gallinaceus des KOCHschen Bazillus verursacht (LÖWENSTEIN). 2. Überschwemmung des Blutes mit großen Mengen von höchst virulenten und giftigen KOCHschen Bazillen (SCHOLZ). 3. Der Erreger gehört in die Gruppe der Pseudotuberkelbazillen (WREDE). 4. Mikroorganismen aus der Proteusgruppe können ähnliche Krankheitsfälle verursachen (WARREN). 5. Es liegt eine *primäre* Anergie (das heißt Mangel an *Abwehr*) vor. „Dies hätte zur Voraussetzung, daß der Organismus nie vorher mit der Tuberkulose in Berührung gekommen ist. Trifft einen solchen ein ungewöhnlicher Ansturm von Tuberkelbazillen, so kann die vorhandene Resistenz unmittelbar in weitgehende Widerstandslosigkeit umschlagen." (VELTEN und FATUM, SIEGMUND). 6. Es liegt eine *sekundäre* Anergie vor: Der mit einem Primärkomplex behaftete Organismus verliert infolge einer nicht sicher feststellbaren Ursache, wie hochgradige Erschöpfung usw., jegliche Fähigkeit der Abwehr (PAGEL, SIEGMUND). 7. Die LANDOUZYsche Krankheit entsteht bei Erwachsenen, die eine tuberkulöse Erstinfektion erwerben und deren Leukozyten sich durch eine phagozytäre Minderleistung auszeichnen. Die sepsisartig verlaufende Tuberkulose stellt also ein Gegenstück zu den septischen Erkrankungen, welche mit Panmyelophthise, Agranulozytose, akuter Leukämie usw. verlaufen und bei welchen eine primäre Schädigung der blutbereitenden Gewebe vorliegt (MATISSECK).

weitere Ähnlichkeit besteht darin, daß sowohl die Infiltrate als auch die Nekrosen gerade im Zeitpunkt der heftigsten Reaktion nichts „Tuberkulöses" aufweisen. Besonderheiten im anatomischen Bild und im klinischen Verlauf des LANDOUZYschen Krankheitsbildes könnten dadurch bedingt sein, daß die hämatogene Aussaat bei Menschen eben nicht *einmal*, sondern vielleicht oft und in rascher Folge hintereinander auftritt[1].

Wir erinnern hier auch an die morphologischen Blutbefunde bei der anaphylaktischen Reaktion, welche, mit sehr starken Verschiebungen einhergehend, auf eine höchstgradige Belastung des hämatopoetischen Gewebes hinweisen und bei eventuell erblich stigmatisierten Individuen vorübergehende oder dauernde Störungen der Blutbildung hervorrufen können.

Wie bei den experimentell infizierten Tieren, haben wir auch bei Menschen mannigfaltige pathologisch-anatomische Befunde erhoben, welche dieses „septische" Krankheitsbild charakterisieren oder seine typischen Entwicklungsstadien darstellen. In Fällen, in welchen der Tod rasch eintritt, herrschen in allen Teilen beider Lungen diffuse, gelatinöse Infiltrate vor, in welchen die Ansiedlungszentren der hämatogenen Aussaat mit freiem Auge überhaupt nicht und bei der mikroskopischen Untersuchung nur als unregelmäßige — keinesfalls „tuberkulöse" — Nekrosen zu erkennen sind. Später treten die hämatogenen Foci deutlicher hervor, indem sie sich im interfokalen Infiltrat als mehr oder weniger rundliche Herde hervorheben. Es sind hier übrigens zwei Typen zu unterscheiden: Fälle, bei welchen — wie bei den nur einmal virulent intravenös infizierten, vier bis sechs Wochen nachher spontan eingehenden Tieren — der hemmungslose käsige Zerfall im Vordergrund steht; und Fälle, bei welchen — wie bei den drei Wochen nach der Vorbehandlung des Hodens intravenös reinfizierten Tieren — ein massives, graurötlich-fleischiges, radiergummiartiges Interfokalinfiltrat vorherrscht, dem mikroskopisch ein durch dicht aneinandergedrängte Alveolarzellen gekennzeichnetes chronisch-pneumonisches Infiltrat entspricht. Es sind demnach drei Typen der bei erhöhter Entzündungsbereitschaft durch hämatogene Aussaat entstandenen doppelseitigen, diffusen Lungenveränderungen zu unterscheiden:

1. *Die gelatinöse Miliartuberkulose*, gekennzeichnet durch ein lockeres ödematös-entzündetes Interfokalinfiltrat, das eventuell abfließen kann, jedenfalls die anfangs unförmigen, später immer deutlicher tuberkelartigen Ansiedlungsherde nicht verwischt.

---

[1] Als wir unsere ersten Exemplare doppelt infizierter und im Anschluß an die Reinfektion spontan eingegangener Tiere untersuchten, dachten wir zuerst, daß sie an Lungenseuche umgekommen sind; die großen, schweren, saftreichen, auf der Oberfläche und auf den Schnittflächen von unzähligen winzigen weißgrauen Fleckchen durchsetzten Lungen, die vielen, schon mit freiem Auge erkennbaren Nekrosen der stark vergrößerten Leber, die riesengroße weiche Milz sahen ganz und gar nicht nach Tuberkulose aus!

2. *Die käsige Miliartuberkulose*, für welche eine hemmungslos um sich greifende diffuse Nekrose kennzeichnend ist[1].

3. Die diffuse *Radiergummipneumonie*, bei welcher eine großzellige, chronisch-pneumonische Interfokalinfiltration dominiert und die relativ kleinen, eventuell einschmelzenden Ansiedlungszentren nur bei der mikroskopischen Untersuchung eindeutig zu erkennen sind.

Während bei der käsigen Miliartuberkulose die überaus heftige Entzündungsbereitschaft Reaktionen heraufbeschwört — schockartige Erschütterung des ganzen Organismus, hochgradige Überschwemmung beider Lungen mit Exsudat usw. —, welche tödlich wirken und daher ein Fehlen oder Versagen der Immunkräfte vortäuschen können, entwickelt sich die hämatogene diffuse Radiergummipneumonie unter Bedingungen, welche die erhöhte Entzündungsbereitschaft und die Immunität harmonischer zur Geltung kommen lassen[2].

3. Krankheitsbilder, welche durch bronchogene Aussaat der Kochschen Bazillen auf dem Boden der maximal gesteigerten Entzündungsbereitschaft entstehen

Während wir einschlägige Schädigungen experimentell, bei vorbehandelten Tieren durch intratracheal verabreichte Reinfektion provozierten, entstehen sie bei Menschen in der Initialperiode eines durch exogene Neuinfektion oder durch Reaktivation in Gang gebrachten Prozesses als Folgen von Lymphknoteneinbrüchen in das Bronchialsystem. Es sind zu unterscheiden a) lobäre, pneumonische bzw. ausgedehnte Infiltrate, welche durch ihren Umfang und homogene Zusammensetzung, glatte Schnittfläche, deutliche Eigenschaften der akuten, durch Pneumokokken verursachte *Lobärpneumonie* aufweisen. Wir haben diese Form der hyperergischen Lungenentzündung bei der Schwindsucht besonders häufig im Mittellappen der rechten Lunge und in der Lingula beobachtet, obwohl sie auch in allen anderen Lungenteilen vorkommt. Die makroskopische Beschaffenheit kann — genau wie bei den hämatogenen Infiltraten — gelatinös, käsig oder radiergummiartig sein, entsprechend der jeweils vorherrschenden allergischen Konstellation: Nekrosen bedeuten das — jedenfalls momentane — Überwiegen des Einflusses der erhöhten Entzündungsbereitschaft, der erhöhten Stasebereitschaft! —, während die großzelligen Infiltrate die Wirkung der Immunität repräsentieren. Die lobäre Infiltration irgendeines Lungenteiles entsteht wohl manchmal als Folge der einmaligen Entleerung eines größeren nekrotischen Lymphknotens in das Bronchialsystem; zweifellos sind aber in anderen Fällen mehrere hintereinander — eventuell aus multiplen Einbrüchen erfolgende — lymphadeno-bronchogene Infektionen nötig, bis sich ein ganzer Lungen-

---

[1] Siehe auch RICH: "Acute caseating miliary tuberculosis with soft tubercles" (l. c. S. 666, 820, 822).

[2] Erwähnen wir hier auch jene Formen, bei welchen große, klassisch gestaltete tuberkulöse Granulationsherde in einem lufthaltigen Lungengewebe eingelagert liegen: *Granulierende Miliartuberkulose.*

lappen mehr oder weniger gleichmäßig mit entzündlichem Exsudat vollkommen ausfüllt. Immerhin entwickeln sich die lobären Infiltrate und jene ausgedehnten mit ausgeprägter Lobärtendenz sehr rasch, geradezu von heute auf morgen. Sie können klinisch verblüffend rasch verschwinden, wobei es sich entweder um flüchtige, entzündlich-ödematöse Verdichtungen oder um Exsudate handelt, welche — obwohl durch Kochsche Bazillen provoziert — wie bei der banalen Pneumonie, dichte Scharen von polymorphkernigen Leukozyten enthalten. Lymphadenobronchogene, hyperergische Infiltrate chronisch-pneumonischen Charakters können sich in einem mehrere Wochen oder einige Monate dauernden Prozeß ebenfalls lösen, ohne daß das Parenchym dabei nennenswerte Zerstörungen erfahren müßte; klinisch kann eine Infiltration dieser Gruppe („epituberkulöse Infiltration") nach einer Dauer von vielen Monaten oder ein bis zwei Jahren restlos und scheinbar ohne Parenchymdefekte zu verursachen ausheilen. Wir wissen aber, daß je länger der Ausheilungsprozeß bronchogener Infiltrate sich hinzieht, um so größer die Beteiligung von Nekrosen an der Verdichtung, deren Abkapselung, narbige Durchsetzung und Eliminierung relativ viel Zeit beansprucht. Jedenfalls können auch sehr ausgedehnte Nekrosen von Infiltraten des Parenchyms als unschädliche Massen monate-, ja jahrelang liegenbleiben. So müssen wir uns daran gewöhnen, Nekrosen nicht nur als Ausdruck der Virulenz und der Menge der angreifenden Mikroorganismen, sondern vor allem als Zeichen der erhöhten Entzündungsbereitschaft, der gesteigerten Neigung zur Stase aufzufassen.

b) *Die rasche Entwicklung großer Einschmelzungshöhlen stellt ebenfalls eine Äußerung der erhöhten Entzündungsbereitschaft dar.* So können im Tierexperiment schon vier bis sechs Wochen nach der Verabreichung einer intratrachealen Reinfektion große Höhlen im Bereich der vorher wochenlang beobachteten massiven Infiltration erscheinen. Auch in der Initialphase der Lungenschwindsucht bei Menschen kommen rapid verlaufende Einschmelzungsprozesse vor.

c) *Bei der galoppierenden Schwindsucht* treten bei höchstgradiger Entzündungsbereitschaft, oft in beiden Lungen, als Folge von fast gleichzeitig an mehreren Stellen des Bronchialsystems nachweisbaren Einbrüchen verkäster Lymphknoten ausgedehnte, oft lobäre Infiltrate auf, die bald nach ihrer Entstehung der Nekrose anheimfallen und sich zerbröckelnd auflösen.

4. Rückbildungsfähige, lobuläre und lobäre, akute und chronische Pneumonie als Ausdruck einer bestehenden Immunität bei Tuberkulose. Beziehungen der galoppierenden Schwindsucht zur Immunität. Schub und Immunität

Umfangreichere isolierte, rückbildungsfähige entzündliche Infiltrate bei der Phthise wurden erst zuverlässig beobachtet, seitdem die radiologische Untersuchung der Lungen als unentbehrlich gilt. Da Veränderungen dieser Gruppe ungefähr gleichzeitig — in den Jahren nach dem ersten Weltkrieg — einerseits durch Kinderärzte (Simon, Kleinschmidt, Elias-

BERG und NEULAND), andererseits durch Fürsorgeärzte (REDEKER) und Internisten (ASSMANN) entdeckt und dementsprechend verschieden benannt wurden, dauerte es ziemlich lange, bis man die prinzipielle Zusammengehörigkeit aller Phänomene erkannte. Noch heute ist aber bei Pädiatern die Diagnose „Epituberkulose" gang und gäbe, während durchaus analoge Verdichtungen bei Erwachsenen mit Vorliebe als „Frühinfiltrat" (SIMON) oder „Lobitis" bezeichnet werden.

Nun, man darf sie in einer einheitlichen Gruppe vereinigen,

1. weil sie ohne Zweifel alle als Folge einer direkten Einwirkung von KOCHschen Bazillen entstehen (so daß die Bezeichnung „Epi"-Tuberkulose keinen Sinn hat); weil sie
2. in der Initialperiode einer durch exogene Neuinfektion verursachten Erkrankung oder eines Reaktivationsschubes im Laufe eines chronischen Prozesses als Folgen von Lymphknoteneinbrüchen in das Bronchialsystem und Ausdruck der erhöhten Entzündungsbereitschaft erscheinen;
3. weil sie sich sowohl bei Kindern als auch bei Erwachsenen meistens als gutartig rückbildungs- oder gar gänzlich ausheilungsfähig erweisen, selbst in Fällen, in welchen es zur klinisch nachweisbaren Einschmelzung der Infiltrate kommt; diese Eigenschaften verdanken sie der mit dem neuen — oder neu aufgeflackerten — Infektionsprozeß einhergehenden Immunität.

Vom klinischen Standpunkt sind hier *flüchtige Infiltrate* zu unterscheiden, die rasch auftreten und eventuell in einigen Tagen oder höchstens in ein paar Wochen verschwinden; dann gibt es typische *Verdichtungen, deren Rückbildung viele Monate oder vielleicht ein bis zwei Jahre* beansprucht. Wir kennen ihre pathologisch-anatomischen Äquivalente. Kurz dauernde Infiltrierungen entsprechen entweder Entzündungsprozessen, in welchen die plasmatisch-seröse Durchtränkung vorherrscht, oder fibrin- bzw. leukozytenhaltigen Exsudaten, welche ihre Entstehung typischen peristasischen Kreislaufstörungen verdanken, welche unter Einwirkung der Aussaat von KOCHschen Bazillen auftreten und den banalen pneumonischen durchaus ähnlich, durch verhältnismäßig lange Prästase, ganz kurze Stase, lang dauernde poststasische Störungsverlangsamung gekennzeichnet sind.

Verschattungen, die sich nach monatelangem Bestehen aufhellen, entsprechen chronisch-pneumonische Infiltrate, in welchen Alveolarhistiozyten vorherrschen. Bemerkenswerterweise sind in diesen Elementen oft — manchmal in recht großer Zahl — KOCHsche Bazillen nachzuweisen, von welchen angenommen werden kann, daß sie noch leben; sie können ihre entzündungserregenden Eigenschaften — ihre Virulenz — nicht entwickeln, weil sie offensichtlich unter dem Einfluß von Immunkörpern stehen.

Mehr oder weniger ausgedehnte Nekrosen, die sich im Laufe des Prozesses zu typischen vernarbenden Tuberkeln umwandeln können oder erweichen, gehören zu den regelmäßig nachweisbaren Eigenschaften der rückbildungsfähigen, chronisch-pneumonischen Infiltrate; nicht nur in der Initialperiode des chronisch-pneumonischen Prozesses, sondern auch in seinen späteren Stadien; ihre Auflösung beschleunigt den Reinigungsvorgang und kann derart behutsam vor sich gehen, daß die Grundstruktur des Lungengewebes keine gröberen Zerstörungen erleidet.

Selbst die Anwesenheit sehr ausgedehnter Nekrosen läßt sich mit dem Begriff der Rückbildungsfähigkeit einer tuberkulösen Erkrankung durchaus vereinigen. Eine in ihrem Wesen gutartige, eventuell lobäre Verdichtung kann bald nach ihrer Entstehung durch Einbrüche nekrotischer Lymphknoten in das Bronchialsystem in ihrer ganzen Ausdehnung der Nekrose anheimfallen, nachher einschmelzen, ohne die gute Prognose zu beeinträchtigen. Bedeutet ja das Absterben noch so großer infiltrierter Lungenteile oft nicht eine deletäre Aggressivität von Erregern, die sich entfaltet, weil keine wirksame Immunität vorliegt, sondern nur, daß im Zeitpunkt der Aussaat, welche die Verdichtung provozierte, die Entzündungsbereitschaft, die *Neigung zu Dauerstase* höchste Grade aufwies. Daß aber gleichzeitig ein kräftiger Schutz bestand, beweist der spätere Verlauf: es entwickelt sich eine umfangreiche Kaverne, die sich überraschend schnell entleert und reinigt, durch spontanen oder künstlichen Pneumothorax kollabiert und sich für immer verschließt, ausheilt. Wir müssen uns demnach von der Vorstellung befreien, daß Nekrosen und Kavernen bei der Phthise nichts anderes als Zeichen der Schutzlosigkeit, daß sie immer und unbedingt nur ungünstige Entwicklungen bedeuten können.

Nekrosen infiltrierter Lungengebiete können sich lange Zeit als massive Käse- oder Kittherde erhalten, verkalken und eventuell erst nach Jahrzehnten allmählich verschwinden. Je länger der „Rückbildungsprozeß" in einem gegebenen Fall von „epituberkulöser" Infiltration, „Frühinfiltrat" oder „Lobitis" dauert, um so wahrscheinlicher ist, daß die Ausheilung durch die Vermittlung von Nekrosen auf Kosten des Parenchyms vor sich geht, auch wenn Defekte während der ganzen klinischen Beobachtung nicht in Erscheinung traten. Übrigens können große Lungenteile — besonders der Mittellappen und die Lingula — durch diffuse narbige Verödung zu winzigen Gebilden schrumpfen, so daß zuletzt vielleicht nur noch die tuberkulöse Ätiologie feststellbar bleibt, nicht aber der Weg — chronische Pneumonie? käsige Pneumonie? Atelektase? —, den der „Rückbildungsprozeß" durchlief.

Viele — wohl die meisten — Fälle dieser durch die Immunität kontrollierten gutartigen Erkrankungen werden nur durch Zufall entdeckt oder verlaufen vollkommen unbemerkt. Indessen kann sich, zusammen mit hohen und höchsten Graden der Entzündungsbereitschaft, auch eine Schutzlosigkeit manifestieren. Die *galoppierende Schwindsucht* stellt das Ergebnis dieser gefährlichen Konstellation dar. Handelt es sich dabei um eine Disharmonie zwischen einer extremen Entzündungsbereitschaft und einer wohl vorhandenen, aber noch ungenügenden Immunität? Oder wird die Wirkung der Immunstoffe durch deprimierende Faktoren, wie körperliche Anstrengungen, Unterernährung, Diabetes, Schwangerschaft, interkurrente Infektionskrankheiten usw., herabgesetzt?

Nachdem tuberkulöse Schädigungen klinisch ausheilen, können sich virulente Kochsche Bazillen jahrelang in abgekapselten Parenchymherden und in Lymphknoten als harmlose Parasiten erhalten: die Immunität reicht also aus, um die Entzündungsfähigkeit der Erreger und ihr Wachstum zu unterdrücken. Dieser Schutz nimmt aber allmählich ab und erschöpft sich schließlich vollkommen. Nun vermehren sich die Mikroorganismen wieder, sie entfalten ihre normalen entzündungserregenden Eigenschaften, die Entzündungsbereitschaft nimmt zu — und mit ihr entwickeln sich wieder Schutzstoffe —, es kommt wieder zu hämatogenen, lymphogenen, lymphadeno-bronchogenen Aussaaten, kurz, der neue Schub der chronischen Krankheit beginnt. Es scheint, daß unter günstigen Bedingungen zweieinhalb bis vier Jahre vergehen können, bis sich eine durch spezifische Infektion erworbene Immunität derart erschöpft, daß eine exogene Neuinfektion oder ein endogener Reaktivationsprozeß die Entstehung von neuen Herden veranlassen kann. Wir haben allerdings oft beobachtet, daß jene vorhin erwähnten Faktoren — wahrscheinlich durch Lähmung der an und für sich noch vorhandenen Schutzstoffe — die Schubzwischenzeit auf etwa acht bis zwölf Monate herabsetzen.

5. Meningitis tuberculosa

Die sogenannte *tuberkulöse Meningitis* ist eine Erkrankung, welche man in der weitaus überwiegenden Mehrzahl der Fälle bei Kindern, und zwar meistens bei Kindern unter zehn Jahren beobachtet; die kleinsten sind dabei im allgemeinen am stärksten gefährdet.

Mit Hilfe experimenteller Untersuchungen an Tieren konnte das Rätsel der tuberkulösen Meningitis bis zu einem gewissen Grade aufgeklärt werden. Es ergab sich, daß

1. eine tuberkulöse Meningitis sich entwickelt, wenn eine Aussaat von Kochschen Bazillen bis in die Meningen vordringen kann, d. h. *die Blut-Liquor-Schranke für die Infektion offensteht.*

2. Wenn das Meningealgewebe Kochschen Bazillen gegenüber überempfindlich gestimmt ist.

Die Abgeschlossenheit der meningealen Zirkulation ist wohl schuld daran, daß sich die Empfindlichkeit der Meningen Kochschen Bazillen gegenüber nicht parallel mit den immunbiologischen Veränderungen in allen anderen Organen, insbesondere in den Lungen entwickelt. Immer wieder begegnet man Fällen, in welchen angenommen werden muß, daß sich das Meningealsystem noch in einem normergischen Zustand befindet, während die Lungen bereits hochgradig entzündungsbereit sind; andererseits gibt es Fälle, in welchen die Meningen infolge der hämatogenen Aussaat dicke Beläge eines Exsudats aufweisen, alle anderen Organe hingegen, darunter auch die Lungen, nur relativ spärliche und eher zur Ausheilung neigende Miliartuberkel, also Granulationsherde, erkennen lassen; das Meningealsystem kann demnach Kochschen Bazillen gegenüber im höchsten Grade entzündungsbereit sein, während die extrazerebralen Organregionen normal reagieren.

Die Blut-Liquor-Schranke steht bei neugeborenen Menschen und Tieren offen. Damit findet die große Häufigkeit der tuberkulösen Meningitis bei Kindern, die während des ersten Lebensjahres mit KOCHschen Bazillen infiziert werden, ihre Erklärung[1].

Die Bedingungen, unter welchen sich eine schon geschlossene Blut-Liquor-Schranke wieder öffnet, sind unbekannt. Wir dürfen nur annehmen, daß interkurrente Infektionskrankheiten, wie Masern, Keuchhusten, Malaria, bestimmte Medikamente, traumatische Schädigungen usw. die Blut-Liquor-Schranke wieder öffnen können und einer zufällig gerade in dieser Zeit erfolgenden Aussaat von KOCHschen Bazillen den Zutritt zu den Meningen ermöglichen. Wenn dann durch einen anderen Zufall das Meningealgewebe sich gerade in einem Zustand der erhöhten Entzündungsbereitschaft KOCHschen Bazillen gegenüber befindet, so sind die Bedingungen zur Entstehung einer tuberkulösen Meningitis gegeben.

Wir ersehen aus diesen Ausführungen, daß eine tuberkulöse Meningitis eigentlich gar nicht so leicht entstehen kann. In der Tat kommt sie im Verhältnis zu der ungeheuer großen Anzahl der tuberkulösen Lungeninfektionen, bei welchen ausnahmslos und obligatorisch immer und immer wieder hämatogene Aussaaten erfolgen, selten, sogar sehr selten vor.

Obwohl mit fortschreitendem Alter die Zahl der tuberkulösen Erkrankungen zunimmt, vermindert sich dabei die Frequenz der tuberkulösen Meningitis: ein Anhaltspunkt dafür, daß sich die Blut-Liquor-Schranke mit zunehmendem Alter immer schwerer eröffnet.

Die Bezeichnung „tuberkulöse Meningitis" ist nicht gerade glücklich gewählt. Denn obwohl man bei dieser Krankheit an bestimmten Stellen der Hirnoberfläche, besonders im Bereich der Fossa Sylvii, hauptsächlich im Verlauf der Arteria cerebri media und entlang ihrer großen pialen Äste, in der Pia des Kleinhirns usw. Tuberkel, d. h. spezifische Granulationsherde vorfindet, handelt es sich im wesentlichen nicht um eine „tuberkulöse" — proliferative —, sondern um eine *exsudative* Entzündung. Ein dickflüssiges, sulziges, grünlich schimmerndes entzündliches Exsudat

---

[1] Allerdings weist SIEGEL darauf hin, daß die tuberkulöse Meningitis im frühesten Säuglingsalter selten vorkommt; er hatte nicht einen einzigen Fall von tuberkulöser Meningitis bei Kindern der ersten zwei Lebensmonate gefunden, obwohl er 3000 Fälle von tuberkulöser Meningitis aus der Literatur in Betracht zog; Miliartuberkulose dagegen sei in diesem Alter nicht selten.

Wir selbst haben den Fall eines zwei Monate alten Kindes untersucht, das an den Folgen eines frischen, lobären, käsigen Lungeninfiltrates starb und unzählige, zum Teil grobknotige Herde einer hämatogenen Aussaat in Milz, Leber und Nieren aufwies. In den Meningen waren an zahlreichen Stellen bis stecknadelkopfgroße Tuberkel zu sehen. Also wohl keine klassische „tuberkulöse" Meningitis, aber ausgeprägte Meningealtuberkulose! Die KOCHschen Bazillen sind durch die offene Barriere in die Meningen vorgedrungen, haben sich dort angesiedelt, aber keine diffuse, gelatinöse Meningitis erzeugt, weil sie *kein* — oder kein genügend — *sensibilisiertes Terrain* vorgefunden haben! Das Kind starb an der schweren extrazerebralen Tuberkulose, bevor eine klassische Meningitis sich hätte entwickeln können.

bedeckt die Hirnbasis. Es ist besonders reichlich und schon in sehr frühen Stadien der Erkrankung zwischen den beiden Kleinhirnhemisphären, im Winkel zwischen Medulla oblongata und Kleinhirn sowie in der Umgebung des Chiasmas zu erkennen. Von diesen Zentren aus breitet es sich dann auf die ganze Hirnbasis aus und schließlich auch — wenn der Patient lange genug lebt — auf die seitlichen, ja auf die konvexen Teile der Großhirnhemisphären. Zum Verständnis der klinischen Symptome, unter welchen Lähmungen der Hirnnerven, Überempfindlichkeit gegen optische, akustische und Geruchseindrücke im Vordergrund stehen, ist es von Bedeutung festzustellen, daß die Hirnnerven regelmäßig in dicke Massen des Exsudats eingebettet sind. Auch der Kopfschmerz, die Hyperästhesie des ganzen Körpers jeder Art von Reizen gegenüber, können wohl zum Teil durch die Erkrankung der Hirnoberfläche erklärt werden.

Im Exsudat selbst findet man, wie bei jeder entzündlichen Exsudation, polymorphkernige Leukozyten in einer serösen Flüssigkeit. Es stehen aber meistens große, protoplasmareiche Histiozyten im Vordergrund, die den bei der fibrinös-gelatinösen Pneumonie erwähnten Alveolarhistiozyten in jeder Hinsicht entsprechen.

Demnach ist die fibrinös-gelatinöse Beschaffenheit des Exsudats im Bereich der Meningen durchaus als ein Pendant für die gelatinöse Infiltration der Lungen im Verlauf einer galoppierenden Schwindsucht zu betrachten. Tatsächlich kann das gelatinöse Exsudat auch bei der tuberkulösen Meningitis nekrotisch werden, verkäsen. Ähnlich wie bei der galoppierenden Schwindsucht in den Lungengefäßen, ist eine *Endophlebitis* und *Endarteriitis* kleiner, mittlerer und größerer Gefäße auch bei der unbehandelten tuberkulösen Meningitis regelmäßig nachzuweisen.

Ja, die Endarteriitis der Arteria fossae Sylvii oder der Arteria cerebri anterior kann zum völligen Verschluß dieser Gefäße führen und dadurch einen ausgedehnten, unspezifischen Erweichungsprozeß im Striatum verursachen. Bewegungsstörungen, gekennzeichnet durch Hyperkinesen choreatischen Types, welche bei der tuberkulösen Meningitis häufig auftreten, finden auf diese Weise ihre Erklärung.

Das Vorherrschen der Histiozyten, die endophlebitischen und endarteriitischen Gefäßveränderungen stellen morphologische Beweise dafür dar, daß *der Prozeß bei der sogenannten tuberkulösen Meningitis den Ausdruck einer Überempfindlichkeitsreaktion darstellt.* Je stärker die Exsudation bei der tuberkulösen Meningitis überwiegt, um so höher dürfte die Entzündungsbereitschaft der Meningen Kochschen Bazillen gegenüber sein. Andererseits, je stärker die Granulationsherde, die Miliartuberkel bei dem Prozeß im Vordergrund stehen, um so weniger empfindlich ist wohl das Meningealgewebe Kochschen Bazillen gegenüber.

So führen Übergänge von der heftigen, fast ausschließlich exsudativen Meningitis zur träge verlaufenden — früher freilich ebenfalls meistens tödlichen — sogenannten Meningealtuberkulose, bei welcher die weiche Hirnhaut durch unzählige grobe, manchmal bis pfefferkorn-, kirschkerngroße Tuberkel besät ist.

In einigen — im ganzen sehr seltenen — Fällen wurde die *spontane*

Ausheilung einer klinisch als klassisch „tuberkulös" erkannten Meningitis beobachtet. Es dürfte sich in derartigen Fällen dasselbe Phänomen reproduzieren, das man mit Hilfe der Röntgenuntersuchung in den Lungen — auch in Tierexperimenten — verhältnismäßig häufig verfolgen konnte: eine im Anschluß an eine hämatogene oder bronchiale Aussaat rasch aufgetretene, ausgedehnte, offenbar nur bis in das gelatinöse Stadium gediehene Exsudation verschwindet restlos.

Mit Hilfe von Tierexperimenten wurde der Weg für die Erklärung aller dieser Erscheinungen gefunden. Die Überempfindlichkeitsreaktion mit ihren großen Exsudatmassen hängt mit dem Untergang von Unmengen von KOCHschen Bazillen zusammen, stellt also in vielen Fällen die erste Etappe einer radikalen Besserung dar. Während der Organismus eine Belastung, wie sie durch die Überempfindlichkeitsinfiltration in den Lungen bedingt wird, leichter übersteht, können die Exsudatmassen einer „tuberkulösen" Meningitis, obwohl sie dieselbe Bedeutung haben wie das gelatinöse Exsudat in den Lungen, infolge der Subtilität des Ortes, an welchem sie entstanden sind, den Tod herbeiführen.

RICH erklärt die Meningitis tuberculosa als Folge der Bazillenaussaat aus einem meistens hämatogen entstandenen tuberkulösen Herd der Hirnsubstanz oder der Meningen. Der Befund offensichtlich früher als die heftige meningitische Reaktion entstandener massiver Herde, auf den er sich hauptsächlich stützt, wurde in Nachuntersuchungen wiederholt bestätigt. (RADMANN; RAGINS; BERES und MELTZER; BLACKLOCK und GRIFFIN; KOCH; McGREGOR und GREEN[1].)

Auch nach unserer eigenen Erfahrung findet man massive Infiltrate im Inneren der Hirnsubstanz oder in den Meningen bzw. in der mit ihnen verklebten Rinde um so häufiger, je genauer und zielbewußter man danach sucht. Diese Herde — die keinesfalls immer Initialinfiltrate darstellen, sondern sich auch gleichzeitig mit der diffusen Infiltration entwickeln können — treten aber im allgemeinen nur auf, wenn die normalerweise verschlossene Blut-Liquor-Schranke KOCHsche Bazillen durchläßt. Ist

---

[1] Allerdings geht die Meningitis nach BERES und MELTZER nicht von diesen Herden aus, sondern wird durch eine direkte Infektion des Liquors und der Hirnhaut aus dem Blut verursacht. Dieser Ansicht schließt sich auch KOCH an.

GSELL und UEHLINGER unterscheiden drei Gruppen von Hirntuberkeln: 1. Hirnherde, die durch Frühgeneralisation entstanden sind; der Tod wird einige Monate später durch eine zweite, tödliche Aussaat (Miliartuberkulose oder Meningitis tuberculosa) verursacht. 2. Abortive Hirnherde bei schwerster Allgemeininfektion. 3. Milde Infektionen mit Gehirnherdbildung durch Frühgeneralisation; keine Nachstreuung, so daß die Hirnherde „in spätere Lebensabschnitte weitergeführt werden" können. Eine aus dem klinisch latenten Hirnherd ausgehende Meningitis tuberculosa haben sie bei Erwachsenen unter 42 Fällen nur zweimal, bei Kindern unter 16 Fällen fünfmal festgestellt, während die Meningitis bei Erwachsenen neunmal, bei Kindern fünfmal durch eine neue Aussaat aus dem „Streuherd" verursacht wurde.

Die Verfasser haben bei der Besprechung ihrer bei Erwachsenen erhobenen Befunde ausdrücklich festgestellt, „daß vom Hirntuberkel selbst keine tuberkulöse Aussaat ausgeht" (GSELL und UEHLINGER, l. c. S. 199).

das Meningealsystem im Zeitpunkt des Durchtrittes KOCHscher Bazillen gegenüber normal empfindlich, so entwickelt sich ein lokalisierter Herd, aus welchem die heftige exsudative Reaktion eventuell tatsächlich ausgehen wird, wenn die Entzündungsbereitschaft des Milieus entsprechend zugenommen hat. Dies wird freilich nicht immer zwangsläufig der Fall sein müssen. Sonst gäbe es ja keine durch Operation geheilten Fälle von Konglomerattuberkeln[1]!

Erreicht aber die Entzündungsbereitschaft die geeigneten Grade und bleibt die Schranke kontinuierlich offen, so genügt die hämatogene Aussaat auch allein, um die diffuse, heftige Exsudation in der weichen Hirnhaut zu provozieren; selbst in Fällen, in welchen sich massive Herde bereits vorher ausgebildet haben.

V. Über pathologisch-anatomisch faßbare, extrapulmonale, unspezifische Begleiterscheinungen der Initialperiode einer Lungentuberkulose

Es gilt heute als Gemeinplatz, daß unter dem Einfluß von KOCHschen Bazillen nicht nur jene als „Tuberkel" bezeichneten runden, aus Epitheloidzellen zusammengesetzten, LANGHANSsche Riesenzellen enthaltenden, zentral verkästen Granulationsherde entstehen; obwohl gerade diese Gebilde es sind, welche in der modernen Geschichte der Medizin bis auf den heutigen Tag als spezifische Produkte der Infektion mit KOCHschen Bazillen betrachtet wurden. Die gelatinöse, die käsige und radiergummiartige („desquamative") Pneumonie stellen die bekanntesten und anerkanntesten „nicht tuberkulösen", das heißt streng genommen nicht spezifischen Ausdrücke der Lungenphthise dar. Man könnte sie übrigens auch als unspezifische Begleiterscheinungen der Lungentuberkulose auffassen, da ja klassische Tuberkel immer in mehr oder weniger großer Anzahl vorhanden sind und auch gelatinöse, käsige und sogar radiergummiartige Infiltrate — jedenfalls Teile von ihnen — zur tuberkulösen Umwandlung neigen und oft nur die einleitende Phase in der Entwicklung der Tuberkel darstellen. Nun, eine gründliche pathologisch-anatomische Untersuchung ermöglicht die Feststellung auch noch anderer, in ähnlichem Sinne unspezifischer Veränderungen sowohl in den Lungen als auch in anderen Organen — und in diesen erst recht —, die als typische Begleiterscheinungen der Lungentuberkulose aufgefaßt werden können. Die Kenntnis dieser Komplikationen ist unentbehrlich, weil die von ihnen provozierten Zustände die spezifische Lungenerkrankung selbst an klinischer Bedeutung übertreffen können.

Im Zusammenhang mit tuberkulösen Veränderungen der Lungen ist das Vorkommen einer *akuten Endokarditis* überraschend häufig. Es handelt sich dabei vorwiegend um frische exogene Startkomplexe, bei welchen der Initialaffekt in klassischer Gestalt und in voller Blüte, zu-

[1] EISELSBERG und RANZI (erwähnt bei GSELL und ÜHLINGER).

sammen mit geschwollenen und nekrotischen Lymphknoten, oft mit Einbrüchen von Lymphknoten in das Bronchialsystem und mit lymphadeno-bronchogenen Aspirationsinfiltraten kombiniert vorliegt.

In einer anderen Gruppe sehen wir die akute Herzklappenentzündung mit den typischen Veränderungen eines Reaktivationsschubes vergesellschaftet, wobei wieder Lymphknotenschwellung, Nekrose, lymphadenogene Bronchialwand- und lymphadeno-bronchogene Parenchymschädigungen im Vordergrund stehen. Manchmal treten akute Endokardveränderungen eines tuberkulösen Schubes an geschrumpften, eventuell miteinander verwachsenen Klappen auf; oder es weisen verdickte und verkürzte Sehnenfäden darauf hin, daß eine typische Endokardaffektion schon früher — wahrscheinlich im Anschluß an frühere Schübe des tuberkulösen Prozesses — stattfand. In einer dritten Gruppe, in welcher eventuell nur Narben nach lymphadenogenen Bronchialwand- bzw. nach lymphadeno-bronchogenen Parenchymläsionen nachzuweisen sind, sieht man keine frische Endokarditis, sondern nur etwa Verwachsungen der Aortenklappen, narbige Verdickung und Schrumpfung der Segel, Verdickung und Verkürzung der Sehnenfäden. Hierher gehören auch Beobachtungen, in welchen in Verbindung mit Zeichen alter tuberkulöser Lungenschädigungen im Bereich narbig verunstalteter Klappen ganz frische Entzündungsprodukte vorliegen, die offensichtlich nicht mit der alten, möglicherweise vollkommen ausgeheilten Tuberkulose, sondern mit einer anderen Infektion — in einem unserer Fälle mit Pneumokokkeninvasion — zusammenhängt. Bemerkenswerterweise haben wir wiederholt Klappenveränderungen vom Typus der *Endokarditis lenta* in Fällen beobachtet, in welchen tuberkulöse Lungenherde vorhanden waren: auch hier könnte es sich manchmal um die Fortsetzung eines Prozesses handeln, der ursprünglich zum Initialstadium einer Lungentuberkulose gehörte und dann seinen Charakter infolge von Superinfektion durch Streptokokken viridans veränderte.

Die *Endokarditis* in der Initialperiode der Lungentuberkulose zeichnet sich durch den klassischen *verrukösen Typus* aus. Es sind vorwiegend die Mitralsegel und seltener auch die Aortenklappen betroffen. Freilich erweisen diese sich bei der mikroskopischen Untersuchung verhältnismäßig oft verändert. Mikroskopische Schädigungen haben wir auch an den Segeln der Tricuspidalis wiederholt festgestellt.

In bezug auf die Ausprägung der Veränderungen ist festzustellen, daß die stecknadelkopf- bis linsengroßen Auflagerungen manchmal den ganzen Rand beider Mitralsegel und der Aortenklappen dicht bedecken; ein anderes Mal sind viel weniger oder vielleicht nur ganz vereinzelte und winzige Warzen zu finden. Man muß sich daran gewöhnen, in allen Fällen, in welchen frische tuberkulöse Veränderungen vorliegen, alle Ostien des Herzens genau — eventuell auch mit der Lupe — zu untersuchen; den Nachweis der großen Häufigkeit der Endokarditis als Begleitkrankheit der Initialtuberkulose in unserem Material verdanken wir zweifellos dieser besonderen Aufmerksamkeit. Freilich haben wir auch früher eine verruköse Endokarditis in Verbindung mit Lungenphthise oft genug gesehen, wie wohl jeder Obduzent; wenn wir nicht gerade dazu neigten, sie als Zufallsbefunde zu betrachten, wurde als Erklärung für die Herzveränderungen an eine Streptokokken-Mischinfektion des tuberkulösen, eventuell kavernösen Prozesses gedacht. Nun, heute sind wir zur Einsicht gelangt, daß die verruköse Endokarditis in vielen Fällen eine der „unspezifischen" Begleitkrankheiten der initialen Tuberkulose darstellt; ja, wir fragen uns, ob nicht die Infektion mit Kochschen Bazillen die wichtigste, weil bei weitem häufigste Grundursache für diese praktisch überragend bedeutungsvolle Herzkrankheit darstellt. Gewiß, wir sind der Überzeugung, daß die pathogenetische Konstellation, welche die verruköse Endokarditis hervorbringt, auch bei anderen Infektionen vorkommt. Wie oft haben wir aber früher, als wir die Rolle der Lymphknoten im Prozeß der tuberkulösen Infektion, den Einfluß der Reaktivation noch nicht kannten, tuberkulöse Startkomplexe, Lymphknoten und Parenchymherde mit reaktivierten tuberkulösen Veränderungen in Endokarditisfällen übersehen? Freilich ist es nicht allein die große Häufigkeit ihres gleichmäßigen Bestehens, welche uns in der Überzeugung bestärkt, daß die verruköse Endokarditis und tuberkulöse Prozesse zueinander gehören, sondern auch jene bereits erwähnten experimentellen Untersuchungen, in welchen wir endokarditische Infiltrate mikroskopischen Umfanges und kombiniert mit typischen Herzmuskelveränderungen unter Bedingungen beobachteten, die jede „Mischinfektion" ausschlossen. Übrigens haben wir die Kombination von frischem exogenen Startkomplex und verruköser Endokarditis auch bei Menschen wiederholt unter Umständen festgestellt, welche nicht den geringsten Anhalt dafür boten, daß außer der tuberkulösen auch noch der Einfluß einer anderen Infektion in Betracht gezogen werden müßte; die Manifestationen der initialen Tuberkulose waren nämlich — man möchte sagen — rudimentär und beschränkten sich auf die Anwesenheit eines typischen Startherdes in der Lunge und auf die spezifische Erkrankung der regionären Lymphdrüsen. Handelt es sich dann auch noch um ein kleines Kind, wie wir wiederholt beobachteten, so kann die Hypothese eines Zahnwurzel- oder Nebenhöhlen-Fokus — jedenfalls bei der Obduktion — leicht ausgeschlossen werden und es bleiben eben nur die Infektion mit Kochschen Bazillen und die Endokarditis — oft kombiniert mit typischer Myokarditis — übrig als ätiologische und pathogenetische Faktoren, welche miteinander in Beziehung gebracht werden könnten.

Die *Myokarditis* in der Initialperiode der Lungentuberkulose wird in vielen Fällen festgestellt, in welchen bereits bei der Obduktion mit freiem Auge Endokarditis nachzuweisen ist; oft genug findet man sie aber erst mittels der mikroskopischen Untersuchung in Herzen, die zunächst intakt erschienen. Auch hier handelt es sich um ein klassisches, pathologisch-anatomisches Krankheitsbild, um die sogenannte rheumatische Myokarditis mit Aschoff-Geipelschen Knötchen und den mannigfaltigen sonstigen typischen degenerativen und entzündlich-infiltrativen Schädigungen dieses Prozesses. Gerade in diesen Fällen können im parietalen Endokard mikroskopische Infiltrate vorliegen; andererseits kommen im Herzmuskel manchmal — neben den charakteristischen Veränderungen der rheumatischen Entzündung — auch Tuberkel vor.

Die bei den experimentell geschädigten Tieren beobachteten Abstände zwischen dem Stattfinden einer Infektion — bzw. Reinfektion — und dem Zeitpunkt des Auftretens einer Herzschädigung vom Typus der rheumatischen Myokarditis erweisen sich auch bei der Beurteilung der in der Initialperiode der Lungentuberkulose bei Menschen auftretenden frischen rheumatischen Veränderungen des Endo- und Myokards von Nutzen. So ergibt sich für die *Myokarditis rheumatica* dieselbe Schlußfolgerung wie für die verruköse Endokarditis: sie *bedeutet in der überwiegenden Mehrzahl der Fälle eine Erkrankung, die, durch eine Infektion mit Kochschen Bazillen provoziert, sich als ein an und für sich unspezifisches Produkt der pathogenetischen Konstellation in der Initialperiode der Lungentuberkulose entwickelt.* Wir wollen demnach betonen, daß wir die rheumatische Myokarditis, wenn sie wohl auch im Verlauf von anderen Infektionen auftreten kann, praktisch als eine durch Kochsche Bazillen verursachte Schädigung auffassen, weil eben die Tuberkulose die häufigste Infektionskrankheit des Menschengeschlechtes in der Gruppe jener darstellt, welche von einem Herd aus den ganzen Organismus zu beeinträchtigen befähigt sind. Damit gelangen wir zu einer teilweisen Bestätigung der von Poncet inaugurierten, von Löwenstein und Reitter auf Grund neuer, in systematischen mikrobiologischen und klinischen Untersuchungen gewonnenen, viel umstrittenen Lehre vom ätiologischen Zusammenhang zwischen akutem Gelenkrheumatismus und Tuberkulose: jedenfalls besteht diese Beziehung der rheumatischen Myo- und Endokarditis zur Infektion mit Kochschen Bazillen. In den meisten Fällen, in welchen wir bei der Obduktion in Verbindung mit Lungentuberkulose Endo- bzw. Myokarditis feststellen konnten, liegen keine Angaben über Gelenkveränderungen vor. Handelt es sich um einen Mangel der klinischen Beobachtung? Wir neigen eher zur Annahme, daß verruköse Endokarditis und „rheumatische" Myokarditis in vielen Fällen der Initialtuberkulose ohne klinisch manifeste Gelenkveränderungen bestehen. Es wäre demnach zu empfehlen, immer, wenn eine frische exogene Initialtuberkulose oder ein neuer tuberkulöser Reaktivationsschub im Verlauf eines chronischen Prozesses festgestellt wird, nach Endo- und Myokarditis zu fahnden, ohne Rücksicht darauf, ob Zeichen von Gelenkschädigungen vorliegen oder nicht.

Der Nachweis, daß die Volksseuche Tuberkulose nicht nur im heute allgemein anerkannten Sinne als Erreger „spezifischer" Veränderungen der Lungen und vieler anderer Organe in Betracht kommt, sondern ätiologisch und pathogenetisch auch mit einer der wichtigsten Gruppen von Kreislaufkrankheiten, mit dem chronischen vitium cordis, in Verbindung steht, läßt einen neuen Impuls für Forschung und Bekämpfung erwarten.

Im Lichte unserer Feststellungen über den Zusammenhang zwischen allergischen Herzschädigungen und Tuberkulose gewinnen auch Beobachtungen über *„unspezifische" Nierenveränderungen in der Initialperiode der Lungentuberkulose* eine neue Bedeutung. Nierenschädigungen dieser

Art begegneten wir zuerst in den wiederholt erwähnten experimentellen Untersuchungen bei Kaninchen, die, in den Hoden vorinfiziert, drei Wochen später intravenös virulente KOCHsche Bazillen eingeführt erhielten und im Anschluß daran im Schock eingingen oder getötet wurden; dieselben Befunde waren auch bei Tieren zu erheben, die vier bis sechs Wochen nach einer intravenösen Infektion mit virulenten KOCHschen Bazillen spontan eingingen. Es handelt sich um charakteristische Glomerulusveränderungen: umschriebene, ganz frische Nekrosen, in deren Bereich die Schlingen miteinander verklebt oder zu einer einheitlichen Masse zusammengeflossen sind; in der unmittelbaren Umgebung der Zerstörung werden bald Zellen der Kapillaren und der Glomeruluskapsel in Wucherung geraten. Wir sehen, der Befund erinnert an Glomerulusschädigungen bei Endokarditis. Bei den experimentell infizierten Tieren sind regelmäßig auch Epithelschädigungen — Nekrosen des Kanälchen-Epithels — nachzuweisen.

Seitdem wir sie in experimentellen Untersuchungen kennengelernt haben, begegnen wir diesen Nierenveränderungen oft bei Menschen aller Altersstufen, die an florider Phthise gestorben sind oder bei welchen die Obduktion aktive tuberkulöse Prozesse — bei frischer exogener Infektion oder als Ausdruck eines Reaktivationsschubes — als Nebenbefund ergab. Vor kurzem sahen wir diese kennzeichnenden Glomerulusherde in einem typischen Fall von Lupus erythematodes visceralis; hier gelang es vereinzelte KOCHsche Bazillen mitten in den Nekrosen nachzuweisen[1].

Alle diese Nierenschädigungen während der Initialperiode der Lungentuberkulose verdienen gewiß mehr Aufmerksamkeit, als sie bisher erregten. Obwohl sie — als „unspezifische" Begleiterscheinungen der Infektion mit KOCHschen Bazillen — eigentlich in den Rahmen der im vorliegenden Abschnitt behandelten Beobachtungen gehören, verlassen wir dieses Thema, um uns *doppelseitigen, diffusen, mit permanenter Hypertension einhergehenden Nierenerkrankungen* zu widmen, die wir in Verbindung mit einer akuten oder chronischen tuberkulösen Lungenaffektion wiederholt nachwiesen.

VOLHARD vermerkt in seiner insgesamt 205 Fälle zusammenfassenden Tabelle („Synopsis der Ätiologie der Nephritiden" aus VOLHARD und FAHR: Die doppelseitigen hämatogenen Nierenerkrankungen, Hdb. d. Inn. Medizin, 1931, VI. Bd., 2. Teil, S. 1241) in einer mit der Bezeichnung „Tuberkulose" eingeleiteten Rubrik vier Beobachtungen von diffuser Nephritis (drei akute Erkrankungen, eine chronische Schädigung) und zwei weitere herdförmige Glomerulonephritiden, ohne sie näher zu kommentieren.

Da uns das Originalwerk von VOLHARD und FAHR nicht zur Verfügung steht, sind wir nicht in der Lage, festzustellen, wie viele der in der Tabelle verwerteten Fälle nur klinisch untersucht wurden. Wir vermuten, daß, wenn alle Beobachtungen durch Obduktion kontrolliert gewesen wären,

[1] Bei der 16 Jahre alten schwangeren Frau wurden klinisch typische Hautausschläge, Nephritis ohne Hypertension und septisches Fieber festgestellt. Die Obduktion (S. 591/49) bzw. die mikroskopische Untersuchung ergab kennzeichnende Veränderungen der Herzklappen vom Typus der LIBMAN-SACKSschen Endokarditis.

bei einer minutiösen Untersuchung des ganzen Organismus, besonders der Lungen, nach den von uns angewandten Methoden vielleicht mancher sonst üblicherweise als ,,Nebenbefund" registrierter tuberkulöse Herd an pathogenetischer Bedeutung gewinnen hätte können. Wir haben selbst in Tausenden von Fällen tuberkulöse Infiltrate in Lymphknoten in den Lungen als bedeutungslose Nebenbefunde registriert und nur in den letzten Jahren erkannt, daß jeder Herd, der KOCHsche Bazillen enthält, von größter pathogener Bedeutung werden kann. Denn die neue exogene oder eine durch Reaktivation neu aufgeflammte tuberkulöse Infektion ist wie nur irgendeine andere geeignet, die Entzündungsbereitschaft des ganzen Organismus oder seiner Teile derart zu steigern, daß alle jene ,,unspezifischen" hyperergischen Gewebe- und Organveränderungen entstehen, in welchen man das Wesen etwa auch der diffusen Glomerulonephritis erblickt. Weisen wir — wie bereits getan — hier darauf hin, daß die Tuberkulose es ist, welche die Entzündungsbereitschaft und antiinfektiöse Abwehr des Organismus vor allen Infektionen am häufigsten und am nachhaltigsten beeinflußt. Stellt doch die Tuberkulose eine Infektion dar, der praktisch niemand entgeht und die, wenn sie einmal erfolgte, den Körper viele Jahre in ihrem Banne behält, während welchem die Entzündungsbereitschaft und Immunität periodisch oft zu- und abnehmen können. Dazu kommt noch, daß tuberkulöse Herde direkt oder indirekt die Veranlassung zu hämatogenen Aussaaten geben, somit noch eine zum Zustandekommen von hyperergischen Entzündungsprozessen bei ,,Fokalinfektionen" unentbehrliche Bedingung erfüllen.

Nichts steht uns ferner, als die Bedeutung etwa der Strepto- und Pneumokokkeninfektion usw. für die Ätiologie und Pathogenese der diffusen Nephritiden zu leugnen. Es kommt uns hier nur darauf an, auf Befunde hinzuweisen, welche anzuzeigen scheinen, daß die diffuse Glomerulonephritis und ihre als ,,maligne Sklerose" bezeichnete Form manchmal als unspezifische Begleitkrankheit der initialen Lungenphthise und mit ihr ätiologisch und pathogenetisch verbunden auftreten.

(S. auch RIST und LEON-KINDBERG, WALLGREN, COSTE und BERNARD, TOBIESEN sowie VAN DEINSE und SOLOMIDÈS.)

Seitdem wir wußten, daß bei Kaninchen, die durch experimentelle Infektion mit KOCHschen Bazillen in einen Zustand der erhöhten Entzündungsbereitschaft versetzt wurden, im unmittelbaren Anschluß an eine intravenöse Reinfektion, oder bei anderen nur einmal intravenös infizierten Tieren, kurz vor dem spontan erfolgenden Tode, *ausgedehnte Nekrosen in der Leber* auftreten, haben wir diese Schädigungen auch *in Verbindung mit der Lungentuberkulose des Menschen* oft festgestellt. Freilich kamen derart umfangreiche, alle Teile der Leber einnehmende Nekrosen, wie sie bei vorbehandelten, intravenös reinfizierten und im Schock eingehenden Kaninchen regelmäßig erscheinen, in unserem Obduktionsmaterial selten vor. Da aber die Obduktionsbefunde den experimentell hervorgebrachten Befunden morphologisch vollkommen entsprechen und die pathogenetische Konstellation während der Initialperiode der Lungenphthise dieselbe ist wie in den erwähnten Experimenten, wird man damit rechnen müssen, daß einerseits schwere akute, durch ausgedehnte Nekrosen gekennzeichnete, und andererseits chronische, mit diffuser, bindegewebiger Induration und Parenchymregeneration einhergehende Leberschädigungen zu den „unspezifischen" Begleitkrankheiten der Lungentuberkulose des Menschen gehören.

In manchen Fällen der akuten Schädigung handelt es sich um Veränderungen, die mit bloßem Auge erkannt werden können. Umfangreiche, grau-rötliche, eventuell netzartig zusammenhängende Nekrosen durchsetzen das ganze Organ oder man findet unzählige etwa linsengroße Herde, oft von hyperämischen oder gar hämorrhagischen Säumen umgeben. Viel häufiger werden die Nekrosen erst bei der mikroskopischen Untersuchung festgestellt, aber vielleicht auch dann in einer Menge und Verteilung, welche das Vorliegen einer Organreaktion eindeutig anzeigen. Gestützt auf Befunde in Tierexperimenten, gelingt es auch, die Pathogenese der Nekrosen zu rekonstruieren und ihre spätere Entwicklung zu verfolgen. Die Schädigung wird mit einer kurz anhaltenden und in Stase kulminierenden Kreislaufstörung eingeleitet, welcher die Koagulationsnekrose des Parenchyms folgt. Nachher beginnt die Zirkulation im Randgebiet des abgestorbenen Gewebes von neuem; eine Vermehrung von Retikulumzellen, Endothelien und Fibroblasten durchdringt das zerstörte Gebiet, überwuchert und beseitigt die Trümmer. Jedenfalls haben wir wiederholt diffuse Indurationsprozesse festgestellt, bei Kindern, Jugendlichen, Erwachsenen beider Geschlechter, mit ausgeprägter Schrumpfung der Leber verbunden und unter Bedingungen, die alle andere ätiologische Faktoren als einen noch immer aktiven tuberkulösen Prozeß auszuschließen gestatten.

Wie in den Tierexperimenten, haben wir auch bei Menschen die allmähliche Umwandlung unförmiger Nekrosen in Tuberkel beobachtet. Typische frische Granulationsherde können dem „unspezifischen" Grundprozeß, auch wenn er sich schon im Indurationsstadium befindet, durch hämatogene und lymphohämatogene Aussaat aufgepfropft werden.

Loeper und Lemaire unterschieden 1942 vier morphologisch wohl charakterisierte Typen der Leberinduration, verursacht durch Infektion mit Kochschen Bazillen. (S. auch W. Berger und Mitarbeiter.)

An Hand eines offenbar reichen Beobachtungsgutes bezeichnen Verfasser den *fieberhaften Verlauf* als gemeinsame klinische Eigenschaft der sklerösen Hepatitis der Phthisiker. „Elles se terminent de deux façons: dans un syndrome ictéroascitique oedémateux, parfois hémorragique, ou dans un syndrome de péritonite bacillaire." (l. c. S. 433.)

Offensichtlich können also dieselben pathogenetischen Bedingungen und Mechanismen, welche in der Initialperiode der Lungentuberkulose unspezifische Endokard-, Herzmuskel- und Nierenschädigungen hervorbringen, geeignet sein, auch die Leber in Mitleidenschaft zu ziehen. Wir haben übrigens im Anschluß an frische exogene Infektionen und bei Neuerkrankungen durch tuberkulöse Reaktivation das gleichzeitige Auftreten von charakteristischen Herz-, Nieren- und Leberveränderungen wiederholt beobachtet.

Dritter Teil

Entzündungsbereitschaft und Immunität bei der Tuberkulose im Lichte der Rickerschen Forschungen

Veränderungen, welche im Verlaufe der Phthise in den Geweben auftreten, werden seit uralten Zeiten als entzündliche Reaktionen betrachtet. In der Tat sind dabei alle klassischen, morphologischen Zeichen eines Entzündungsprozesses, nämlich die Infiltration der Gewebe durch hämatogene Substanzen — Plasma bzw. Serum und Fibrin —, weiße Blutzellen und außerdem auch noch charakteristische Begleiterscheinungen der eigentlichen entzündlichen Infiltration, wie die Vermehrung ortsansässiger Zellen, insbesondere des Bindegewebes sowie regressive Prozesse nachzuweisen.

Wir haben in unseren mit Bieling ausgeführten Experimenten durch Kochsche Bazillen provozierte Entzündungsprozesse bei Tieren untersucht, deren Entzündungsbereitschaft entweder den angeborenen, arteigenen Grad aufwies oder von uns künstlich in die Höhe getrieben wurde. Bei denselben Tieren wurden auch Infektionen mit Bazillen ausgeführt, deren entzündungserregende Kraft natürlicherweise gering ist oder infolge bestimmter Manipulationen abnahm.

Die Gewebsreaktion auf den Angriff durch Kochsche Bazillen ist an das Terminalnetz der Gefäßbahn, d. h. an die Blutströmung in Arteriolen, Kapillaren und Venülen gebunden. An der Reaktion nehmen auch die Gefäßendothelien und jene primitiven Bestandteile des Bindegewebes lebhaft teil, die als Retikulozyten, Fibrozyten bezeichnet, normalerweise mit den terminalen Gefäßverzweigungen in engster Verbindung leben und ein Grundnetz für alle Gewebsstrukturen bilden.

Wie sich aus den experimentellen Beobachtungen ergibt, hängt die Reaktion der Gewebe auf Kochsche Bazillen von verschiedenen Faktoren ab, darunter *a*) von der Virulenz, *b*) von der Menge der Erreger, *c*) von den normalen Eigenschaften der verschiedenen Organe und Gewebe, in welchen sich die Mikroben angesiedelt haben, *d*) von dem Grad der Bereitschaft zu Kreislaufstörungen, d. h. der Entzündungsbereitschaft, kurz, der Empfindlichkeitslage und *e*) von der angeborenen bzw. erworbenen Resistenz der angegriffenen Organe und Gewebe. Es ist also nicht möglich, ganz allgemein und einfach von „einer“ Reaktion der

Gewebe Kochschen Bazillen gegenüber zu sprechen, selbst in den Fällen nicht, in welchen es sich um die Infektion mit derselben Art und derselben Menge von Mikroben handelt. Denn auch dann wird die Reaktion sowohl durch die verschiedenen Eigenschaften der Gewebe und Organe als auch durch die jeweilige Empfindlichkeitslage verschiedenartig gestaltet.

Trotzdem können wir gewisse Allgemeinzüge der Reaktionen erkennen. Sehen wir doch in allen Fällen eine *Veränderung der Blutströmung in den Kapillaren der Terminalgebiete*, wobei einerseits — einer peristasischen Verlangsamung entsprechend — *klassische, entzündliche, diapedetische Vorgänge*, andererseits — einer durch die Strömungsverlangsamung bedingten Mehrernährung folgend — *Zellwucherungen* auftreten. Dazu kommt früher oder später als Ausdruck einer Unterbrechung der Blutströmung der *Untergang von Zellen und Geweben.*

Hyperämie, *Diapedese*, *Zellvermehrung* und *Gewebsuntergang* sind in jedem Fall nachzuweisen. Oft miteinander in einer charakteristischen Weise kombiniert im Gleichgewicht, in anderen Fällen kann aber — je nach der Beschaffenheit des erkrankenden Gewebes und dem jeweiligen Grad der Bereitschaft zu Kreislaufstörungen in den Terminalgebieten — der eine oder andere Zug vorherrschen.

So kommt es, daß die Reaktion in manchen Fällen durch Ansammlung von flüssigen Bestandteilen des Blutes — bzw. Blutzellen, in anderen durch diffuse oder knötchenförmige *Proliferation* von Retikulozyten — oder aber durch *Nekrose* gekennzeichnet ist. Diese drei morphologischen Grundphänomene der „tuberkulösen“ Reaktion — die allerdings keinesfalls immer tatsächlich eine tuberkulöse, d. h. knötchenerzeugende ist — können auch aneinandergekettet als Entwicklungsstadien ein und desselben Prozesses auftreten.

Beschränken wir uns auf ein Minimum der Teilnehmer an den Vorgängen, so kommen wir mit wenigen Angaben gut aus. Denn alle Reaktionen nach der Ansiedlung von Kochschen Bazillen sind sowohl morphologisch als auch pathogenetisch mit Hilfe der diapedetischen, proliferativen und regressiven Prozesse, welche sich an den Gefäßen und im Bindegewebe abspielen, hinreichend zu charakterisieren.

I. Immunität und Überempfindlichkeit

Die Ergebnisse aller unserer experimentellen Untersuchungen und Beobachtungen bei Spontanerkrankungen des Menschen möchten wir in diesem Abschnitt folgendermaßen formulieren:

Jede Infektion mit Kochschen Bazillen wirkt gleichzeitig als *Impfung* (Vakzination) — indem sie eine Immunität gegen diese Erreger vorbereitet — und als *Sensibilisierung* — indem sie durch Steigerung der Gefäßnervenerregung die Entzündungsbereitschaft erhöht.

Wird der infizierte Organismus auf dem Höhepunkt seiner Entzündungsbereitschaft, präziser: seiner Bereitschaft zu peristasischen Kreislaufstörungen, durch eine genügende Menge von hämatogen ausgestreuten Kochschen Bazillen neu betroffen — es ist gleichgültig, ob die Bakterien von außen eingeführt oder endogen ausgesät werden —, so entsteht ein charakteristisches, schockartiges Krankheitsbild, das den ganzen Körper erschüttert und in vielen Fällen tödlich endet. Der mit einem bestimmten Infektionserreger behaftete „sensibilisierte" Organismus erweist sich demnach unter geeigneten Bedingungen denselben Erregern gegenüber als viel empfindlicher als ein normaler Körper. Das Überstehen der durch diese „Überempfindlichkeitsreaktion" hervorgerufenen Krise kann aber — jedenfalls zeitlich — die fortschreitende Heilung einleiten.

Es erscheinen bei diesen Beobachtungen zwei Phänomene: die *Überempfindlichkeit* und die *Immunität* in einer Verbindung, wie sie bereits vor fast vierzig Jahren von RÖMER sowie von BARTEL und NEUMANN gesehen wurde. RÖMER sprach über eine „paradoxe" Erscheinung; „paradox" erschien ihm das Ergebnis einer Vorbehandlung, weil sie geeignet war, entweder ein zu rasches Eingehen der Tiere oder ihre Immunität zu bewirken.

Nachdem wir in gemeinsamen histologischen Untersuchungen festgestellt haben, daß KOCHsche Bazillen bei reinfizierten Tieren in den durch die Reinfektion frisch gesetzten Infiltraten manchmal bereits 24 bis 48 Stunden nach der Reinfektion nicht nachzuweisen sind, gelang es BIELING, die Tatsache und die Ursachen dieser Reinigung bakteriologisch aufzuklären. Zur Vorbehandlung wählte er eine Injektion größerer Mengen *toter* Bazillen[1].

Zur intravenösen Infektion wurde die tödliche Dosis von virulenten Bovinbazillen verwendet.

Es ließ sich nun feststellen, daß sich bei vorbehandelten Tieren in den ersten Stunden nach der Einspritzung sehr viel mehr KOCHsche Bazillen in den Lungen anhäufen als bei nicht vorbehandelten[2].

Bald sinkt aber die auffallend hohe Zahl ab und schließlich findet man in der Lunge nur noch vereinzelte oder gar keine lebenden und fortpflanzungsfähigen Bakterien mehr[3].

So kommt BIELING zu der Feststellung, daß „Überempfindlichkeitsreaktion und Einwirkung auf die lebenden Krankheitserreger ... miteinander gekuppelte Vorgänge" sind und daß die „Ausheilung die Folge einer hyperergischen Immunität" darstellt[4].

---

[1] Damit später keine Zweifel darüber entstehen können, ob die im Blut nachgewiesenen Keime von der Vor- oder von der Nachinfektion stammen.

[2] Wir erinnern hier, daß auch FREUND und ANGEVINE beim immunisierten Tier in den ersten Stunden nach der Einspritzung in die Haut mehr Bazillen als bei den Kontrollen nachgewiesen haben.

[3] RIST und ROLLAND haben schon 1914 festgestellt, daß in die Haut eingespritzte KOCHsche Bazillen beim vorbehandelten Tier zerfallen und daß die Reinfektionsstelle sterilisiert wird. LURIE bestätigte den Befund 1929. Auch nach RICH besteht über die prinzipielle Richtigkeit derartiger Beobachtungen kein Zweifel. „In manchen Fällen ist der Schwund der Bazillen derart ausgeprägt, daß man selbst in Serienschnitten nur außerordentlich schwer auch nur einzelne isolierte Bazillen findet." (RICH, l. c. S. 457).

[4] RÖMER hat wohl als erster (1908) die Ursache der Tuberkuloseimmunität mit der Überempfindlichkeit in Verbindung gebracht.

In der Tat haben sich Sensibilisierung und Immunität in unseren Experimenten nach der Ansiedlung parallel entwickelt und erreichten ungefähr gleichzeitig einen Höhepunkt, auf dem sie sich beide als sehr wirksam erwiesen. Es scheint uns aber, nachdem wir die erwähnten Befunde näher betrachteten, daß diese beiden in ihrer Funktion eigentlich entgegengesetzten Phänomene — bedeutet ja Immunität den Schutz einem bestimmten Mikroorganismus gegenüber, während die Überempfindlichkeit gerade die stärkere Gefährdung demselben Erreger gegenüber anzeigt — nur darum aneinandergekettet auftreten, weil sie eben durch ein- und dieselbe Ursache — nämlich durch die Zufuhr von Kochschen Bazillen — bedingt sind. Sonst können unschwer bestimmte Eigenschaften festgestellt werden, aus welchen hervorgeht, daß Immunität und gesteigerte Entzündungsbereitschaft in ihrem Wesen grundverschieden sind, obwohl sie — wie beim Überempfindlichkeitsschock — gelegentlich auch zusammenwirken. Aber selbst in diesen durch die Berechnung des Experimentators ermöglichten Fällen handelt es sich nicht um die gleichgerichtete Wirkung prinzipiell verbundener Erscheinungen, sondern um das bewußt provozierte Zusammentreffen der Spitzenleistung zweier voneinander eigentlich unabhängiger Eigenschaften des infizierten Organismus. *Am 21. Tag nach der Hodeninfektion ist nämlich die Immunität Kochschen Bazillen gegenüber kräftig genug, um die bei der Reinfektion intravenös eingeführten Erreger sofort zu zerstören; die dadurch freigewordenen spezifischen Gifte finden ein bereits excitiertes („überempfindliches") Vasomotorensystem vor und sind wirksam genug, um fast im ganzen Körper eine nutritive oder auch diapedetische Strömungsverlangsamung in den Terminalgebieten hervorzurufen, welche an vielen Stellen in Stase kulminiert und zu Nekrosen, ja, zur tödlichen Lähmung der Zirkulation in lebenswichtigen Organen führen kann.*

Jedenfalls liegt kein Grund vor, von einem „Paradox" zu sprechen, denn der Mechanismus, der den immunisatorischen Effekt hervorbringt, ist von dem, der die Grundlage der Überempfindlichkeit darstellt, wenn vielleicht auch nicht völlig unabhängig, aber doch ihm wesensfremd.

Wenn Immunität und Überempfindlichkeit zur gleichen Zeit funktionierend einen gemeinsam bedingten Effekt erzeugen, so handelt es sich wohl um die Folge einer Substanzwirkung, die durch die immunisatorische Zerstörung von Kochschen Bazillen im sensibilisierten Organismus ermöglicht wurde; dasselbe Ergebnis kann aber auch durch die Einführung von wirksamen toten Substanzen erzielt werden, d. h. eine *gerade durch Immunität* bedingte Mikrobenzerstörung stellt keinesfalls eine Vorbedingung der Überempfindlichkeitsreaktion dar, ebensowenig, wie die Überempfindlichkeitsreaktion als eine Vorbedingung der Immunwirkung bezeichnet werden darf.

Die Immunität ist durch Stoffe bedingt, welche der infizierte — geimpfte — Organismus hervorbringt und ist gegen die Mikroben gerichtet; dagegen wird die Überempfindlichkeit durch erregende Stoffe verursacht, welche aus den Bakterien hervorgehen und ist gegen den Organismus gerichtet.

Die Immunität beruht auf Stoffen, welche, wenigstens zum Teil, wahrscheinlich in den Säften kreisen und dann auch übertragen werden können. Die Überempfindlichkeit dagegen ist an das Nervensystem gebunden.

Der Strom der Reaktionen nach einer Infektion mit KOCHschen Bazillen führt also — wie die Flüsse Wasser und Sand — zwei miteinander verbundene und doch verschiedene, ja — in ihrer Funktion als aneinandergekettete Phänomene — einander entgegengesetzte Elemente.

Sowohl Immunität als auch Überempfindlichkeit stellen *relative* Werte dar. D. h. die Überempfindlichkeitsreaktion muß *provoziert* werden, und zwar durch geeignete große Mengen von „Reagens". Geringe Steigerung der Entzündungsbereitschaft, starke Dosen ergeben Reaktionen wie hochgradige Überempfindlichkeit und schwache Dosen des Reagens. Ja, selbst normale Organismen können schwere „Überempfindlichkeitsreaktionen" zeigen, wenn von einem stark wirksamen Reagens sehr viel gegeben wird.

Andererseits kann auch die Immunität durchbrochen werden, und zwar sowohl durch hohe Mikroben-Dosen als auch durch Eingriffe, welche die Immunstoffproduktion deprimieren.

Es hängt also das Schicksal eines tuberkulös infizierten Organismus von Gleichgewichtszuständen ab, welche *a*) zwischen Immunität und Entzündungsbereitschaft; *b*) zwischen Immunität und vorhandenen Mikroben; *c*) zwischen Entzündungsbereitschaft und Mikroben bzw. ihrer Zerfallsprodukten bestehen.

Es ist anzunehmen, daß die Produktion von Immunstoffen in Körperzellen — in den retikulo-histiozytären Elementen, in Lymphozyten — vor sich geht, deren Zahl sich während der frischen Infektion progressiv vermehrt. Die Vorbedingung einer derartigen Vermehrung wird aber durch eine Mehrernährung gegeben, d. h. wohl durch eine nutritive Strömungsverlangsamung in den Terminalgebieten, die ihrerseits den Ausdruck eines an das Pathische grenzenden oder gar pathischen Erregungszustandes der Vasomotoren, d. h. der „Sensibilisierung" darstellt: *Hier liegt einer der Berührungspunkte zwischen Immunität und Überempfindlichkeit.*

Ist aber die Wucherung des retikulo-histiozytären Apparates wirklich nur an den Funktionszustand der terminalen Strombahn gebunden? D. h. stellt die Immunität eine Funktion nur der Vasomotorenerregung dar? Oder: Vermehren sich die Immunstoffspender auch unabhängig von Änderungen der Blutströmung in den Terminalgebieten? Es sind dies ebenso wichtige, wie schwer zu beantwortende Fragen. Jedenfalls *kann* man *die erworbene Immunität*, wenn wir sie mit der Wirkung a priori avirulenter Erreger vergleichen, *als einen Faktor betrachten, der die Fähigkeit der Mikroben, die Vasomotoren zu erregen, herabsetzt, so daß sie* — solange die Immunität anhält — *eine in Stase kulminierende Strömungsverlangsamung zu verursachen nicht befähigt sind.*

Stellen wir ähnliche Überlegungen auch über die Überempfindlichkeit an, so müßten wir uns eigentlich auch fragen, ob sie nicht den Ausdruck einer Erhöhung der Fähigkeit der Mikroben darstellt, die Vasomotoren zu erregen? Zahlreiche und vielseitige Befunde über die Überempfindlichkeitsreaktion beweisen aber wohl, daß hier keine Änderung der Erregereigenschaften, sondern die des vasomotorischen Erregungszustandes vorliegt. Womit noch eine Antithese zwischen Immunität und Überempfindlichkeit formuliert werden kann: *Es handelt sich bei der Immunität um die Herabsetzung der Wirkungsfähigkeit von Erregern, bedingt durch eine qualitative Änderung von Geweben und Zellen; während der Überempfindlichkeitszustand sich durch eine rein quantitative Änderung der Gefäßnervenerregung* — also ohne eine Änderung der Gewebe- und Zellenbeschaffenheit der Nerven — *bei Erhaltenbleiben aller ursprünglichen Eigenschaften der Erreger einstellt.*

Ist die Sensibilisierung von spezifischer Natur? D. h. antworten die durch KOCHsche Bazillen oder ihre Derivate in einen bestimmten Erregungszustand versetzten Gefäßnerven nur auf dieselben Erreger? Nach dem Eindruck, den wir aus unseren bisherigen Beobachtungen gewonnen haben, möchten wir glauben, daß eine — jedenfalls absolute — Spezifität nicht vorliegt. Allerdings muß diese Frage noch eingehend untersucht werden. „*Empfindlichkeit*" und „*Überempfindlichkeit*" gehören nicht in die Gruppe der Immunbiologie, sondern zu den Entzündungsphänomenen.

II. Über die Pathogenese der experimentellen Überempfindlichkeitsphänomene bei vorbehandelten Tieren nach der intravenösen und intratrachealen Reinfektion

Unsere experimentellen Untersuchungen ergaben, daß Kreislaufstörungen zu den auffälligsten Folgen der Reinfektion bei vorbehandelten Tieren gehören. Andererseits weisen zahlreiche Beobachtungen darauf hin, daß derartige Kreislaufstörungen durch die Vermittlung der Vasomotoren entstehen. Man wird also versuchen müssen, die in unseren Experimenten beobachteten Phänomene mit der RICKERschen Betrachtungsart und Nomenklatur in Einklang zu bringen.

Die Folgen der intravenösen Reinfektion bei den vorinfizierten Tieren könnten demnach zum größten Teil als Zeichen einer peristasischen Kreislaufstörung erfaßt werden. Jene Lähmungszustände, deren Ausdruck wir in Milz-, Leber- und Lungenveränderungen erblickten, werden wir als Höhepunkt der peristasischen Kreislaufstörung, als Stase erkennen. Das „entzündliche" Ödem, Blutungen, Hyperämien, Ansammlungen weißer Blutzellen in den Gefäßen fassen wir als typische Folgen der peristasischen Strömungsverlangsamung auf, die, wenn sie lange genug anhält, auch die Ursache von eindrucksvollen Wucherungsprozessen sein kann. Nekrosen werden durch die Stase verursacht.

So lassen sich zahlreiche Phänomene der Überempfindlichkeitsreaktion auf die durch RICKER gefundenen pathogenetischen Formeln zurückführen: Die intravenöse Reinfektion des vorinfizierten Organismus führt zu schweren peristasischen Kreislaufstörungen, deren Höhepunkt, die Stase, sehr kurze Zeit nach der Reinfektion erreicht ist. Die Kreislaufstörungen treten gleichzeitig in mehreren Organen auf, und die durch sie provozierten Veränderungen sind noch längere Zeit nach der Reinfektion zu erkennen.

Fragen wir uns, ob es möglich wäre, auch diese Gleichzeitigkeit der nach der intravenösen Reinfektion erscheinenden Reaktionen im Sinne RICKERS zu erklären, so kommen wir zu der Vermutung, daß die anatomischen Veränderungen des Schockes bzw. der Überempfindlichkeitsreaktion bedingt werden durch das gleichzeitige Erfassen eines einheitlichen nervösen Apparates der Lunge, Leber und Milz.

Das Endergebnis unserer Betrachtung wäre folgendermaßen zu formulieren: Die Vorbehandlung erhöht die Reaktibilität der Gefäßnervenapparate zahlreicher Organe, „sensibilisiert" sie, die intravenöse Reinfektion löst dann die peristasische Kreislaufstörung aus, bei deren schwersten Formen die Tiere im sogenannten Schock an Gefäßlähmung eingehen; bei den schwächeren Reaktionsformen kommen die typischen peristasischen, entzündlichen, poliferativen und regressiven Veränderungen zur Entwicklung.

Wir haben in unseren Experimenten und bei vielen Spontanerkrankungen des Menschen festgestellt, daß auch die *intratracheale* Reinfektion Phänomene hervorbringt, die in die Gruppe der Überempfindlichkeitsreaktionen gehören: lobäre Infiltrate im Lungenabschnitt, der die eingeführten Mikroben aufnahm; Nekrosen in der Leber und in der Milz usw. Die Leber- und Milzveränderungen stellen wahrscheinlich Folgen der hämatogenen Aussaat dar, die aus dem neuen Lungenherd hervorgehen.

Vergleicht man die Ausdehnung der Veränderungen, insbesondere Kreislaufstörungen und Infiltrate, die bei vor- und nichtvorbehandelten Tieren in den ersten Tagen nach der intravenösen Einspritzung auftreten, so wird man eine wesentliche Eigenschaft der Überempfindlichkeitsreaktion erkennen. Bei den vorbehandelten Tieren entwickelt sich ja die Infiltration nach der intravenösen Einspritzung nicht nur in den Gebieten, in welchen die KOCHschen Bazillen das Gewebe unmittelbar berühren — nicht nur im „Fokus" — sondern auch zwischen den einzelnen Ansiedlungsherden — in den „interfokalen" Abschnitten. Wir glauben annehmen zu dürfen, daß diese für die Überempfindlichkeit charakteristische Ausdehnung der Reaktion auf die Ganzheit der Organgebiete — die „Organreaktion", wie wir sie genannt haben — ebenfalls mit jener „Sensibilisierung" der Gefäßnervenapparate zu erklären ist. Reaktionen, die bei normalen Tieren nur in eng umschriebenen Gebieten erscheinen, treten bei vorinfizierten Tieren nach der intravenösen Reinfektion im ganzen Umfang der Organe auf, weil die Vorbehandlung die Reaktibilität der Gefäßnervenapparate überall erhöhte.

Besonders auffallend ließen Organreaktionen unsere Versuche hervortreten, in welchen vorbehandelte Tiere intraokulare Reinfektionen erhielten. Wie wir beschrieben, ist das reinfizierte Auge bereits am zweiten Tag in allen Teilen vollkommen getrübt, entzündlich infiltriert.

Die Rapidität des Auftretens und der Ausdehnung der Veränderungen läßt unseres Erachtens keine andere Erklärung zu als die Annahme einer Reaktion nervöser Apparate.

Auch die bei den intratracheal reinfizierten Tieren oder als Folge der automatischen, endogenen, lymphadeno-bronchogenen Reinfektion bei Menschen beobachtete lobäre Infiltration stellt eine „Organreaktion“ dar.

Wir ersehen aus diesen Beobachtungen, daß durch die Vorbehandlung eine Bereitschaft zur Überempfindlichkeitsreaktion erzeugt wird. Diese Bereitschaft erstreckt sich auf die Gesamtgebiete der einzelnen Organe. Die Reinfektion muß aber im geeigneten Zeitpunkt in geeigneter Stärke erfolgen, um die Bereitschaft in eine Überempfindlichkeitsreaktion gewissermaßen einzulösen. Die Quantität des bei der Reinfektion angewandten Reizes ist für die Ausdehnung der Überempfindlichkeitsreaktion von Bedeutung: Bei großen Reinfektionsdosen entsteht eine Ausdehnung der Überempfindlichkeitsreaktion, die große Einheiten eines Organs, ja ganze Organe erfassen kann. Natürlich wird der Effekt der Reinfektion auch durch den Grad der Überempfindlichkeitsbereitschaft beeinflußt, der durch die Vorbehandlung erreicht wurde.

Diese Beobachtungen und Überlegungen über die Ausdehnung einer Überempfindlichkeitsreaktion zwingen uns, die Bedeutung der nervösen Einrichtungen für die Gestaltung der anatomisch faßbaren Veränderungen anzuerkennen. Wie sehen keine andere Möglichkeit, die Ausdehnung einer Überempfindlichkeitsreaktion auf einen ganzen Lungenlappen oder gar auf sämtliche Gebiete beider Lungen in Fällen zu erklären, in welchen bei der Reinfektion nur ein relativ kleines Gebiet durch die eingespritzten Substanzen unmittelbar berührt wurde, als durch die Ausdehnung der Erregung in einem erhöht erregbaren Gefäßnervenapparat.

Es soll aber noch einmal hervorgehoben werden, daß auch in sensibilisierten Organen Reaktionen bei Reinfektionen auftreten können, die — obwohl unter allen Umständen beträchtlich ausgedehnter als Reaktionen in nichtsensibilisierten Organen — jene für die Überempfindlichkeit besonders kennzeichnenden Ausdehnungen — Organreaktion, Lobärausdehnung — zu erzeugen *nicht* imstande sind.

Jene Apparate, deren Reaktion die für die erhöhte Entzündungsbereitschaft kennzeichnende Ausdehnung einer anatomischen Veränderung verursacht, können durch die Reinfektion in ihrer Gesamtheit bewegt werden; es kann aber auch, trotz der unzweifelhaften Bereitschaft zu Überempfindlichkeitsreaktionen, eine Ausdehnung der anatomischen Veränderungen durch die Reinfektion erzeugt werden, die für hyperergische Zustände nicht besonders charakteristisch ist.

Die Nachweisbarkeit der Ausdehnung anatomischer Veränderungen auf das ganze Gebiet großer funktioneller Einheiten ist demnach eine fakultative Eigenschaft der Überempfindlichkeitsreaktion: liegt die „Organreaktion“ vor, so ist dies ein zuverlässiges Zeichen für die erhöhte Entzündungsbereitschaft; ist die charakteristische Ausdehnung nicht nachzuweisen, so besitzen wir dadurch keinen Beweis *gegen* die Annahme einer erhöhten Entzündungsbereitschaft[1].

III. Bemerkungen über das Wesen des Überempfindlichkeitszustandes und der avirulenten Infektion

Wir identifizieren die Überempfindlichkeit mit einer erhöhten Reaktionsfähigkeit („Entzündungsbereitschaft") der Gefäße in dem Sinne, daß bei sensibilisierten Tieren bereits geringfügige Reize sehr starke Gefäßreaktionen provozieren.

Da wir diese Gefäßreaktionen auf das Verhalten der Gefäßnerven zurückführen, könnte es sich im Prinzip um zwei Typen von Phänomenen handeln:

---

[1] KALBFLEISCH berichtet 1927 und 1928 über Experimente in Anlehnung an den KOCHschen Grundversuch. Er findet, daß beim normergischen Tier kleine Bezirkchen des zentralen Teiles durch Eintreten von Dauerstase nekrotisch werden, ringsherum herrscht peristasischer Zustand, der zur Eiterung und starker Granulation führt. Beim hyperergischen Tier ist der Bezirk der Dauerstase bedeutend größer, so daß eine ausgedehntere Hautpartie nekrotisch wird; um das nekrotische Gebiet herum ist aber die peristasische Zone bedeutend geringer als beim nichtvorbehandelten Tier, so daß keine ausgedehnte Eiterung bzw. Granulationsgewebebildung auftreten kann. Beim normergischen Tier und beim hyperergischen treten also die gleichen Strombahnvorgänge auf, allerdings in verschiedener Intensität. Die stärkere Wirkung der KOCHschen Bazillen beim tuberkulösen Tier beruht nach KALBFLEISCH auf einer erhöhten Erregbarkeit des Strombahnnervensystems.

In diesen Kreis der Untersuchungen über Morphologie und Pathogenese der fokalen Reaktionen bei normalen und bei vorbehandelten Tieren gehören auch die Experimente von DIETRICH und NORDMANN. Die Verfasser arbeiteten mit Kolibazillen; sie infizierten Kaninchen. Es ging aus diesen Untersuchungen das wichtige Ergebnis hervor, daß die Kreislaufstörungen als erste sichtbare Veränderungen auftreten und in der ganzen Beobachtungszeit die beherrschende Rolle spielen. DIETRICH und NORDMANN bringen die bei Experimenten gesehenen Kreislaufstörungen mit der Erregbarkeit bzw. mit der Änderung der Erregbarkeit des Strombahnnervensystems in Zusammenhang; die Erregbarkeit der Vasokonstriktoren bei vorbehandelten Tieren dem Adrenalin gegenüber ist herabgesetzt; dem spezifischen Reiz gegenüber scheint eine Hyperergie vorzuliegen. Die Entzündung, die als Folge der Koliinfektion auftritt, ist beim vor- und nicht vorbehandelten Tier vollkommen gleich, „bei beiden versagt unter dem Einfluß der Infektion die terminale Strombahn völlig".

Aus der RICKERschen Schule ging eine Mitteilung von HOMUTH hervor, welche die Serumwirkung auf die innervierte Blutstrombahn untersucht (1930). Die Experimente wurden an Kaninchen ausgeführt. HOMUTH fand, daß Pferdeserum, lokal und kurz angewandt, als Reiz auf das Strombahnnervensystem wirkt: entweder entwickelt sich Ischämie durch Gefäßkonstriktion oder es tritt sofort Stase auf. Bei einer zweitmaligen lokalen Anwendung des Serums können in einem bereits peristasisch gestörten Gebiet die Konstriktoren auf wesentlich längere Zeit erregt werden. Bei Tieren, die mit Pferdeserum vorbehandelt waren, bewirkt die lokale Sekundärberieselung mit demselben Serum ebenfalls deutliche Gefäßreaktionen. „Das Serum greift ... am Nervensystem der Strombahn an." Das Wesentliche des durch die Vorbehandlung erreichten Effektes ist nach HOMUTH immer eine Erhöhung, „Sensibilisierung" der Konstriktorenerregbarkeit.

1. Die Empfindlichkeit ist infolge einer substantiellen Veränderung in den Nervenfasern selbst, welche im Anschluß an die Vorbehandlung eintritt, höher als normal. Infolgedessen wirken Reize bestimmter Intensität stärker als bei normergischen.

2. Die Vorbehandlung wirkt als Dauerreiz auf das Gefäßnervensystem, das sich demzufolge in einem anhaltenden Erregungszustand befindet. Die Reinfektion trifft also ein Gefäßnetz, dessen Dilatatoren bereits erregt sind (I. Stufe des peristasischen Erregungszustandes nach RICKER). Oder es wäre möglich, daß die Vorbehandlung sogar noch stärkere Dauerwirkungen bedingt, etwa Dauerreizung der Konstriktoren (II. Stufe des peristasischen Erregungszustandes), oder gar Dauerreizung der Vasodilatatoren bei Lähmung der Konstriktoren (III. Stufe des peristasischen Erregungszustandes nach RICKER) aufrechterhält. Die Reinfektion — ein zusätzlicher, neuer Reiz, der das Vasomotorensystem trifft — kann also stärkere Wirkungen hervorbringen, weil sie auf einer höheren Stufe in einem Vasomotorensystem angreift, das sich bereits in einem Dauererregungszustand befindet.

Welche von diesen beiden Erklärungen ist die richtige? Ich möchte glauben, die letztgenannte. Denn mehrere Befunde in den verschiedensten Organen vorbehandelter Tiere weisen darauf hin, daß im Zeitpunkt der Reinfektion ein Dauerreizzustand des Gefäßnervensystems besteht. Die Lungen, Leber und Milz sind deutlich vergrößert und hyperämisch, eine Veränderung, die, wie mir scheint, mit den in diesen Organen vorhandenen spärlichen und sehr kleinen Aussaatsherden der Hodenimpfung allein nicht zu erklären ist. Dazu kommt noch, daß bei diesen Tieren in den genannten Organen eine ausgeprägte Vermehrung der retikuloendothelialen Elemente vorliegt, die dazu führt, daß die an und für sich deutlich erweiterten Milzsinus zahlreiche Histiozyten enthalten, ebenso wie die Leberkapillaren und die Lungenalveolen. Diese „Mobilisierung des retikuloendothelialen Apparates" könnte nun mit der Hyperämie zusammenhängen bzw. durch sie bedingt sein: eine Dauererregung des Vasodilatatorensystems — als Ausdruck eines schwachen peristasischen Dauerzustandes — führt zur Erweiterung der terminalen Strombahn und Verlangsamung der Blutströmung in ihr, ein Phänomen, das als Ursache einer erhöhten Nahrungszufuhr die Zellwucherung verursacht.

Überempfindlichkeit bestimmten Erregern gegenüber bedeutet also für uns erhöhte Reaktionsfähigkeit des Gefäßnervensystems infolge einer bereits bestehenden Dauererregung.

In diesem Zusammenhang möchten wir uns auch noch kurz zur Frage äußern, ob die faktische Virulenz einer tuberkulösen Infektion morphologisch und pathogenetisch gekennzeichnet werden kann. Bei Infektionen mit avirulenten lebenden Erregern — wie bei Infektionen des Kaninchens mit Humanbazillen oder Behandlung von Hunden mit KOCHschen Bazillen des Typus humanus oder bovinus — entstehen besonders in den hämatogenen Aussaatherden zunächst nur zellige Infiltrate, welche in den Lungen eher als lobulärpneumonische Infiltrate denn als Tuberkel bezeichnet werden können und vorwiegend aus Alveolarhistiozyten zusammengesetzt sind. Ähnliche Zellansammlungen befinden sich auch in der Milz und in der Leber. Überall ist die Tendenz zur tuberkulösen Abrundung nur sehr schwach ausgeprägt und Nekrosen treten so gut wie nie auf.

Im Einklang mit den vorhin erörterten pathogenetischen Mechanismen möchten wir also annehmen, daß die faktische geringe Virulenz des Erregers sich in der Unfähigkeit äußert, eine mit Stase verbundene entzündliche Kreislaufstörung zu verursachen: es entsteht nur eine peristasische Hyperämie mit allen ihren nutritiven Folgen.

IV. Bemerkungen über die neuere Literatur der Beziehungen zwischen Immunität und Überempfindlichkeit

Wir haben uns bei der Besprechung der Zusammenhänge zwischen Sensibilität und Immunität bisher fast ausschließlich an unsere eigenen Beobachtungen gehalten bzw. nur die Ergebnisse von Bieling eingehender mitberücksichtigt, welche ja die mikrobiologische Auswertung unserer gemeinsamen Modellversuche darstellen. Indessen wurde unser Gegenstand — besonders im Laufe der letzten zehn Jahre — auch von zahlreichen anderen Forschern bearbeitet, die viele zum Teil mit unseren vollkommen oder jedenfalls prinzipiell übereinstimmende Befunde zutage förderten.

Wir bemühten uns im Vorangehenden immer, Immunität — d. h. angeborenen oder erworbenen Schutz einer Infektion Kochschen Bazillen gegenüber — und Überempfindlichkeit (Hypersensibilität) — d. h. postinfektiöse Änderung der Entzündungsbereitschaft Reinfektionen gegenüber — als zwei selbständige, jedenfalls besondere Eigenschaften des infizierten Organismus voneinander zu unterscheiden. Auch die Autoren stellen Begriffe einander gegenüber, die wohl den von uns definierten gleichen, wenn auch die Bezeichnungen, die sie benützen, mit den unseren nicht immer übereinstimmen. Man spricht nämlich oft von „Allergie", meint damit die Überempfindlichkeit Tuberkulin gegenüber und konfrontiert sie mit der postinfektiösen Immunität. Wir haben im Bericht über unsere eigenen Untersuchungen den Ausdruck „Allergie" möglichst vermieden, weil er zu vieldeutig geworden ist[1].

Während „Allergie" nach der ursprünglichen Fassung des Begriffes *jede* Abweichung in der Krankheitsbereitschaft bedeutete, welche sich im Anschluß an die Infektion mit einem bestimmten Erreger einstellt, spricht man heute vielfach von „Allergie" nur wenn man *erhöhte* „Emp-

[1] Auch Rich vermeidet in seinem neuen Werk das Wort „Allergie" aus den eben dargelegten Gründen. Er geht aber wohl zu weit, wenn er auch „Hyperergie" ablehnt: dieser sehr plastische Begriff ist durchaus eindeutig und wird allgemein im selben Sinn gebraucht; ebenso wie der Ausdruck „Normergie".

findlichkeit" oder eigentlich „*erhöhte Empfänglichkeit*" sagen möchte[1].

Pirquet hat den Zustand des infizierten Organismus, den wir als Überempfindlichkeit bezeichnen, auf Grund *seines* Allergiebegriffes in die Gruppe der „Allergie" mitaufgenommen. Dazu gehört nach Pirquet selbstverständlich auch die Immunität[2].

Jedenfalls hat die traditionelle Verkuppelung der Immunität und der Überempfindlichkeit dazu geführt, beide Phänomene als der Immunbiologie zugehörig aufzufassen und die eventuelle pathogene Über-

[1] Doerr äußert sich über diese Frage in folgenden Worten: „Da ... der Allergiebegriff in seiner ursprünglichen Vieldeutigkeit unbrauchbar war, suchte man seinen Sinn zu ändern, aber nicht durch eine andere Definition, sondern durch konventionelle, das heißt willkürliche Reduktionen seines unbequemen Umfanges". Zunächst bootete man die Immunität aus und es „blieb als Restkörper der Block der sogenannten ‚Überempfindlichkeit' zurück ...".

[2] Pirquet selbst unterschied folgende Formen der „Allergie": 1. Verstärkte Reaktibilität (Überempfindlichkeit, Anaphylaxie). 2. Herabgesetzte Reaktibilität (Unterempfindlichkeit). 3. Fehlende Reaktibilität (Immunität, Unempfindlichkeit). Aus diesem Schema geht klar hervor, daß Pirquet keinesfalls daran dachte, die verschiedenen Typen der „Allergie" als wesensverwandt darzustellen.

Wir sehen aber hier auch die Quelle des Fehlers in der Begriffsbildung: Pirquet spricht von „Empfindlichkeit", obwohl er nicht „Sensibilität", sondern „Suszeptibilität" — „Empfänglichkeit", *Krankheitsbereitschaft*, — meinte. So kam es zu den weiteren Mißverständnissen. Die erhöhte Krankheitsbereitschaft, wie sie sich infolge einer Depression der natürlichen oder erworbenen Immunität einstellen kann, wurde mit der erhöhten Empfindlichkeit („Überempfindlichkeit") gleichgestellt, welche — wie wir sehen — auch in Fällen bestehen kann, in welchen die Immunität nicht nur nicht unterdrückt ist, sondern die höchstmöglichen Grade aufweist.

Kallós weist allerdings darauf hin, daß der Begriff der Überempfindlichkeit, so wie er von Pirquet umschrieben wurde, nicht jener Hypersensibilität entspricht, welcher man bei Infektionen begegnet. Auch Behring habe eine besondere Art von Überempfindlichkeit definiert, als er entdeckte, daß der Organismus nach Toxingaben demselben Gift gegenüber empfindlicher reagieren kann. „Dabei treten bei erneuter Toxinverabreichung die dem betreffenden Toxin eigenen spezifischen Giftwirkungen nach einer kleineren Dosis oder in verstärktem Ausmaß auf, während die Reaktionsweise des Organismus unverändert bleibt. Diese Toxinüberempfindlichkeit hat also mit der Allergie, die gerade durch die Änderung der Reaktionsfähigkeit charakterisiert ist, nichts gemein."

Wenn ich Kallós recht verstehe, gibt es bei Infektionskrankheiten kein Phänomen, das man mit der Pirquetschen oder Behringschen „Überempfindlichkeit" identifizieren könnte. Veränderungen dagegen, wie die Nekrose, welche nach einer erneuten Verabreichung des Erregers entstehen, möchte der Verfasser „ganzheitsbezogen" als eine günstige Reaktion, also als eine Immunitätserscheinung auffassen. „Die lokale Nekrose kann ... nicht als Überempfindlichkeitserscheinung aufgefaßt werden, da sie beim Allergischen auch unter Einwirkung von solchen Krankheitserregern oder Stoffen auftritt, die eine ähnliche Reaktion beim Nichtallergischen niemals hervorrufen. Es ist also die Reaktionsweise des Organismus verändert und nicht seine Empfindlichkeit gesteigert." In diesem Sinne stellen also nach Kallós Immunität und die sogenannte Überempfindlichkeit nicht nur keine Gegensätze dar, sondern Erscheinungsformen ein und desselben Phänomens der Immunität, das heißt der Allergie.

empfindlichkeitsreaktion ebenso wie die schützenden Immunreaktionen als den Ausdruck einer Vereinigung von Antigenen („Allergenen") mit Antikörpern zu erklären. Obwohl für die Berechtigung dieser Einstellung — die wir durchaus anerkennen — seit FRIEDBERGER zahlreiche Beobachtungen herangezogen werden konnten, haben wir uns hier von ihr zunächst entfernen zu müssen geglaubt und die erhöhte Sensibilität bei tuberkulös vorinfizierten Tieren nur als ein vasomotorisches, nervöses Phänomen angesehen, das auch allein durch die Wirkung der KOCHschen Bazillen selbst hervorgebracht werden könnte.

Wir stützen uns dabei nicht auf die Tatsache, daß bei der Tuberkulinüberempfindlichkeit keine Antikörper nachgewiesen werden konnten, sondern möchten als Morphologen eine Seite des Problems der Überempfindlichkeit darstellen und betonen, die bisher gerade von Mikrobiologen und Serologen kaum berücksichtigt wurde.

In unseren Modellversuchen, in welchen vorinfizierte Tiere drei Wochen später intravenös virulent reinfiziert wurden, haben BIELING und OELRICHS mit bakteriologischen Methoden den massenhaften Untergang von KOCHschen Bazillen in den Lungen festgestellt. Daran, daß es sich dabei um die Äußerung einer Immunitätsreaktion handelt, kann wohl kein Zweifel bestehen. Es wurde übrigens in diesen Versuchen festgestellt, daß die Immunität, welche die Tiere befähigte, eine sicher tödliche virulente Infektion zu überwinden, bereits zwei Tage nach der ersten Infektion nachweisbar ist. „Offenbar steigt sie aber in der nächsten Zeit etwa noch bis zur dritten Woche weiter an[1]."

Viele intravenös reinfizierte Tiere unserer Modellversuche gehen in den ersten zwei Tagen nach der intravenösen Einspritzung in einem Zustand zugrunde, der an den anaphylaktischen Schock erinnert. Jedenfalls kann man in diesen Fällen nicht umhin, von einer Überempfindlich-

[1] BIELING erinnert in diesem Zusammenhang an die *Depressionsimmunität* von MORGENROTH, bei welcher bekanntlich ebenfalls auffallend rasch ein Schutz gegen virulente Nachinfektionen auftritt. MORGENROTH fand nämlich, daß ein Schutz gegen Streptokokkensuperinfektion bereits 24 Stunden nach der ersten Infektion voll ausgebildet ist, ja schon sechs Stunden nach der Vorinfektion deutlich hervortritt. Bemerkenswert sind in diesem Zusammenhang folgende Ausführungen von MORGENROTH und seinen Mitarbeitern: „Die Immunität gegen Superinfektionen besteht keineswegs darin, daß die Superinfektion nicht angeht. Es tritt vielmehr eine Allgemeininfektion ein, welche genau dieselben Wesenszüge trägt wie die ursprüngliche chronische Infektion. Der Mikroorganismus der akuten Superinfektion wird durch die vorhandene Immunität in einen Mikroorganismus verwandelt, welcher die infektiösen Eigenschaften des ursprünglich vorhandenen ‚chronischen' Mikroorganismus aufweist. Die Veränderung, wie sie im superinfizierten Organismus vorliegt, bewirkt, daß die zweite Infektion, die akut verlaufen müßte, auf das Niveau der chronischen Primärinfektion herabgedrückt wird.

Die Abwehrkräfte, die hier einsetzen, sind von den bisher bekannten insofern verschieden, als sie nicht zu einer Abtötung der Mikroorganismen, sondern lediglich zu einer Depression der Virulenz führen.

Diese Depressionsimmunität ist eine neuartige Form der Immunität, die außerhalb der Immunitätsarten steht, welche von EHRLICHS Rezeptorentheorie umfaßt werden."

keitsreaktion zu sprechen, die, wenn man sie morphologisch (histologisch oder röntgenphotographisch) mit der Reaktion nicht vorbehandelter Tiere vergleicht, zahlreiche kennzeichnende Eigenschaften aufweist. Übrigens kann auch die Überempfindlichkeit — nach Bieling und Oelrichs — schon zwei Tage nach der Vorbehandlung des Modellversuches deutlich, wenn auch nicht sehr stark ausgeprägt sein.

Während Bieling in seiner ersten Mitteilung über das Schicksal der reinfizierten Kochschen Bazillen die beiden Phänomene als eng zusammengehörig betrachtet, ja von einer „hyperergischen Immunität" spricht, schränkt er diese seine Auffassung in einer späteren, zusammen mit Oelrichs verfaßten Mitteilung wesentlich ein.

Es wurde jener Modellversuch angesetzt, in welchem die Vorbehandlung in der Einspritzung von abgetöteten Humanbazillen in den linken Hoden besteht. Wie die intrakutane Probe mit Alttuberkulin zeigte, war eine „Allergie" (auch Bieling verwendet diese Bezeichnung synonym mit der erhöhten Empfindlichkeit Kochschen Bazillen und ihren Derivaten gegenüber) am 14. Tag nach der Vorbehandlung, an welchem einer Anzahl von Tieren der geschädigte Hoden entfernt wurde, ausgebildet und am 21. Tag, an welchem eine intravenöse Reinfektion mit virulenten Bovinbazillen erfolgte, bereits sehr stark: sie ging bis zur Verdünnung von 1 : 5000. Dementsprechend entwickelten sich nach der Reinfektion die aus unseren Modellversuchen bekannten schweren Veränderungen in den inneren Organen. Am 42. Tag nach der Vorbehandlung war bei den bis dahin nicht reinfizierten einseitig kastrierten Tieren die Tuberkulinempfindlichkeit bereits stark abgesunken. Denn selbst eine Alttuberkulinverdünnung von 1 : 50 verursachte bei einem Tier überhaupt keine, bei zwei anderen eine zwar deutliche aber nicht sehr starke Reaktion. Wie die intravenöse Einspritzung mit virulenten Bovinbazillen zeigte, bestand aber auch in diesen Fällen eine wirksame Immunität. 10 Wochen nach der Vorbehandlung war bei den Tieren, deren vorbehandelter Hoden nicht entfernt wurde, noch eine erhebliche Tuberkulinempfindlichkeit vorhanden. Stärkere als 1 :500-Konzentrationen ließen ausgeprägte, typische Hautreaktionen erscheinen. Bei den Tieren aber, deren vorbehandelter Hoden fehlte, ging die Tuberkulinreaktion niemals wesentlich über 1 :100; ja bei der größten Mehrzahl der Tiere war nur 1 :20 positiv. Selbst diese Verdünnung gab aber bei drei Tieren nur eine zweifelhafte Reaktion, die nicht mehr als spezifisch angesehen werden konnte. Auch die Reaktion der Lungen nach der Superinfektion trat nicht mehr sehr ausgesprochen auf; das histologische Lungenbild zeigte den nicht vorbehandelten Kontrollen gegenüber keinen Unterschied. Obwohl demnach die Empfindlichkeit gegen Alttuberkulin sehr stark abnahm, wurde auch in diesem Versuch eine ausgesprochene Immunität gegenüber der nachfolgenden virulenten Infektion festgestellt, „die genau so ausgeprägt war wie in den früheren Untersuchungen, in denen die Versuchstiere starke allergische Erscheinungen gezeigt hatten". Diese Beobachtungen veranlassen folgende Feststellungen: „Soviel ist . . . sicher, daß die schweren, ausgedehnte Lungenpartien betreffenden reaktiven Veränderungen, wie man sie drei bis vier Wochen nach der Vorinfektion durch jede neue Infektion auslöst, für das Überstehen der Erkrankung, also für das Zustandekommen der Immunität nicht unbedingt erforderlich sind." Allerdings möchten die Verfasser in der Deutung dieser Befunde nicht allzu weit gehen und nur feststellen, daß die außerordentlich starken exsudativen Veränderungen, die sich in charakteristischer Weise dann zeigen, wenn der Reinfekt in einem bestimmten Intervall nach der Vorinfektion eintrifft, für die gesteigerte Infektionsabwehr nicht allein verantwortlich gemacht werden können, so sehr auch die exsudativen Vorgänge die Infektionsabwehr begünstigen mögen.

Diese Schlußfolgerungen nähern sich den Ergebnissen und Anschauungen von RICH, der als einer der energischesten Verfechter der Lehre von der prinzipiellen Verschiedenheit der Immunität und der „Allergie" (= Hypersensibilität) gilt.

Diese Lehre wurde von BOQUET und NÈGRE 1926 inauguriert. Einige Jahre später haben auch BRANCH und CUFF gezeigt, daß „Allergie" und Anaphylaxie bei der Tuberkulose selbständige Phänomene darstellen und daß Immunität auch ohne „Allergie" vorhanden sein kann. RICH und Mitarbeitern gelang die Dissoziation der beiden Phänomene mit Hilfe der systematischen Desensibilisierung[1].

In diese Gruppe gehören u. a. auch die Beobachtungen von ROTHSCHILD, FRIEDENWALD und BERNSTEIN — ebenfalls Mitarbeiter von RICH —, die die Desensibilisierung tuberkulös infizierter Tiere mit Tuberkulin ausgeführt haben[2].

Ja, BIRKHAUG findet, daß die Immunität bei desensibilisierten tuberkulösen Tieren viel stärker wirkt als bei „allergischen", da die makroskopischen und mikroskopischen tuberkulösen Veränderungen bei den

---

[1] RICH und seine Mitarbeiter haben Kaninchen durch wiederholte intrakutane Injektionen hitzegetöteter Pneumokokken in einen höchstgradig „allergischen" und immunen Zustand versetzt. Eine Anzahl von Tieren wurde dann später mittels einer hohen Dosis intravenös eingespritzter homologener Pneumokokken desensibilisiert, während andere Tiere im überempfindlichen und immunen Zustand belassen blieben. Beide Gruppen zusammen mit einer Kontrollgruppe erhielten nachher eine intrakutane Einspritzung mit den für die Sensibilisierung und Desensibilisierung benützten Pneumokokken. Bei den normalen Kontrolltieren trat eine typische Entzündung in der Haut auf. Während die sowohl überempfindlichen als auch die immunen Tiere stärker als die normalen Kontrollen reagierten, haben die desensibilisierten und dabei immunen Tiere entweder nur schwache oder überhaupt keine Reaktionen gezeigt. Diese Tiere erholten sich von der Infektion genau so wie die überempfindlichen („allergischen") und immunen. Bemerkenswert ist, daß bei den nichtvorbehandelten Tieren die histologische Untersuchung eine rasche Ausbreitung der Bakterien in den Geweben zeigte, während bei den überempfindlichen und gleichzeitig immunen Kaninchen ebenso wie bei den desensibilisierten und immunen die Pneumokokken in agglutinierten Massen an Ort und Stelle der Einspritzung liegenblieben.

[2] Man infizierte Meerschweinchen mit abgeschwächten KOCHschen Bazillen. Nachdem die „Allergie" auftrat, wurden die Tiere mit zunehmenden kleinen Tuberkulindosen desensibilisiert, bis sie die für nicht desensibilisierte Tiere tödliche Menge von 1 mg Tuberkulin vertragen konnten. Nun wurden normale Kontrolltiere zusammen mit den überempfindlichen und den desensibilisierten mit virulenten Humanbazillen intrakutan geimpft. Die normalen Kontrolltiere zeigten innerhalb von einigen Tagen kleine Tuberkel an der Impfstelle. Die allergischen Tiere ergaben an der Impfstelle ein typisches KOCHsches Phänomen, dessen Veränderungen — nachdem sie in den ersten 48 Stunden ihre größte Ausdehnung erreichten — sehr rasch bis zur Vernarbung zurückgingen. Die desensibilisierten Tiere wiesen nach der Impfung einen kleinen Herd auf, etwa wie bei den Kontrolltieren, doch ohne daß dabei eine spezifische Gewebereaktion in Erscheinung getreten wäre. Schließlich wurden bei den Kontrollen in allen Organen Miliartuberkel nachgewiesen, während sowohl die überempfindlichen als auch die desensibilisierten Tiere sich immun erwiesen. (Siehe auch P. GASTINEL und BROCARD: „Les modalités du phénomène de KOCH au cours de la période allergique de la tuberculose du cobaye." Ann. Inst. Pasteur, Par. **71**, 240 [1945]).

„iathergischen" (d. h. nach einer tuberkulösen Infektion künstlich desensibilisierten, aber noch immun gebliebenen) Tieren um 50% weniger ausgedehnt und nekrotisch sind. „Diese Experimente zeigen also, daß der allergische Zustand für den Schutz während einer tuberkulösen Erkrankung nicht nötig ist und daß die Beseitigung des Überempfindlichkeitszustandes durch Tuberkulindesensibilisierung die Immunität bestehen läßt."

Hier sei auch auf die Stellungnahme von Cummins hingewiesen, der die Überempfindlichkeit („Allergy") und die Immunität ausdrücklich als Antagonisten erklärt, die „Allergie" selbst als ein schädliches Phänomen betrachtet und eine der wichtigsten Funktionen der erworbenen Immunität in der Unterdrückung oder Neutralisierung der „allergischen" Reaktionen erblickt. Ähnlich ist die Einstellung von Selter, der die Tuberkulinempfindlichkeit als eine für den Kranken unerwünschte Begleiterscheinung bezeichnet.

Wir haben auf S. 26 über Befunde berichtet, welche zeigen, daß Stoffe — darunter Farbsubstanzen und Mikroorganismen —, wenn man sie in den Körper einführt, sich in einem bereits vorhandenen Entzündungsherd ablagern und dort fixiert bleiben. Es ist selbstverständlich, daß dieses „Fixationsphänomen" auch in Entzündungsherden zur Beobachtung gelangt, welche bei vorbehandelten Tieren durch Superinfektion verursacht werden. Opie zeigte nun, daß die in die Haut eingespritzte, bei überempfindlichen Tieren das klassische Arthussche Phänomen provozierende Eiweißsubstanz an der Stelle der Injektion blockiert bleibt[1].

Derartige Beobachtungen sind es, welche Krause, Rist und anderen die Handhabe gaben, entzündliche Reinfektionsphänomene wie etwa auch das Kochsche Phänomen als eine Immunreaktion darzustellen. Krause und seine Mitarbeiter zeigten, daß die Aussaat von subkutan eingeimpften Kochschen Bazillen im normalen Tier außerordentlich rasch vor sich geht, so daß schon in einigen Tagen die Lungen, die Tracheobronchiallymphdrüsen und die Milz erreicht werden; Bazillen sind in den benachbarten Lymphknoten schon innerhalb von drei Stunden nachzuweisen und ihr Kreislauf im Körper nimmt nur vier Tage in Anspruch. Beim immunen oder „allergischen" Tier dagegen entfernen sich die eingespritzten Bazillen erst am siebenten Tag von der Impfstelle und ihr Kreislauf im Körper nimmt drei bis vier Wochen in Anspruch.

Man spricht also von einem „Barrièremechanismus" beim sensibilisierten Tier, der, wie Krause meint, nicht im Sinne einer Zerstörung der Bazillen wirkt, sondern diese mittels des allergischen Exsudats bzw. der entzündlichen Reaktion mechanisch zurückhält[2].

---

[1] Opie meint, daß die bei vorbehandelten Tieren eingespritzten Substanzen unter dem Einfluß von Antikörpern, welche mit dem Blut herangebracht werden, sich in einen giftigen Stoff verwandeln, der dann jene als Arthussche Phänomen bekannte Entzündung oder Nekrose hervorbringt.

[2] Allerdings haben Rist und seine Mitarbeiter schon viel früher gezeigt, daß im Peritonealexsudat allergischer Tiere eine Bakteriolyse vor sich geht. Demgegenüber fand Patterson, daß durch Einimpfung des Peritonealexsudates in normale Meerschweinchen generalisierte Tuberkulose erzeugt werden kann.

Jensen, Bindsley und Holm haben diesen „Barrièremechanismus“ bei allergischen Meerschweinchen beobachtet, welche in den ersten Tagen nach der Einatmung wahrscheinlich nur eines einzigen Kochschen Bazillus in der Umgebung der Infektion eine sehr lebhafte Zellvermehrung aufwiesen, während dieselbe Infektion bei nichtvorbehandelten Tieren eine Zellwucherung erst nach sechs Tagen veranlaßte. Die Verfasser halten es für wahrscheinlich, daß die bei dieser Gelegenheit beim vorbehandelten Tier beobachtete Hemmung des Bazillenwachstums den Ausdruck einer zellulären Reaktion darstellt. In der Tat haben Sabin und Mitarbeiter festgestellt, daß Kochsche Bazillen, welche man bei der Gelegenheit einer Superinfektion in den Körper einführt, sehr rasch in Klasmatozyten aufgenommen werden, wo sie ihre färberischen Eigenschaften verlieren und schließlich Zerfallserscheinungen aufweisen. Lurie versuchte in systematischen Untersuchungen die Einflüsse festzustellen, welche bei der Zerstörung der Kochschen Bazillen bei Reinfektionen wirksam sind. Er fand, daß dabei mononukläre Phagozyten im Vordergrund stehen, daß aber auch ein extrazellulärer Faktor von Bedeutung ist. Jedenfalls wirken die Flüssigkeiten tuberkulöser Tiere bakteriostatisch.

Damit kommen wir zu einer Frage, deren Beantwortung wohl noch viele systematische Untersuchungen benötigt. Handelt es sich bei der tuberkulösen Immunität um eine neu erworbene Eigenschaft, die als aktive Änderung der Zellfunktion spezifisch gegen die Kochschen Bazillen gerichtet ist, oder liegt die Verstärkung einer bereits normalerweise vorhandenen Eigenschaft vor? Hirayama fand, daß eine Infektion mit Kochschen Bazillen bei Meerschweinchen eine nachfolgende Milzbrandinfektion hemmen kann, ebenso wie sie gegen Streptokokkeninfektion und Diphtherieintoxikation schützt. Bieling und Oelrichs zeigten, daß ähnliche Beziehungen zwischen Tuberkulose und Koli- bzw. Streptokokken-Pneumokokken und Syphilisinfektionen bestehen[1].

Manche Autoren haben aus derartigen Beobachtungen gefolgert, daß die Immunität im allgemeinen und besonders bei der Tuberkulose nicht von spezifischer Natur ist. Kallós meint aber, daß es sich hier ganz einfach um Folgen einer Aktivierung und Vermehrung des Makrophagensystems handelt, welche unter günstigen Umständen dazu beitragen kann, daß eine Zweitinfektion abgewehrt wird[2].

[1] Siehe auch A. Nohlen: Über die Erzeugung paraspezifischer Immunität mittels Schutzimpfungen unter besonderer Berücksichtigung des BCG. Zbl. Tbk. forsch. **47,** f H. 9/10 (1938).

[2] Kallós erinnert an die Beobachtung, daß weiße Ratten, welche durch eine latente Infektion mit Bartonella behaftet sind, gegen den anaphylaktischen Schock, gegen Histamin- und Diphtherievergiftung sowie gegen Tuberkuloseinfektionen refraktär bzw. relativ unempfänglich sind. Jadassohn zeigte, daß diese Tiere relativ bald nach der Infektion mit Kochschen Bazillen zahlreiche bazillenfreie oder bazillenarme Herde aufweisen, die, aus Histiozyten zusammengesetzt, Tuberkeln ähnlich sind, aber nicht nekrotisch werden. Nach Kallós liegt auch hier die Folge einer durch die latente Bartonellainfektion bedingte Steigerung der „Ansprechbarkeit und Wucherung“ des Makrophagensystems vor, „so daß die Einwirkung von Tuberkulosebazillen durch rasche und intensive Makrophagenherdbildung

Die Lehre, daß die Immunitätsphänomene an die Tätigkeit der Zellen des retikulo-histiozytären Systems und des lymphatischen Apparates gebunden sind, scheint sich immer mehr zu befestigen. Nachdem BUNTING bereits 1935 die Herkunft der Antikörper aus dem lymphatischen Apparat ableitete, haben neuerdings die Untersuchungen von McMASTER und HUDACK sowie die von EHRICH und HARRIS diese Lehre wesentlich vertieft, den Abbau der Antigene sowie den Kreislauf der Antikörper in den Zellen des Blutes, des lymphatischen Apparats und im retikulo-histiozytären System beschrieben. Dazu kommen noch die Arbeiten von WHITE, DOUGHERTY und CHASE, die die Ergebnisse der vorhin erwähnten Forscher mit folgenden Feststellungen ergänzen: Wie die normalen Globuline, so gehen auch die in Antikörper verwandelten aus den Lymphozyten hervor; die Mobilisierung der Schutzkörper aus den Lymphozyten steht unter dem Einfluß des kortikotropen Hypophysen- und des Nebennierenrindenhormons[1].

Es seien hier nur noch einige Worte über den Mechanismus der Überempfindlichkeitsreaktion hinzugefügt. BOQUET weist (1936) darauf hin, daß bei Tuberkulose mit Mallein, Trichophytin, Streptothricin, mit Proteusfiltrat ähnliche Reaktionen wie mit dem Tuberkulin erzielt werden können. „La diversité des substances réactionelles s'oppose donc à l'uniformité des réponses allergiques, et il est peu probable que ces substances interviennent par l'intermédiaire d'un poison commun libéré par des anticorps spécifiques ou non."

Dagegen könnte man auf Grund der Untersuchungen von LEWIS und von KROGH annehmen, daß die Substanzen, welche die „allergische" Reaktion auslösen, im Organismus selbst entstehen. BOQUET hält es für wahrscheinlich, daß die „allergischen" Gewebe, wenn sie mit dem Tuberkulin in Berührung treten, in großen Mengen Substanzen hervorbringen, welche an das Histamin oder an die „H-Substanz" von LEWIS erinnern und die auf die Vasomotoren wirken, die Durchgängigkeit der Kapillarwände verändern.

Nach RICH wäre es möglich, daß sowohl die Überempfindlichkeit als auch die erworbene Resistenz KOCHschen Bazillen gegenüber durch besondere Antikörper verursacht werden, wie z. B. bei den Pneumokokkeninfektionen[2].

(Tuberkelbildung) beantwortet wird ..." Befreit man aber Ratten von der Bartonellainfektion, entfernt man ihre Milz und blockiert das Makrophagensystem intensiv mit Tusche, so tritt nach einer Infektion mit KOCHschen Bazillen eine gewöhnliche, verkäsende, erweichende und oft tödliche Erkrankung auf. Die „Unempfänglichkeit hängt also mit der Intaktheit ihres Makrophagensystems zusammen".

[1] Siehe auch M. STEINBACH, C. DUCA und N. MOLOMUT: Exp. tuberculosis in hypophysectomized rats, Amer. Rev. Tbc. **49**, 105 (1944).

[2] Das Protein der Pneumokokken, das während der Infektion frei wird, erweckt eine Art der Hypersensibilität, welche mit der Tuberkulinüberempfindlichkeit verglichen werden kann; die Polysaccharide der Pneumokokken dagegen regen die spezifische Immunität an. Bei der Tuberkulinüberempfindlichkeit kämen aber nach RICH Proteine als Antigen in Betracht, welche eventuell aus den zerfallenden KOCHschen Bazillen hervorgehen.

Ist diese Theorie richtig, so bleibt noch die Frage zu klären, wie die Produkte der Antigen-Antikörper-Reaktion auf das Gefäßsystem einwirken[1].

Aus dieser Übersicht zusammen mit unseren eigenen Beobachtungen ergibt es sich, daß viele Reinfektionsfolgen in der Periode der erhöhten Sensibilität ganz allgemein 1. als entzündliches Fixationsphänomen aufgefaßt werden können und daß 2. in ihrer Entwicklung vasomotorisch bedingte nutritive, diapedetische und alterative lokale Kreislaufstörungen eine ausschlaggebende Rolle spielen.

Mit diesen Feststellungen sind nicht nur die Überempfindlichkeitsreaktionen, sondern — soweit sie in den angegriffenen Körperteilen an die Vermehrung von Zellen gebunden sind — auch Immunitätsphänomene zu erfassen. Denn die nutritive Strömungsverlangsamung in den Terminalgebieten stellt einstweilen die einzige bekannte Ursache einer die Gesetze der normalen Regulation respektierenden, also koordinierten Wucherung des retikulo-histiozytären und des lymphatischen Systems dar; ebenso wie die Ursache der Auswanderung von weißen Blutzellen aus den Gefäßen rationellerweise nur in der diapedetischen Form der peristasischen Strömungsverlangsamung erblickt werden kann.

Doerr, der in seinem Vortrag über Abgrenzung und Mechanismus der allergischen Phänomene noch 1946 kein Wort über Kreislaufstörungen oder vasomotorische Phänomene fallen läßt, findet, daß „weder das anaphylaktische Tier noch der allergische Mensch ... in rein quantitativem Sinne stärker als ein normales Individuum seiner Art" reagiert; „sie reagieren anders, und zwar ganz anders empfindlich, in des Wortes eigentlicher Bedeutung allergisch"[2].

Kann man denn von *unserem* Standpunkt aus von einer Erhöhung der Empfindlichkeit des Organismus Kochschen Bazillen gegenüber sprechen? Wenn wir anerkennen, daß die Intensität der Reaktion nach einer Reinfektion an den durch die Vorbehandlung bedingten Erregungszustand des Gefäßnervensystems gebunden ist, dann können wir mit vollem Recht die „Sensibilisierung" oder „Überempfindlichkeit" eines Organismus bzw. seiner Teile betonen. Obwohl es uns bewußt bleibt, daß nicht die Erregungsfähigkeit der Nerven an sich, sondern nur ihr aktueller Erregungszustand schuld an der quantitativ gesteigerten Reaktion ist und daß derselbe Grad einer Reaktion auch in einem nicht-

---

[1] Rich schließt sich den Autoren an, die annehmen, daß die Antigen-Antikörper-Reaktion bei der Anaphylaxie mit der glatten Muskulatur ganz allgemein und mit den Endothelzellen der Gefäße — insbesondere der Kapillargefäße — in Verbindung steht.

[2] Rich erwähnt in seinem neuesten Buch Gefäßreaktionen im Mechanismus der Überempfindlichkeitsphänomene wohl nur gelegentlich, aber doch mit einem gewissen Nachdruck. Über die Bedeutung der Gefäßnervenfunktion in der Pathogenese der Entzündung im allgemeinen und der tuberkulösen Veränderungen im besonderen spricht er nicht. Zu den Mitteilungen von Ricker, Kalbfleisch, Dietrich und Nordmann, zu meiner Monographie, nimmt er keine Stellung. Alle diese Untersuchungen scheinen ihm unbekannt geblieben zu sein.

vorbehandelten, nichtsensibilisierten, normalen Organismus provoziert werden kann, wenn man einen geeigneten starken Reiz anwendet. Das anaphylaktische Tier und der „allergische" Mensch reagieren also nicht anders als ein normales Individuum; ein an und für sich jeder Besonderheiten barer und vielleicht nur milder Reiz wirkt im qualitativen Sinne stärker, weil seine Wirkung sich jener Erregung anschließt, die den Organismus noch in ihrem Banne hält.

Erkennen wir die Kreislaufstörungen in den Terminalgebieten als das Element, das eine rationelle Synthese der tuberkulösen Vorgänge erlaubt, so ist auch ihre Bedeutung für das BIELING-OELRICHSsche Experiment zu untersuchen. Die Verfasser berichten, daß beim vorinfizierten Tier nach einer im geeigneten Zeitpunkt vorgenommenen intravenösen Reinfektion in den Lungenkapillaren unvergleichlich mehr KOCHsche Bazillen hängen bleiben als bei normalen Kontrollen. Wir deuten diesen Befund als Ausdruck eines vaso-paralytischen *Fixationsphänomens*, das sich im Anschluß an die Reinfektion in den Lungen entwickelt, weil bereits die Vorbehandlung in ihnen eine peristasische Verlangsamung des Blutstromes verursachte. Es ist wohl nicht mehr nötig, hier noch einmal die vielen Beweise aufzuzählen, welche anzeigen, daß in unseren Experimenten im Zeitpunkt der intravenösen Reinfektion, d. h. 21 Tage nach der Hodeninfektion, die Vasomotoren der Lungengefäße hochgradig erregt sind. Jedenfalls bedingt die intravenöse Reinfektion, deren Inhalt direkt in die Lungengefäße einläuft, sofort Lähmung der Gefäßnerven, d. h. Stillstand, Stase der Blutströmung, woraus sich zwangsläufig ergibt, daß der Mikrobengehalt der Lungen sehr groß ist; während bei nicht vorbehandelten Tieren die intravenöse Einspritzung normal reagierende Gefäße trifft und nicht geeignet ist, den Blutstrom zum Stillstand zu bringen, d. h. die Fixierung der Mikroben zu veranlassen.

Die Auswanderung der weißen Blutzellen aus den Gefäßen, die Ansammlung dieser sowie anderer „Entzündungszellen" — besonders der „Makrophagen" — im Entzündungsgebiet, stellt nach verbreiteter Ansicht den Ausdruck einer „leukotaktischen" Wirkung der Entzündungserreger dar. Fehlt die „leukozytäre Reaktion", so spricht man von „Anergie" und deutet sie vielfach als Fehlen einer Abwehrfähigkeit des Organismus. Ohne auf diese viel diskutierten und dabei reichlich unpräzisen Probleme hier näher eingehen zu können, sei an folgende Mitteilungen erinnert: MORGAN und UPHAM haben (1941) festgestellt, daß Leukozyten, die in vitro durch Staphylokokken sehr deutlich, weniger ausgeprägt durch Typhusbazillen „angelockt" werden, unter den Einfluß eines löslichen Bestandteiles dieser Erreger — „l'antigène glucidolipidique (encore appelé endotoxine)" — keinerlei Bewegungen ausführen. Andererseits fand DELAUNAY mit seinen Mitarbeitern (1941), daß eine starke Dosis dieser Substanz, in die Haut des Meerschweinchens eingespritzt, keinerlei lokale leukozytäre Reaktion hervorruft. In neuen Untersuchungen gelang es nun DELAUNAY und LASFARGNES zu zeigen, daß es sich dabei nicht um das Fehlen einer chemotaktischen Fähigkeit des „Endotoxins" handelt, sondern der „Kapillarkreislauf" wird unter dem Einfluß einer schweren allgemeinen Vergiftung derart gestört, daß keine Diapedese zustande kommen kann. Mit anderen Worten: Die Einführung des „antigène glucido-lipidique" in großer Dosis erzeugt fast sofort nach der Injektion eine Dauerstase in den Terminalgebieten der Strombahn, so daß selbst die prästasische Leukodiapedese ausbleibt.

Wir müssen uns hier mit diesen Ausführungen über die örtlichen Kreislaufstörungen in den Terminalabschnitten der Strombahn und ihren Beziehungen zur Entzündung begnügen: sie reichen aus, um eine Interpretation der wichtigsten Phänomene auch der Entzündungsprozesse zu ermöglichen, welche sich nach der Ansiedlung von Kochschen Bazillen in verschiedenen Geweben entwickeln.

Schlußwort

Entzündung, Entzündungsbereitschaft und Immunität, diese drei grundlegenden Begriffe der Allgemeinen Pathologie, vereinigen sich zu einem unzertrennlichen Ganzen, wenn wir die Frage aufwerfen: welche lokalen und systematischen, morphologisch, funktionell, serologisch, physikalisch und chemisch faßbaren Veränderungen des infizierten Organismus gelangen zur Beobachtung, und was geschieht mit den Erregern, welche in den Körper eingedrungen sind? METSCHNIKOFF, WISSOKOWITSCH, PFEIFFER und MARX, P. EHRLICH, die dieses Problem zum erstenmal klar formulierten und zu beantworten versuchten, standen auf dem Boden der klassischen Zellularpathologie und faßten die Phänomene der Ansiedlung und Haftung der Krankheitserreger sowie die gegen sie gerichteten Abwehrmaßnahmen als Funktionen von körpereigenen Zellen auf. Allmählich gerieten aber die Grundideen — vor allem die morphologischen Befunde, die sie inspirierten — in Vergessenheit. Immer mehr traten die rein humoral-biologische und die chemische Betrachtungsweise in den Vordergrund, zu systematischen Untersuchungen und Darstellungen führend, in welchen der Einfluß der Zellularlehre verblaßte.

So kam es, daß die morphologisch fundierten Anschauungen über die funktionelle Bedeutung der entzündlichen Reaktion bei Infektionen, welche etwa OELLER, KUCZYNSKI, SIEGMUND, EPSTEIN, RICH, BALDWIN und GARDNER, OPIE, SABIN, EHRICH, MENKIN, LURIE in den letzten 30 Jahren veröffentlichten, geradezu als revolutionär wirkten, obwohl sie im Grunde die Wiederholung und den Ausbau der Ansichten und Befunde der Grundsteinleger bedeuten.

Dagegen können die Versuche, immunbiologische Probleme vom Gesichtspunkt der neuro-vegetativen Funktionen zu interpretieren (SALOMONSEN und MADSEN, REITLER, METALNIKOFF, BELÁK, SCHAMBOUROFF und BELIKOWA, KAISERLING, LOUMOS) und insbesondere die von RICKER und seinen Mitarbeitern inaugurierten Bestrebungen, Zusammenhänge zwischen Infektionsfolgen und nervalen Kreislaufstörungen der terminalen Strombahn nachzuweisen, als neue Richtungen in der Geschichte der Infektionslehre anerkannt werden.

Trügen unsere Hoffnungen nicht, so kann dieser auch von uns eingeschlagene Weg zu einer fruchtbaren Synthese aller Erscheinungen führen, die sich im Organismus lokal und allgemein nach einer Infektion einstellen.

Literaturverzeichnis

AMEUILLE, P., ISRAEL et DELHOMME: Lésions terminales du poumon tuberculeux. Ann. Anat. path. **12**, 745 (1935).

ANGEVINE, M.: The fate of avirulent hemolytic streptococci injected into the skin of normal and sensitized rabbits. Local fixation of bacteria. J. exper. Med. (Am.) **60**, 269 (1934).

— The fate of avirulent hemolytic streptococci injected into the skin of normal and immunized rabbits. J. exper. Med. (Am.) **64**, 131 (1936).

AUSTRIAN, CH. R. and H. S. WILLIS: The pulmonary effects of intra-tracheal injections of tubercle bacilli and blood in rabbits. Amer. Rev. Tbc. **14**, 306 (1926).

BAIL, O.: Über Empfindlichkeit bei tuberkulösen Tieren. Wien. klin. Wschr. **18**, 211 (1905).

BALDWIN, E. R. and L. U. GARDNER: Reinfection in tuberculosis. Amer. Rev. Tbc. **5**, 429 (1921).

BALDWIN, E. R., S. A. PETROFF and L. U. GARDNER: Tuberculosis. Philadelphia, 1927.

BAUMGARTEN, P. v.: Über latente Tuberkulose. Volkmanns Samml. Klin. Vorträge, Nr. 218 (1882).

— Über die Wege der tuberkulösen Infection. Z. Klin. Med. **6**, 61 (1883).

BELÁK, S.: Sympathergische (adrenergische) und parasympathergische (cholinergische) Immunität. Z. Immunit. forsch. **100**, 264 (1941). (Literatur.)

BENETATO, G., C. OPRISIN et I. BACIU: Système nerveux central et phagocytose. J. Physiol. et Path. gén. **39**, 191 (1947).

BERES, D. and TH. MELTZER: Tuberculous meningitis and its relation to tuberculous foci in the brain. Amer. J. Path. **14**, 59 (1938).

BERGER, W., O. RIML und F. HAUSBRANDT: Gibt es eine Hepatitis serosa mit tuberkulöser Ätiologie? Z. Klin. Med. **129**, 637 (1936).

BERNARD, L. et M. SOLOMON: Etude expérimentale sur les lésions rénales provoquées par le bacille tuberculeux. J. Physiol. et Path. gén. **1905**, 303.

— — Etude expérimentale des lésions provoquées par les poisons diffusibles du bacille tuberculeux. J. Physiol. et Path. gén. **1906**, 673.

BEZANÇON, F., DE SERBONNES et KREBS: Mort subite chez un tuberculeux par lésion congestive, diffuse et hémorragique du poumon. Rev. Tbc. (Fr.) **1920**, 39.

BEZANÇON, F. et J. DELARUE: Etude anatomo-clinique d'une asphyxie tuberculeuse aiguë. Ann. Anat. path. **6**, 1089 (1929).

BIELING, R.: Erzeugung der Antikörper. In: KOLLE, KRAUS und UHLENHUT: Handbuch der pathogenen Mikroorganismen (1927).

— Gestaltungsfaktoren der Tuberkulose. Beitr. Klin. Tbk. **86**, 501 (1935).

BIELING, R. und L. OELRICHS: Untersuchungen über das Zustandekommen der Resistenz gegen Zweitinfektionen mit Kochbacillen. Beitr. Klin. Tbk. **88**, 365 (1936).

— — Experimentelle Untersuchungen über Immunität bei Tuberkulose. Erg. Tbk. forsch. **10**, 237 (1941).

BIER, O., E. ROCHA and M. SILVA: Studies on inflammation. I. Mechanism of increased capillary permeability in inflammation with special reference to the role of histamine. Arqu. Inst. Biol. **9**, 109 (1938).

BIER, O., E. ROCHA and M. SILVA: Studies on inflammation. II. Corroborative experiments on the identity of Menkin's leukotaxin with histamine. Arqu. Inst. Biol. **9**, 123 (1938).

— — — Studies on inflammation. III. Concerning the chemotaxic factor of inflammatory exudates. Arqu. Inst. Biol. **9**, 129 (1938).

BIRKHAUG, K.: Allergy and immunity (iathergy) in experimental tuberculosis. Acta tbc. scand. (Dän.) **11**, 199 (1937), **13**, 163 (1939).

— Degree of tuberculosis in guinea pigs prevented from becoming tuberculin hypersensitive. Acta tbc. scand. (Dän.) **13**, 221 (1939).

— Iathergic immunity in experimental tuberculosis. Bergen, 1940.

BOIVIN, A., A. DELAUNAY, E. LASFARGUES, I. PAGES et R. VENDRELY: La cinétique des réactions cellulaires dans les foyer d'infection bactérienne et son déterminisme clinique. Presse méd. **1946**, 837.

BOQUET, A. and R. BROCA: Recherches expérimentales sur la méningite tuberculeuse. Ann. Inst. Pasteur, Par. **55**, 8 (1935).

BOQUET, A., A. DELAUNAY, J. LEBRUN et Y. LEHOULT: Mesure du temps de circulation par l'épreuve à la fluorescéine au cours de l'intoxication typhique expérimentale. C. r. Soc. Biol. **141**, 547, 272.

— — — — Observation direct des réactions vasculaires cutanées chez le lapin soumis à l'épreuve d'une endotoxine typhique. C. r. Acad. Sci. **225**, 1193 (1947).

BOQUET, A. et L. NEGRE: Sur la sensibilité à la tuberculine des lapins soumis à des injections de bacilles tuberculeux. C. r. Soc. Biol. **88**, 1013 (1923).

— — Sur l'hypersensibilité aux tuberculines et aux bacilles de KOCH dans la tuberculose expérimentale. Ann. Inst. Pasteur, Par. **40**, 11 (1926).

BOWMAN, F. B., M. C. WINTERNITZ und H. M. EVANS: Über die vitale Färbung des Tuberkels. Zbl. Bakter. usw. **65**, 403 (1912).

BRANCH, A. and J. R. CUFF: Allergic, anaphylactic and immune reactions in guinea pigs following inoculation with heat-killed tubercle bacilli. J. infect. Dis. (Am.) **47**, 151 (1930).

BUCHNER, H.: Die chemische Reizbarkeit der Leukocyten und deren Beziehung zur Entzündung und Eiterung. Berl. klin. Wschr. **47**, 1084 (1890).

BURN C. G. and K. H. FINLEY: The role of hypersensitivity in the production of experimental meningitis. J. exper. Med. (Am.) **56**, 203 (1932).

CANETTI, G.: L'allergie tuberculeuse chez l'homme. Paris, 1946.

CANNON, P. R. and G. HARTLEY: The failure of allergic inflammation to protect rabbits against infection with virulent pneumococci. Amer. J. Path. **14**, 87 (1938).

CANNON, P. R. and C. M. MARSHALL: The relationship of circulating precipitins to the Arthus phenomenon. Read before American Association of Immunologists. April 26, 1939; Toronto.

CHAUFFARD, A.: Nephrite par tuberculine. Bull. méd. **1892**, 1385, 1431.

COSTE, FL. et J. BERNARD: Erythème noiyeux et néphrite après section de brides chez un tuberculeux. Bull. Soc. méd. Hôp. Par. **1934**, 1680.

COURCOUX, A.: Apoplexie pulmonaire diffuse des deux poumons avec purpura hémorragique, complication terminale d'une granulie. Rev. Tbc. (Fr.) **1922**, 401.

CUMMINGS, D. E. and A. B. DELAHANT: Relationship between hypersensitiveness and immunity in tuberculosis. Trans. nat. Tbc. Assoc. (Am.) **1934**, 123.

CUMMINS, S. L.: Allergy as a factor for consideration in the treatment of tuberculosis. Tubercle **15**, 433 (1934).

— Acquired immunity as a clue to clinical differences in tuberculosis. Bull. Un. internat. Tbc., Par. **12**, 234 (1935).

— Relations between allergy and immunity. Bull. Un. internat. Tbc., Par. **1935**, Corapports, 8.

CUNNINGHAM, R. S., F. R. SABIN, S. SUGIYAMA and J. A. KINDWALL: The role of the monocyte in tuberculosis. Bull. Hopkins Hosp., Baltim. **37**, 231 (1925).

DEINSE, F. VAN et J. SOLOMIDES: Recherches expérimentales sur la néphrite tuberculeuse sans lésions nodulaires spécifiques. Rev. Tbc. (Fr.) **5**, 1145 (1939—1940).

DELAUNAY, A.: Inhibition du tactisme leucocytaire et toxines microbiennes. C. r. Soc. Biol. **137**, 96 (1943).

— Etude histologique de la réaction inflammatoire provoquée lors de l'immunisation antitoxique "concentrée". C. r. Soc. Biol. **137**, 750 (1943).

— Sur le pouvoir fixateur de la réaction inflammatoire. C. r. Soc. Biol. **138**, 301 (1944).

— Sur le mécanisme de l'action inhibitrice des antigènes à l'égard de la diapédèse. C. r. Soc. Biol. **138**, 27 (1944).

— Recherches sur le pouvoir fixateur de la réaction inflammatoire... etc. Rev. Immunol. (Fr.) **9**, 93 (1944—1945).

— La théorie cellulaire de l'immunité. Son origine. Son développement. Rev. Immunol. (Fr.) **9**, 218 (1944—1945).

DELAUNAY, A. et J. PAGES: Inhibition de la diapédèse par les endotoxines bactériennes et son mécanisme. Ann. Inst. Pasteur, Par. **71**, 431 (1945).

DELAUNAY, A., J. LEBRUN et H. COTEREAU: Inhibition de la diapédèse au cours de chocs traumatiques et toxiques. C. r. Acad. Sci. **223**, 1037 (1946).

DELAUNAY, A., J. PAGES et M. MAURIN: Inhibition de la diapédèse au cours de chocs anaphylactoïdes. C. r. Acad. Sci. **222**, 699 (1946).

DELAUNAY, A. et J. LEBRUN: Sur le mécanisme de l'inhibition de la diapédèse dans les états de choc. C. r. Acad. Sci. **224**, 72 (1947).

DELAUNAY, A., J. LEBRUN et M. DELAUNAY: Etude de la circulation mésentérique chez les animaux traités par une endotoxine bactérienne. C. r. Acad. Sci. **224**, 1595 (1947).

DELAUNAY, A. et J. LEBRUN: Influence de la surrénalectomie sur la formule sanguine des animaux intoxiquées par l'endotoxine typhique. Rev. Hémat. **2**, 104 (1947).

DELAUNAY, A., J. PAGES et M. MAURIN: Etude d'un sérum antileucocytaire... Nouvelle observations sur l'inhibition de la diapédèse. Ann. Inst. Pasteur, Par. **73**, 7 (1947).

DELAUNAY, A., J. LEBRUN et H. COTEREAU: Les troubles circulatoires chez les animaux intoxiqués par une endotoxine. Ann. Inst. Pasteur, Par. **73**, 555, 565 (1947).

DELAUNAY, A., J. LEBRUN, M. DELAUNAY et R. FOUCQUIER: Troubles circulatoires et lésions lymphocytaires. Ann. Inst. Pasteur, Par. **76**, 314 (1949).

DELHOMME, MLLE: Les lésions terminales du poumon tuberculeux. Thèse, Paris, 1935 (Lipschutz).

D'HOUR, H. et J. BERA: Documents cliniques et recherches expérimentales concernant l'image granitée post-hémoptoique. Rev. Tbc. (Fr.) **15**, 197 (1934).

DIETRICH, A. und M. NORDMANN: Infektion und Kreislauf nach mikroskopischen Beobachtungen am lebenden Säugetier. Krkh. forsch. **6**, 217 (1928); **7**, 321 (1930).

DOAN, C. A. and F. R. SABIN: The relation of the tubercle and the monocyte-lymphocyte ratio to resistance and susceptibility in tuberculosis. J. exper. Med. (Am.) **52**, Suppl. 3, 113 (1930).

DOUGHERTY, T. F., J. H. CHASE and A. WHITE: The demonstration of antibodies in lymphocytes. Proc. Soc. exper. Biol. a. Med. (Am.) **57**, 295 (1944).

EHRICH, W.: Studies of the lymphatic tissue. III. Experimental studies of the relation of the lymphatic tissue to the number of lymphocytes in the blood in subcutaneous infection with staphylococci. J. exper. Med. (Am.) **49**, 347 (1929).

EHRICH, W.: Studies of the lymphatic tissue. IV. Experimental studies of the effect of the intravenous injection of killed staphylococci on the behavior of lymphatic tissue, thymus, and the vascular tissue. J. exper. Med. (Am.) **49**, 361 (1929).
EHRICH, W. und R. WOHLRAB: Über die Reaktionen des Gefäßbindegewebsapparates auf intravenöse Staphylokokkeninjektionen und ihre Bedeutung. I. Mitteilung. Beitr. path. Anat. **93**, 320 (1934).
EHRICH, W. E. und W. VOIGT: Über die Reaktionen des Gefäßbindegewebsapparates auf intravenöse Staphylokokkeninjektionen und ihre Bedeutung. II. Mitteilung. Beitr. path. Anat. **93**, 348 (1934).
EHRICH, W. E. and J. N. HARRIS: The formation of antibodies in the popliteal lymph node in rabbits. J. exper. Med. (Am.) **76**, 349 (1942).
EHRICH, W. E., S. P. HALBERT, E. MERTENS and S. MUDD: Mechanism of the augmenting action of mineral oil on antibody production. Tissue reactions and antibody response to dysentery vaccine in saline, and in saline-lanolin-mineral oil emulsion. J. exper. Med. (Am.) **82**, 343 (1945).
EHRICH, W. E., T. N. HARRIS and E. MERTENS: The absence of antibody in the macrophages during maximum antibody formation. J. exper. Med. (Am.) **83**, 373 (1946).
EHRICH, W. E., J. SEIFTER and C. FORMAN: Experimental serum disease. J. exper. Med. (Am.) **89**, 23 (1949).
EHRICH, W. E., D. L. DRABKIN and C. FORMAN: Nucleic acids and the production of antibody by plasma cells. J. exper. Med. (Am.) **90**, 157 (1949).
ELIASBERG, H. und W. NEULAND: Die epituberkulöse Infiltration der Lunge bei tuberkulösen Säuglingen und Kindern. Jb. Kinderhk. **92**, 88 (1920); **93**, 102 (1921).
EPSTEIN, E.: Beitrag zur Theorie und Morphologie der Immunität. Histiocytenaktivierung in der Leber, Milz und Lymphknoten des Immuntieres. Virchows Arch. **273**, 89 (1929).
ESSER, A.: Beiträge zur Frage der atypischen Tuberkulosen. I. Sepsis tuberculosa acutissima. Beitr. Klin. Tbk. **63**, 699 (1926).

FISCHER, W.: Über einen eigenartigen Fall schwerster Tuberkuloseinfektion. Beitr. Klin. Tbk. **60**, 86 (1924—1925).
FREUND, J. and M. ANGEVINE: The spread of tubercle bacilli in the bodies of sensitized and immunized rabbits. J. Immunol. (Am.) **35**, 271 (1938).

GARDNER, L. U.: Studies on the tissue reactions to primary infection and reinfection with the tubercle bacilles. Amer. Rev. Tbc. **20**, 201 (1929).
GOUGEROT, H.: Classification des bacillo-tuberculoses aiguës. Rev. Méd. **1912**, 788.

HALBAN, J.: Resorption der Bakterien bei lokaler Infektion. Arch. klin. Chir. **55**, 547 (1897).
HAMMERSCHLAG, R.: Vermehrung erkrankter Lymphdrüsen. Virchows Arch. **194**, 320 (1908).
— Über die Emigration der Lymphocyten aus den Lymphdrüsen. Frankf. Z. Path. **18**, 152 (1915).
HARRIS, M. N., E. GRIMM, E. MERTENS and W. E. EHRICH: The role of the lymphocyte in antibody formation. J. exper. Med. (Am.) **81**, 73 (1945).
HARRIS, T. N. and W. E. EHRICH: The fate of injected particulate antigens in relation to the formation of antibodies. J. exper. Med. (Am.) **84**, 157 (1946).
HARTLEY, G. JR. and C. C. LUSHBAUGH: Experimental allergic focal necrosis of the liver. Amer. J. Path. **18**, 323 (1942).
HEGLER, C.: Zur Klinik der Typhotuberkulose ("Typhobacillose", LANDOUZY. "Sepsis tuberculosa acutissima", SCHOLZ). Dtsch. Arch. klin. Med. **183**, 1 (1938—1939).

HEILMANN, P.: Über Veränderungen des lymphatischen Gewebes im Wurmfortsatz und im Allgemeinen. Virchows Arch. **258**, 52 (1925).
— Über Sekundärfollikel im lymphatischen Gewebe. Virchows Arch. **259**, 60 (1926).
HELLMANN, T.: Studien über das lymphoide Gewebe. Die Bedeutung der Sekundärfollikel. Beitr. path. Anat. **68**, 333 (1921).
— Lymphgefäße, Lymphknötchen und Lymphknoten. In: Handbuch der mikroskopischen Anatomie des Menschen. **6**, I, 233, Berlin 1930.
HELLMANN, T. und G. WHITE: Das Verhalten des lymphatischen Gewebes während eines Immunisierungsprozesses. Virchows Arch. **278**, 221 (1930).
HOMUTH, O.: Zur Kenntnis der Serumwirkung auf die innervierte Blutstrombahn nach Versuchen im lebenden Kaninchen. Z. exper. Med. **73** (1930).
HUDACK, S. S. and P. D. MCMASTER: The lymphatic participation in human cutaneous phenomena. A study of the minute lymphatics of the living skin. J. exper. Med. (Am.) **57**, 751 (1933).

ICKERT, F.: Allergie und Tuberkulose. Leipzig, 1940.
ISSAYEFF: Untersuchungen über die künstliche Immunität gegen Cholera. Z. Hyg. usw. **16**, 287 (1894).

JACOB, P. et H. BROCARD: Les hémoptysies foudroyantes avec rejet minime de sang dans la tuberculose pulmonaire. Le rôle de la transsudation sanguine dans la pathogénie des hémoptysies. Rev. Tbc. (Fr.) **1939**, 394.
JAQUELIN, A.: Les tuberculoses atypiques. Paris, 1939.
JENSEN, K. A., G. BINDSLEV and J. HOLM: Development of tuberculous infection in the lungs after inhalation of virulent tubercle bacilli. Acta tbc. scand. (Dän.) **9**, 27 (1937).

KALBFLEISCH, H.: Beitrag zur Kritik der Lehre von der Tuberkuloseimmunität. Verh. dtsch. path. Ges. **21**, 353 (1926).
— Tuberkulosestudien I. Die experimentelle Tuberkulose des Mesenteriums, der Conjunctiva und der Cutis des gesunden Kaninchens. Beitr. path. Anat. **78**, 187 (1927).
— Tuberkulosestudien II. Die Allergie des tuberkulösen Kaninchens nach Superinfektion des Mesenteriums, der Conjunctiva und der Cutis. Beitr. Klin. Tbk. **70**, 465 (1928).
KALLOS, P. und L. KALLOS-DEFFNER: Tuberkuloseallergie. Erg. Hyg. usw. **17**, 76 (1935).
— — Die experimentellen Grundlagen der Erkennung und Behandlung der allergischen Krankheiten. Erg. Hyg. usw. **19**, 178 (1937).
KETTLE, E. H.: The demonstration by the fixation abscess of the influence of the silica in determining B. tuberculosis infection. Brit. J. exper. Path. **5**, 158 (1924).
KRAUSE, A. K.: A few observations on immunities to tuberculosis. Amer. Rev. Tbc. **6**, 233 (1922).
— Summary, analysis and applications of the studies on tuberculosis infection. Amer. Rev. Tbc. **14**, 27 (1926).
— The dissemination of tubercle bacilli in the immune guinea pig, with a discussion of probable factors involved in tuberculo-immunities. Amer. Rev. Tbc. **14**, 211 (1926).
KRAUSE, A. K. and H. S. WILLIS: The results of virulent reinfection into tuberculin-reacting areas (skin) of tuberculous guinea pigs. Amer. Rev. Tbc. **4**, 563 (1930).
KUCZYNSKI, M. H.: Edwin Goldmanns Untersuchungen über celluläre Vorgänge im Gefolge des Verdauungsprozesses auf Grund nachgelassener Präparate dargestellt und durch neue Versuche ergänzt. Virchows Arch. **239**, 185 (1922).
KUSNETZOWSKY, N.: Über den Einfluß lokaler Reize auf den Prozeß der Vitalfärbung. Z. exper. Med. **44**, 646 (1925).

LABBE, M.: Etude du ganglion lymphatique dans les infections aiguës. Thèse, Paris, 1898.
— Du ganglion lymphatique dans les infections aiguës. C. r. Soc. Biol. Par. **10,** 1056 (1898).
LANDOUZY, L.: Fièvre infectieuse tuberculeuse aiguë. Gaz. Hôp. **1886,** 14. janv.
— De la fièvre bacillaire prétuberculeuse à forme typhoide. Typhobacillose. Sem. méd. (Fr.) **1891,** 225.
LANDOUZY, L. et L. BERNARD: La néphrite parenchymateuse chronique des tuberculeux. Presse méd., 16. Mars 1901.
LEBER, T.: Über die Entstehung der Entzündung und die Wirkung der entzündungserregenden Schädlichkeiten. Fschr. Med. **6,** 460 (1888).
LEDERER, K.: Über Geflügeltuberkulose des Menschen mit Polycythämie. Wien. Arch. inn. Med. **5,** 23 (1923).
LEMIERRE, A. et P. AMEUILLE: Granulie consécutive à l'injection intraveineuse volontaire d'une émulsion de bacilles de KOCH. Bull. Soc. méd. Hôp. Par. **1938,** 1, 286.
LÉON-KINDBERG, M.: Etudes sur le rein des tuberculeux. Paris: Steinheil, 1913.
LETULLE, M. et F. BEZANÇON: Deux observations d'asphyxie tuberculeuse aiguë non consécutive à la granulie. Rev. Tbc. (Fr.) **3,** 184 (1922).
LIEBERMEISTER, G.: Miliartuberkulose. Neue Dtsch. Klin. **7,** 399 (1931).
— Die Tuberkulose als Allgemeinkrankheit. Tuberkulose-Bibliothek Nr. 72. Leipzig, 1939.
— Über Tuberkulose-Bakteriämie. Erg. Tbk.-Forsch. **10,** 187 (1941).
LOEFFLER, L.: Über die Ursachen der Verteilung von Vitalfarbstoffen im Tierkörper. Verh. dtsch. path. Ges. **23,** 336 (1928).
— Ergebnisse der Relationspathologie. Erg. Path. **24,** 675 (1931).
LOEPER, M. et A. LEMAIRE: L'hépatite scléreuse des tuberculeux. Presse méd. **1942,** 32, 433.
LONG, E. R.: Tuberculous reinfection and the tuberculin reaction in the testicle of the tuberculous guinea pig. Amer. Rev. Tbc. **9,** 215 (1924).
LONG, E. R. and L. L. FINNER: Experimental glomerulonephritis produced by interrenal tuberculin reactions. Amer. J. Path. **4,** 571 (1928).
LONG, E. R., A. I. VORWALD and L. DONALDSEN: Early cellular reaction to tubercle bacilli, a comparison in normal and tuberculous guinea pigs. Arch. Path. (Am.) **12,** 956 (1931).
LONGCOPE, W. T.: The production of experimental nephritis by repeated proteid intoxication. J. exper. Med. (Am.) **18,** 678 (1913).
LOUMOS, S.: The autonomic nervous system and immunity. Arch. Neur. (Am.) **68,** 69 (1952).
LÖWENSTEIN, E.: Über Septikämie bei Tuberkulose. Z. Tbk. **7,** 491 (1905).
— Das Krankheitsbild der Hühnertuberkulose beim Menschen. Z. Tbk. **41,** 18 (1924).
— Das Krankheitsbild der Hühnertuberkulose beim Menschen. Med. Klin. **24,** 1782 (1928).
LUBARSCH, O.: Über Phagocytose und Phagocyten. Klin. Wschr. **4,** 1248 (1925).
LURIE, M. B.: The correlation between the histological changes and the fate of living tubercle bacilli in the organs of tuberculous rabbits. J. exper. Med. (Am.) **55,** 31 (1932).
— A correlation between the histological changes and the fate of living tubercle bacilli in the organs of reinfected rabbits. J. exper. Med. (Am.) **57,** 181 (1933).
— Studies on the mechanism of immunity in tuberculosis. The role of extracellular factors and local immunity in the fixation and inhibition and of growth of tubercle bacilli. J. exper. Med. (Am.) **69,** 555 (1939).
— Studies on the mechanism of immunity in tuberculosis. The mobilization of mononuclear phagocytes in normal and immunized animals and their relative capacities for division and phagocytosis. J. exper. Med. (Am.) **69,** 579 (1939).

MacCurdy, I. T. und H. M. Evans: Experimentelle Laesionen des Centralnervensystems, untersucht mit Hilfe der vitalen Färbung. Berl. Klin. Wschr. **49**, 1695 (1912).

MacGregor, A. R. and C. A. Green: Tuberculosis of the central nervous system with special reference to tuberculous meningitis. J. Path. a. Bacter. **45**, 613 (1937).

Manfredi, L.: Über die Bedeutung des Lymphganglionsystems. Virchows Arch. **155**, 335 (1899).

Manfredi, L. und B. Frisko: Experimentelle Beiträge zur Kenntnis der Rolle der Lymphdrüse als Schutzmittel gegen Tuberkulose. Zbl. Bakter. usw. **32**, Abt. I., Ref. 295 (1903).

McClellan, R. H. and E. W. Goodpasture: A method of demonstrating experimental gross lesions of the central nervous system. J. med. Res. (Am.) **44**, 201 (1923).

McMaster, Ph. D. and St. S. Hudack: The formation of agglutinins within lymph nodes. J. exper. Med. (Am.) **61**, 783 (1935).

Menkin, V.: Studies on inflammation. I. Fixation of vital dyes in inflamed areas. J. exper. Med. (Am.) **50**, 171 (1929).

— Studies on inflammation. III. Fixation of a metal in inflamed areas. J. exper. Med. (Am.) **51**, 879 (1930).

— Studies on inflammation. IV. Fixation of foreign protein at site of inflammation. J. exper. Med. (Am.) **52**, 201 (1930).

— The accumulation of iron in tuberculous areas. Proc. Soc. exper. Biol. a. Med. (Am.) **27**, 1020 (1930).

— An aspect of inflammation in relation to immunity. Arch. Path. (Am.) **12**, 802 (1931).

— Studies on inflammation. V. The mechanism of fixation by the inflammatory reaction. J. exper. Med. (Am.) **53**, 171 (1931).

— Studies on inflammation. VII. Fixation of bacteria and of particulate matter at the site of inflammation. J. exper. Med. (Am.) **53**, 647 (1931).

— Inflammation: a protective mechanism. Arch. int. Med. (Am.) **48**, 249 (1931).

— Dynamics of inflammation. New York, 1940.

Metalnikoff, M. S.: Influence du système nerveux sur l'immunisation. C. r. Acad. Sci. Paris **178**, 671 (1924).

Miescher, G. und C. Böhm: Tierexperimentelle Untersuchungen über Ausbreitung und Fixierung von Mikroben (Colibazillen, Streptokokken, Gonokokken, Tuberkelbazillen) in Organismus mit besonderer Berücksichtigung des Traumas. Schweiz. Z. Path. Bakter. **10**, 565 (1947).

Nordmann. M. und A. Ruether: Über die Bedingungen der Leukodiapedese. Virchows Arch. **279**, 45 (1930).

Nordmann, M.: Local reactions in sensitized animals, Arthus phenomenon, "hyperergic inflammation". Physiol. Rev. (Am.) **11**, 41 (1931).

Oeller, H.: Experimentelle Studien zur pathologischen Physiologie des Mesenchyms und seiner Stoffwechselleistungen bei Infektionen. Krkh. forsch. **1**, 1 (1925).

— Lymphdrüsen und lymphatisches System. In: v. Bergmann, Embden, Ellinger, Handbuch der normalen und pathologischen Physiologie **6**, pt. 2, 995 (1928).

Okuneff, N.: Über den Einfluß lokaler thermischer Reize auf die Abwanderung eines intravenös injizierten kolloidalen Farbstoffs aus dem Blute. Pflügers Arch. **204**, 261 (1924).

Opie, E. L.: On the inflammatory reaction of the immune animal to antigen (Arthus phenomenon) and its relation to antibodies. J. Immunol. (Am.) **9**, 231 (1924).

— Pathogenesis of the specific inflammatory reaction of immunized animals (Arthus phenomenon). J. Immunol. (Am.) **9**, 259 (1924).

OPIE, E. L.: The fate of antigen (protein) in an animal immunized against it. J. exper. Med. (Am.) **39**, 659 (1924).

PAWLOWSKY, A. D.: Das Schicksal einiger pathogener (hauptsächlich pyogener) Mikroben bei ihrem Eindringen in den Tierorganismus von den Gelenken, der Pleura, dem Auge, der Mundhöhle, dem Darmkanale und der Vagina aus. Z. Hyg. usw. **62**, 433 (1909).

PFEIFFER, R. und MARX: Die Bildungsstätte des Choleraschutzstoffes. Z. Hyg. usw. **27**, 272 (1898).

PILCHER, J. D.: Diminution in the circulation of the skin, a factor in decreasing the cutaneous tuberculin reaction. Amer. Rev. Tbc. **21**, 669 (1930).

PIRQUET, CL. v.: Allergy. Arch. int. Med. (Am.) **7**, 259, 383 (1911).

RADMANN, CH.: Zur Pathogenese der Meningitis tuberculosa. Virchows Arch. **295**, 563 (1935).

RAGINS, A. B.: The pathogenesis of tuberculous leptomeningitis. J. Labor. a. clin. Med. (Am.) **31**, 1217 (1936).

RAGNOTTI, E.: Über den tuberkulösen Spätprimäreffekt der Erwachsenen. Beitr. Klin. Tbk. **76**, 459 (1930).

RANKE, K. E.: Primäre, sekundäre und tertiäre Tuberkulose des Menschen. Münch. med. Wschr. **64**, 305 (1917).

REICHE, F.: Septicaemia tuberculosa acutissima oder "Typhobacillose" LANDOUZY's. Beitr. Klin. Tbk. **32**, 239 (1914).

REILLY, J., E. RIVALIER, A. COMPAGNON, R. LAPLANE et H. DU BUIT: Sur la pathogénie de la dothié-enterie. Le rôle du système neuro-végétatif dans la genèse des lésions intestinales. Ann. Méd. **37**, 321 (1935).

REILLY, J., E. RIVALIER, A. COMPAGNON, E. FRIEDMANN, H. C. PHARN et H. DU BUIT: Le rôle du système neuro-végétatif dans les réactions d'hypersensibilité. Ann. Méd. **39**, 165 (1936).

REILLY, J. et J. R. GRISLAIN: Le mécanisme pathogénique des phlébites infectieuses. Ann. Méd. **48**, 113 (1947).

REITLER, R.: Die Immunkörperbildung als Reflexvorgang. Wien. klin. Wschr. **37** (I), 267 (1924).

REITTER, C. und E. LÖWENSTEIN: Über den pathogenetischen Zusammenhang des akuten Gelenkrheumatismus mit der Tuberkelbazillenämie. Wien. klin. Wschr. **45**, 293 (1932).

RENNEN, K.: Über Sepsis tuberculosa gravissima bei einem Falle von Polycythämie. Beitr. Klin. Tbk. **53**, 197 (1922).

RICH, A. R. and H. A. MCCORDOCK: An enquiry concerning the role of allergy, immunity and other factors of importance in the pathogenesis of human tuberculosis. Bull. Hopkins Hosp., Baltim. **44**, 273 (1929).

— — The pathogenesis of tuberculous meningitis. Bull. Hopkins Hosp., Baltim. **52**, 5 (1933).

RICH, A. R.: The mechanism responsible for the prevention of spread of bacteria in the immune body. Bull. Hopkins Hosp., Baltim. **52**, 203 (1930).

— The demonstration that allergic inflammation is not necessary for the operation of acquired immunity. Proc. Acad. natur. Sci. Philad. **16**, 460 (1930).

— The mechanism responsible for the prevention of spread of bacteria in the immune body. Bull. Hopkins Hosp., Baltim. **52**, 203 (1933).

— Studies on the dissociation of hypersensitivity from immunity. Rev. Immunol. (Fr.) **3**, 25 (1937).

— The pathogenesis of tuberculosis. Second printing. Springfield, 1946.

RICH, A. R., F. B. JENNINGS JR. and L. M. DOWNING: The persistance of immunity after abolition of allergy by desensitization. Bull. Hopkins Hosp., Baltim. **53**, 172 (1933).

RICH, A. R. and C. M. MCKEE: A study of the characters and degree of protection afforded by the immune state independently of the leucocytes. Bull. Hopkins Hosp., Baltim. **54**, 277 (1934).

RICH, A. R., M. R. LEWIS and M. M. WINTROBE: The activity of the lymphocyte in the bodys reaction to foreign protein as established by the identification of the acute splenic tumor cell. Bull. Hopkins Hosp., Baltim. **65**, 311 (1939).

RICH, A. R. and J. E. GREGORY: Experimental evidence that lesions with the basic characteristics of rheumatic carditis can result from anaphylactic hypersensitivity. Bull. Hopkins Hosp., Baltim. **73**, 239 (1943); **75**, 115 (1944).

RICKER, G.: Pathologie als Naturwissenschaft. Relationspathologie, Berlin, 1924.

RIST, E. et M. LEON-KINDBERG: Lésions rénales obtenues par l'injection intracardiaque de bacilles tuberculeux chez des chiens atteints de tuberculose pulmonaire chronique. Rev. Tbc. (Fr.) 1913.

— — A propos d'un cas de bacillurie sans lesions tuberculeuses de l'appareil urinaire. Bull. Soc. méd. Hop. Par. **37**, 370 (1914).

— — Le rein des tuberculeux. Considérations cliniques, anatomiques et pathogéniques. Rev. Tbc. (Fr.) **1914**, 249.

RIST, E., M. LEON-KINDBERG et A. CAIN: Etude anatomo-pathologique sur un cas de bacillémie tuberculeuse massive terminale avec endocardite végétante, néphrite et anémie pernicieuse. Arch. Méd. exper. et Anat. path. **25**, 168 (1913).

RIST, E. et J. ROLLAND: La réinfection cutanée et le phénomène de KOCH. Ann. Méd. **2**, 13 (1914).

RIST, E., J. ROLLAND et M. LEON-KINDBERG: Recherches sur la réinfection tuberculeuse intrapéritonéale. Ann. Méd. I. 310, 375 (1914).

RIST, E.: Les symptomes de la tuberculose pulmonaire et de ses complications. Paris: Masson, 1949.

ROTHSCHILD, H., J. S. FRIEDENWALD and C. BERNSTEIN: The relation of allergy to immunity in tuberculosis. Bull. Hopkins Hosp., Baltim. **54**, 232 (1934).

SABIN, F. R.: Cellular studies in tuberculosis. Amer. Rev. Tbc. **13**, 448 (1926).

— Cellular reactions to a dye-protein with a concept of the mechanism of antibody formation. J. exper. Med. (Am.) **70**, 67 (1939).

SALOMONSEN, C. J. et TH. MADSEN: Influence de quelques poisons sur le pouvoir antitoxique du sang. C. r. Acad. Sci. Paris **126**, 1229 (1898).

SCHAMBOUROFF, D. A. et O. P. BELIKOWA: Rôle du système nerveux dans l'immunité, irritation conditionelle, inhibition conditionelle et leucocytose. Ann. Inst. Pasteur, Par. **56**, 700 (1936).

SCHOLZ, M.: Die Formen der durch Tuberkelbazillen verursachten Sepsis. Inaug.-Diss. Göttingen, 1918.

— Die Formen der durch Tuberkelbazillen verursachten Sepsis. Berl. klin. Wschr. **55**, 1146 (1918).

SCHULZ, E.: Der tuberkulös überempfindliche Mensch. Tuberkulose-Bibliothek Nr. 75, Leipzig, 1939.

SCHWARTZ, PH.: Allergie und Tuberkulose. Schweiz. med. Wschr. **66**, 36 (1936).

— Empfindlichkeit und Schwindsucht. Leipzig, 1935.

— Die automatische, endogene, lymphadeno-bronchogene Reinfektion in der Initialperiode der Tuberkulose. Folia Pathologica (Istanbul) **1** (1948).

— Die cellularpathologische Definition der gut- und bösartigen Geschwülste. Z. Krebsforsch. **57**, 221 (1951).

— Neue Beiträge zur Morphologie und Pathogenese der Lungenschwindsucht. Folia Pathologica (Istanbul) **2**, (1952).

SCHWARTZ, PH. und R. BIELING: Die Überempfindlichkeit bei einfach und doppelt mit Tuberkulose infizierten Tieren in ihrer anatomischen Auswirkung. Verh. dtsch. path. Ges. **26**, 226 (1931).

SEIFFERT, W.: Resistenz und Allergie gegen Tuberkulose. Klin. Wschr. **17**, 721 (1938).

SELTER, H. und P. WEILAND: Der Einfluß einer Tuberkulin-Desensibilisierung auf die Tuberkuloseimmunität. Z. Tbk. **74**, 161 (1935).

SIEGEL, M.: The age distribution and pathogenesis of tuberculous meningitis in children. Amer. Rev. Tbc. **32**, 196 (1935).

SIEGMUND, H.: Untersuchungen über Immunität und Entzündungen. Verh. dtsch. path. Ges. **19**, 114 (1923).

— Areaktive generalisierte Tuberkulose (LANDOUZYsche Krankheit, Sepsis tuberculosa gravissima). Beitr. path. Anat. **103**, 431 (1939).

SIENGALEWICZ, S. S.: The action of neo-salvarsan and carbon monoxide on the choroid plexus and meninges. J. Pharmacol. (Am.) **24**, 289 (1925).

SOPER, W. B. and M. DWORSKI: Experimental tuberculous meningitis in rabbits. Amer. Rev. Tbc. **21**, 209 (1930).

TOBIESEN, FR.: Über akute hämorrhagische Nephritis bei Lungentuberkulose. Beitr. Klin. Tbk. **24**, 131 (1912).

VORWALD, A. I.: The early cellular reactions in the lungs of rabbits injected intravenously with human tubercle bacilli. Amer. Rev. Tbc. **25**, 74 (1932).

WALLGREEN, A.: Renal lesions in children with erythema nodosum. Arch. Dis. Childh. **14**, 271 (1939).

WEED, L. H., P. WEGEFORTH, J. B. AYER and L. D. FELTON: The influence of certain experimental procedures upon the production of meningitis by intravenous inoculation. Rockefeller Inst. Monograph. **12**, 57 (1920).

WHITE, A. and TH. F. DOUGHERTY: The pituitary adrenotrophic hormone control of the rate of release of serum globulins from lymphoid tissue. Endocrinology (Am.) **36**, 207 (1945).

WILLIS, H. S. and C. E. WOODRUFF: Tuberculosis in allergic and desensitized guinea pigs. Amer. J. Path. **14**, 337 (1938).

WINTERNITZ, M. C. and A. D. HIRSCHFELDER: Studies upon experimental pneumonia in rabbits. J. exper. Med. (Am.) **17**, 657 (1913).

WYSSOKOWITSCH, W.: Über die Schicksale der im Blut injizierten Mikroorganismen im Körper der Warmblüter. Z. Hyg. usw. **1**, 3 (1886).